普 通 高 等 教 育

制药类"十三五"规划教材

中药制剂工程学

供中药制剂、中药学、中药制药、制药工程及相关专业使用

杨 明 主编

U0243410

ZHONGYAO ZHIJI
GONGCHENGXUE

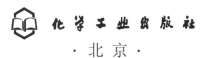

化学工业出版社

·北京·

中药制剂工程学是一门以中药药剂学、工程学及相关科学理论和技术为基础，在相关法规的指导下，研究中药制剂生产实践的一门综合性应用技术学科。《中药制剂工程学》分为十章。绪论部分概述中药制剂生产的工程学原理、单元操作技术、制药机械设备及中药制剂工程设计等工程相关的基本知识，在此基础上，后续各章围绕中药制剂生产流程的关键工艺环节，主要从工艺原理、工艺流程、技术装备等方面，依次系统介绍了干燥技术、包合与微囊技术、分散技术、制粒技术、压片技术、包衣技术、透皮给药技术、包装技术、中试放大技术等，并重点突出中药制剂生产过程中的主要问题及解决方案，更好地体现中药制剂生产工程学领域的基本原理及思想。

《中药制剂工程学》由江西中医药大学、成都中医药大学、上海中医药大学、陕西中医药大学、福建中医药大学等全国 8 所院校专家联合编写，可作为各中医药院校中药制剂、中药学、中药制药、制药工程、药物制剂等相关专业的教材，也可供生产、研究技术人员阅读参考。

图书在版编目（CIP）数据

中药制剂工程学/杨明主编. —北京：化学工业出版社，2018.5
普通高等教育制药类"十三五"规划教材
ISBN 978-7-122-32001-8

Ⅰ.①中… Ⅱ.①杨… Ⅲ.①中药制剂学-高等学校-教材 Ⅳ.①R283

中国版本图书馆 CIP 数据核字（2018）第 077881 号

责任编辑：傅四周　　　　　　　　　　　装帧设计：王晓宇
责任校对：边　涛

出版发行：化学工业出版社（北京市东城区青年湖南街 13 号　邮政编码 100011）
印　　装：北京市白帆印务有限公司
787mm×1092mm　1/16　印张 13¼　字数 310 千字　2018 年 8 月北京第 1 版第 1 次印刷

购书咨询：010-64518888（传真：010-64519686）　售后服务：010-64518899
网　　址：http://www.cip.com.cn
凡购买本书，如有缺损质量问题，本社销售中心负责调换。

定　　价：45.00 元

系列教材编委会

主　任　罗国安

编委（按汉语拼音排序）

冯卫生	河南中医药大学
韩　静	沈阳药科大学
柯　学	中国药科大学
陆兔林	南京中医药大学
罗国安	清华大学
孟宪生	辽宁中医药大学
齐鸣斋	华东理工大学
申东升	广东药科大学
铁步荣	北京中医药大学
万海同	浙江中医药大学
王淑美	广东药科大学
王　岩	广东药科大学
杨　明	江西中医药大学
张　丽	南京中医药大学
张师愚	天津中医药大学

《中药制剂工程学》编委会

主　编　杨　明

副主编（按姓氏笔画排序）　冯　怡　狄留庆　傅超美　廖正根

编　委（按姓氏笔画排序）

史亚军	陕西中医药大学
冯　怡	上海中医药大学
杜若飞	上海中医药大学
杨　明	江西中医药大学
狄留庆	南京中医药大学
良明山	上海中医药大学
陈丽华	江西中医药大学
罗晓健	江西中医药大学
唐　岚	浙江工业大学
黄庆德	福建中医药大学
傅超美	成都中医药大学
谢兴亮	成都医学院
廖正根	江西中医药大学

序

　　普通高等教育制药类"十三五"规划教材是为贯彻落实教育部有关普通高等教育教材建设与改革的文件精神，依据中药制药、制药工程和生物制药等制药类专业人才培养目标和需求，在化学工业出版社精心组织下，由全国 11 所高等院校 14 位著名教授主编，集合20 余所高等院校百余位老师编写而成。

　　本套教材适应中药制药、制药工程和生物制药等制药类业需求，坚持育人为本，突出教材在人才培养中的基础和引导作用，充分展现制药行业的创新成果，力争体现科学性、先进性和适用性的特点，全面推进素质教育，可供全国高等中医药院校、药科大学及综合院校、西医院校医药学院的相关专业使用，也可供其他从事制药相关教学、科研、医疗、生产、经营及管理工作者参考和使用。

　　本套教材由下列分册组成，包括：北京中医药大学铁步荣教授主编的《无机化学及实验》、广东药科大学申东升教授主编的《有机化学及实验》、广东药科大学王淑美教授主编的《分析化学及实验》、天津中医药大学张师愚教授主编的《物理化学及实验》、华东理工大学齐鸣斋教授主编的《化工原理》、沈阳药科大学韩静教授主编的《制药设备设计基础》、辽宁中医药大学孟宪生教授主编的《中药材概论》、河南中医药大学冯卫生教授主编的《中药化学》、广东药科大学王岩教授主编的《中药药剂学》、南京中医药大学张丽教授主编的《中药制剂分析》、南京中医药大学陆兔林教授主编的《中药炮制工程学》、中国药科大学柯学教授主编的《中药制药设备与车间工艺设计》、浙江中医药大学万海同教授主编的《中药制药工程学》和江西中医药大学杨明教授主编的《中药制剂工程学》。

　　本套教材在编写过程中，得到了各参编院校和化学工业出版社的大力支持，在此一并表示感谢。　由于编者水平有限，本书不妥之处在所难免，敬请各教学单位、教学人员及广大学生在使用过程中，发现问题并提出宝贵意见，以便在重印或再版时予以修正，不断提升教材质量。

清华大学
罗国安
2018 年元月

前言

自 20 世纪末实施中药现代化以来，中药制剂生产领域进行了大量技术创新，诸如超微粉碎、超临界流体萃取、大孔吸附树脂分离、微波干燥、固体分散、环糊精包合、离心搅拌制粒、流化包衣、透皮给药等多种新技术，以及一大批保护功能更优良、使用更方便的包装新材料和新形式，均已在中药制剂中获得了广泛应用，显著提高了中药制剂的质量。同时，随着信息技术和自动化控制技术的发展，中药制剂的生产也逐步实现了联动化、自动化，大大节省了人力，减少了人为干扰，显著提高了生产效率和产品质量。当前，随着中药制药装备、人工智能及大数据的进展，中药制剂生产正向精细制造、智能制造、绿色制造方向不断迈进，使得中药制剂生产的概貌发生了根本性变化。

中药制药行业的快速发展对本领域专业人才的培养提出了更高要求，尤其是急需其认识和掌握中药制剂生产的各种技术、制药装备及生产管理要求。然而，统观当前国内各大中医药院校的中药类专业人才培养，在这方面仍着力不多。目前，国内已有制剂工程学的相关教材，但主要是针对化药制剂的生产情况进行编写，与中药制剂生产现实情况仍存在一定距离。迄今为止，国内中药类专业人才培养仍缺乏一本系统讲授中药制剂工程学相关理论、新技术与制药装备的专门教材。《中药制剂工程学》正是为弥补当前中药类专业人才培养中工程类知识而进行的首次尝试。

中药制剂工程学是一门以中药药剂学、工程学及相关科学理论和技术为基础，在《药品生产质量管理规范》等法规的指导下，研究中药制剂生产实践的一门综合性应用技术学科。本版教材分为 10 章，绪论部分总体介绍了中药制剂生产的工程学原理、单元操作技术、制药机械设备及中药制剂工程设计等工程相关的基本知识。在此基础上，各论部分围绕中药制剂生产流程的关键工艺环节，主要从工艺原理、工艺流程、技术装备等方面，依次系统介绍了干燥技术、包合与微囊技术、分散技术、制粒技术、压片技术、包衣技术、透皮给药技术、包装技术、中试放大技术等，并重点突出中药制剂生产过程中的主要问题及解决方案，更好地体现中药制剂生产工程学领域的基本原理及思想。通过本课程的学习，使中药类专业学生掌握和熟悉中药制剂工业化生产相关的工程设计、关键工艺技术、生产设备、技术要求等一系列生产实践知识，了解中药制剂生产的现状和最新进展，能运用所学的基本知识为今后所从事的工作服务。

本书的编写得到了来自江西中医药大学、成都中医药大学、上海中医药大学、陕西中医药大学、福建中医药大学等全国 8 个兄弟院校专家的支持，各位编委密切合作，充分发挥各自特长，严格按照进度安排，高质量地完成了各自章节的编写任务，付出了大量心血，为本书的顺利出版奠定了良好基础，在此表示衷心感谢。

本书可作为各中医药院校中药制剂、中药学、中药制药、制药工程、药物制剂等相关专业的教材，也可供生产、研究技术人员阅读参考。

由于本教材是中药制剂工程方面的初次探索，限于编者的研究领域及认识水平，书中不当之处，恳请广大读者提出宝贵意见和建议，以便再版时修订提高。

杨明

2018 年 4 月

目录

第一章

绪论

第一节 概 述

一、中药制剂工程学的课程性质

中药制剂工程学是以中药药剂学、工程学及相关科学理论和技术为基础，在《中华人民共和国药品管理法》、《药品生产质量管理规范》（GMP）等法规的指导下，研究中药制剂生产实践的一门综合性应用技术学科，它是一个综合性、整体性很强，必须统筹安排的系统工程和技术科学。本课程重点研究中药制剂工业化生产的工艺技术及质量控制等相关理论、技术，是中药制药、药物制剂、制药工程等专业的重要专业课程之一。

中药制剂是指在中医药理论指导下生产和使用的制剂，是依据药典或药监部门批准的质量标准，将以中药饮片为主要原料加工制成适合临床需求，并具有一定规格的药物制品。任何一种原料药都不能直接用于临床，必须制成一定剂型才能充分发挥药效。中药制剂生产过程是在 GMP 指导下涉及药品生产的各规范化操作单元有机联合作业的过程。目前，中药制剂的剂型种类很多，不同剂型制剂的生产工艺路线和操作单元各不相同，即使同一种剂型，因不同品种可能也会选择不同制备工艺路线，而导致其具体操作过程差异。因此，根据药物制剂生产的共性要求，并紧密结合我国中药制剂生产的实际情况，本课程重点围绕中药制剂生产常用的单元操作技术进行系统讲授，并概要性介绍制药设备、GMP、制剂工程设计等方面的基本内容。

通过本课程学习，使相关专业学生掌握中药制剂生产的基本工艺技术、主要生产设备工作原理、结构特点及常见问题，将中药药剂学与工业化生产实践相结合，并使学生树立符合 GMP 要求的制剂工程理念，提高其分析、解决中药制剂生产过程中常见问题的能力。

二、中药制剂工程学的基本内容与研究任务

中药制剂工程学主要研究中药制剂工程设计、单元操作、生产过程、质量控制和产品开发等，主要任务是探讨如何规模化、规范化生产中药制剂产品，在符合《中华人民共和国药品管理法》、《药品生产质量管理规范》及其他法规的前提下，对中药制剂生产过程中涉及的人员、场地、设备、物料、工序等所有环节，进行全面统筹安排，充分挖掘生产潜力，提高生产效率，在保证产品质量的同时，使企业效益最大化。

中药制剂的生产必须依托各工艺环节的生产技术实现，因此，中药制剂生产技术是中药制剂工程学研究探讨的核心内容。所谓中药制剂技术是指中药制剂生产过程中所使用的方法、原理、流程及设备的总称，主要包括药物前处理技术、成型技术、包装技术。前处

理技术是指将中药饮片制成可供制剂使用的半成品的工艺过程中所采用的各种技术，如粉碎、浸提、精制、浓缩、干燥等工艺技术，该类技术的选用对方剂药效物质基础及制剂的有效性、安全性有重要影响。成型技术是将中药制剂半成品制成可供临床使用的某一剂型的过程中所采用的各种技术的统称，如制粒、压片、包衣、分散、包合与微囊化等技术，对中药制剂的载药形式、作用部位、强度、速度及顺应性等有重要影响。包装技术是指选用适当的材料、容器对药品进行分（灌）、装、封、贴签等操作的技术，如泡罩、袋、瓶、安瓿、软管等包装技术，对制剂外观及其在运输、贮存、使用过程中的稳定性等有直接影响。

三、中药制剂工程学的工程原理

中药制剂是联结中医和中药的桥梁，其核心是方法、技术、流程和设备。一种制剂的生产过程由多个操作单元组成，涉及物料的输送、分散或混合、加热或冷却、均相或非均相混合物的分离等。各种单元过程，虽然有着各自的内在规律，但从物理本质上可将其分为三种传递过程——动量传递、热量传递和质量传递。用"传递过程"这条主线将各单元操作联系起来，明确制剂工程原理，掌握工艺过程规律，使整个制剂过程在合理、科学的条件下完成，最终确保生产出具有安全性、稳定性、有效性和可控性的中药制剂。

动量传递是指流体流动时，动量由高速流体层向相邻的低速流体层的转移过程，该过程与物料的流通性相关联，在液体、气体、固体及半固体制剂的生产中均有涉及，如口服液、注射液等液体制剂制备中的搅拌、过滤、流体输送、分装，散剂、颗粒剂等固体颗粒的流动输送等，常以剪切应力、剪切速度、黏度系数、摩擦系数、雷诺数、欧拉数、湍流强度等参数进行评价。

热量传递是由于温度差而产生的热量从高温区向低温区的转移过程。中药制剂工艺中常以温度来调控物料状态，如常规干燥是温度较高的热空气传热给温度较低的湿物料而使之干燥；中药提取液浓缩是不断向药液提供热能使其温度逐渐升高，溶液沸腾蒸发；灭菌效果因传热方式不同而各异等。热量传递常以热流密度、传热速率、传热面积、传热系数、沸点、普朗特数、努塞尔数、格拉斯霍夫数等参数进行评价。

质量传递是物质在介质中因浓度差的作用发生由浓度高的部位向浓度低的部位迁移的过程。中药制剂成分复杂，从原料到成品的整个制剂过程均涉及质量传递，如浸提过程中组分由固相向液相转移，液-液萃取过程中组分由一液相转移到另一液相，干燥过程中组分（水分）由固相向气相转移等。质量传递常以浓度、密度、质量分数、速率、传质系数、施密特数、路易斯数等参数进行评价。

四、中药制剂工程学在中药产业中的地位与作用

中医药是具有悠久历史传统、独特理论及技术方法的医药学体系。其在常见病、多发病、慢性病及疑难病症、重大传染病防治中的作用得到彰显。近几年来，植物药在国际市场上不断被看好，国外特别是日本、欧洲、美国在植物药制剂研究开发与生产方面，已走到我们前面。其在药品生产过程中已广泛采用了适合现代化生产的设备和检测装置，实现了生产过程控制化、检测自动化、输送管道化、包装机电化。而我国中药的出口，在国际市场上所占份额很低，且多为初级产品，近年来虽然有部分中成药在国外获准上市，但多为一些科技含量不高的丸、丹、膏等制剂，然而日本、韩国、德国、法国、英国等国的一些产品已进入我国市场，甚至开始在我国申请专利。

面对这种挑战，2016年2月14日，国务院第123次常务会议研究讨论了《中医药发

展战略规划纲要（2016—2030 年）》，将中医药发展规划升级至国家战略，提出全面提升中医药产业水平，到 2020 年中药工业总产值占医药工业总产值将达到 30% 以上，成为国民经济重要支柱之一。然而，目前我国现阶段中药生产中粉碎、提取、分离、精制、制剂等各环节设备和技术均相对落后，在工艺方法和生产技术上与先进国家相比还存在着很大差距。

因此，采用先进的制药技术和设备，实现中药生产现代化，显著提高我国中药制药工业水平是当务之急。中药制剂工程学在实现该战略规划目标的进程中发挥着核心主导作用，如根据中药生产特点，研究推广先进的、合理的生产工艺，制定相关的工程化标准，明确企业工艺工程化的内涵，使中药生产技术及工艺逐渐标准化，以提高中药生产工艺工程化水平。

五、中药制剂工程学的发展历程、现状与展望

我国中医药历史悠久，有着几千年的实践和发展历程。随着现代科学技术的发展，特别是化学技术、信息技术、生物技术等在中药制剂中的应用，使中药制剂工艺技术不断向前发展。总体而言，中药制剂工程技术的发展经历了古代、近代、现代三个阶段，每一阶段均充分吸收当代先进的科技水平，在制剂前处理、成型、包装等环节均有一套完整的技术体系。

（一）古代中药传统制剂的制备

古代受机械制备水平限制，中成药的制备主要采用传统制药工具，以手工作坊方式进行生产活动，生产效率不高。在中药制剂前处理方面，传统粉碎主要采用冲钵、碾槽；浸提采用陶罐、砂罐、瓦罐等器具水煎；分离采用纱布过滤、静置沉淀、水飞等进行分离纯化；采用直火进行敞口浓缩；以晒干、晾干、烘干等方式进行物料干燥处理。古代制剂成型方面多制成膏、丹、丸、散、汤剂、锭剂、灸剂等传统剂型，成型用辅料主要为水、淀粉、油脂、药汁等天然材料。制剂的包装一般采用纸、瓷瓶、蜡封等手段，材料种类少，技术水平较低。

（二）近代中药制剂制备技术的发展

近代以来，随着西方工业革命，发明了各种制药机械设备，广泛用于药品生产。提高了生产效率，扩大了产业规模，实现了工业化、机械化的大规模生产。在前处理工艺方面，物料粉碎已采用了球磨机、颚式、锤击式、柴田式打粉机等机械设备；提取采用了煎煮、浸渍、渗漉、回流提取等多种方法；分离纯化方面引入了离心、热处理冷藏、水提醇沉或醇提水沉、酸碱处理等新方法；浓缩除采用夹层锅敞口浓缩外，也逐步引入了减压浓缩设备；干燥方面开始采用常压箱式干燥和真空干燥。成型方面，近代中药制剂开始将西方新剂型引入，开发了中药软膏剂、浓缩丸、合剂、片剂、胶囊剂、颗粒剂、注射剂、气雾剂、喷雾剂等新剂型；制剂应用辅料品种增多；制剂包装普遍采用纸、瓷瓶、蜡封、玻璃容器、金属容器、塑料袋、纸盒等多种材料和形式，以适应各种新剂型发展的需要。

（三）现代中药制剂生产的发展

现代以来，随着信息技术和自动化控制技术的发展，中药制剂的生产也逐步实现了联动化、自动化。大大节省了人力，减少了人工干扰，显著提高了生产效率和产品质量。前处理方面，现代生产引入多种新的粉碎方法与设备，如使用流能磨、振动磨、对喷式气流粉碎机等对中药物料进行粉碎；采用微波提取、超临界流体萃取、超声提取、动态循环阶

段连续逆流提取、闪式提取、减压提取等多种新的浸提技术进行中药药效成分的高效提取；分离与精制环节采用了膜分离、大孔树脂吸附、离子交换树脂吸附、聚酰胺吸附等多种先进技术；浓缩方面采用了薄膜浓缩、三效浓缩；干燥方面引入了流化床干燥、喷雾干燥、冷冻干燥、红外干燥、微波干燥等多种新技术；浓缩干燥新技术及设备的应用显著提高了浓缩干燥效率，减少了药效成分的损失，所得中药提取物的理化性质也更优，利于制剂成型。制剂剂型方面，现代生产将缓释制剂、控释制剂、靶向制剂、透皮给药等多种新型药物传递系统引入到中药制剂的研究中，创新开发了中药剂型，同时，在制剂生产技术方面也开发了诸如高速剪切混合制粒、干法制粒、流化床制粒、离心搅拌制粒、高效包衣、流化包衣等多种新技术，显著提高了中药制剂的质量。制剂包装方面，在继承已有的纸、瓷瓶、蜡封、玻璃容器、金属容器、塑料袋、纸盒等材料和形式的基础上，不断引入诸如铝箔、PVC、复合材料、连体包装等多种新材料和新包装形式，其保护功能更为优良，使用也更为方便。

随着当代科学技术的发展，各学科互相交融，为提高中药制剂的生产效率和产品质量，预期中药制剂的生产技术、流程及设备将在以下 5 个方向不断获得突破和进展：①特色化（适用），即符合中药制剂工艺特色，针对性强；②自动化（高效），即自动控制系统，过程可控，质量稳定；③联动化（集成），即增强工艺各环节匹配性，体现整体性，提高生产效率；④信息化（系统），即强化过程的控制与管理，信息传输与反馈的准确；⑤智能化（可控），即提高检测、控制水平，实现机电一体化、节能环保。

第二节　中药制剂生产的单元操作技术

中药制剂生产过程大致可分为前处理、制剂成型、包装三个阶段，每个工艺阶段中均采用相应的单元操作技术。各单元操作技术是中药制剂生产的基础，也是中药制剂工程学研究关注的核心内容。

一、中药制剂前处理技术

中药制剂前处理技术是指将饮片制成半成品所应用的粉碎、浸提、精制、浓缩、干燥等技术。其目的在于改变物料性状、富集有效成分、降低或去除毒性成分及杂质、减少服用量，以满足制剂安全、有效的要求，为成型工艺提供高效、安全、稳定、可控的半成品。

（一）粉碎

增加药物的表面积，促进有效成分浸出，提高生物利用度，便于调剂制剂。常用技术有干法粉碎、湿法粉碎、低温粉碎、超微粉碎等。

（二）浸提

尽可能提取饮片中的有效成分或有效部位，最大限度地避免毒性成分及杂质的浸出。常用技术有煎煮、浸渍、渗漉、回流、水蒸气蒸馏、微波提取、超临界流体萃取、超声波提取、闪式提取、减压提取等。

（三）精制

富集有效成分，去除杂质，提高疗效，减少服用量。常用方法有分离法和纯化法，分离方法有沉降、离心、过滤等技术；纯化方法有水提醇沉、醇提水沉、超滤、吸附澄清、大孔树脂、盐析、萃取、酸碱法等技术。

（四）浓缩

将药液中的部分溶剂除去，以提高药液浓度。常用技术有常压浓缩、减压浓缩、薄膜浓缩、多效浓缩等。

（五）干燥

将含湿固体物料或膏状物中的水分或其他溶剂除去，获得干燥品的过程。常用技术有常压干燥、真空干燥、喷雾干燥、流化床干燥、冷冻干燥、红外线干燥、微波干燥等。

二、中药制剂成型技术

中药制剂成型技术是将半成品和辅料制成某种剂型过程中所采用的制剂手段和方法。可根据临床用药需求、物料性质、剂量、剂型、生物药剂学性能等，选择适宜的辅料和成型技术制成相应的剂型，以实现"高效、速效、长效"，"剂量小、毒性小、副作用小"和"生产、运输、贮藏、携带、使用方便"的目的。成型技术的主要类型包括固体制剂技术、半固体制剂技术、液体制剂技术、气体制剂技术和其他制剂技术。

（一）固体制剂技术

常见的固体剂型有散剂、颗粒剂、片剂、胶囊剂、丸剂等，该类剂型制备中采用的混合、制粒、压片、固体分散、包合、微囊化、包衣等均属于固体制剂技术的范畴。

（二）半固体制剂技术

半固体制剂技术主要包括软膏剂、凝胶剂、糊剂等半固体剂型制备中采用的熔融、研磨、乳化等技术。

（三）液体制剂技术

液体制剂技术主要是指合剂、酒剂、酊剂、注射液等液体剂型制备中采用的溶解、增溶、助溶、过滤等技术。

（四）气体制剂技术

气体制剂技术是指气雾剂、喷雾剂等气体分散剂型制备中采用的各种技术等。

三、中药制剂包装技术

包装技术是为了保护产品、方便贮运、促进销售而采用容器、材料和辅助物等过程中所施加的技术方法。制剂包装特点应满足临床治疗需要，同时把保护功能作为首要因素考虑，并且要求使用方便、安全。包装技术主要内容包括包装结构、包装作用、包装材料和常用技术。

包装结构是由容器和装潢两部分构成，可分为内包装、中包装和外包装。常用的包装材料有金属、陶瓷、纸、塑料、木材、橡胶、玻璃、复合膜等。多采用泡罩包装、袋包装、瓶与安瓿包装、软管包装、气雾剂包装、双铝箔包装等包装技术。

第三节 制药机械设备概述

为区别制药机械设备与其他机械设备的生产制造，适应药品生产的具体要求，从行业角度将用于完成和辅助完成制药工艺过程的生产设备统称为制药机械设备，包括制药设备和非制药专用设备两类。

一、制药机械设备的分类

制药机械设备按照国家标准（GB/T 15692—2008）可分为 8 类：①原料药机械及设

备，即利用生物、化学及物理方法，实现物质转化，制取医药原料的工艺设备及机械；②制剂机械及设备，即将药物制成各种剂型的机械与设备；③药用粉碎机械，即以机械力、气流、研磨的方式粉碎药物的机械；④饮片机械，即对中药材进行净制、切制、炮炙、干燥等操作，改变其形态和性状制取中药饮片的机械及设备；⑤制药工艺用水、气（汽）设备，即制取制药用水和制药工艺用气（汽）的机械及设备；⑥药品包装机械，即完成药品直接包装和药品包装物外包装及药包材制造的机械及设备；⑦药物检测设备，即检测各种药物成品、半成品或原辅材料质量的仪器及设备；⑧其他制药机械及设备，即与制药生产相关的其他机械与设备。

二、制药机械设备的代码与型号

（一）制药机械的代码

按照《全国主要产品分类与代码第 1 部分：可运输产品》GB/T 7635.1—2002，制药机械产品代码为 6 层结构，第一层到第六层代码分别代表大部类、部类、大类、中类、小类、细类，其中前五层分别由 1 个数字表示，第六层由 3 个数字代表，其代码结构为 "×××××·×××"。制药机械的代码是 4454，第一个数字 4 代表该设备隶属于 "金属制品、机械和设备" 大部类，第二个数字 4 表示其隶属于 "专用机械设备及其零部件" 部类，第三个数字 5 表示其属于 "粮油等食品、饮料和烟草加工机器及其零件；制药机械设备" 大类，第四个数字 4 表示其属于 "制药机械" 中类。制药机械又可进一步分为各种小类，例如 44541、44542、44543、44544 中第五个数字分别表示 "原料药设备及机械"、"制剂机械"、"粉碎机械"、"饮片机械" 等小类。

（二）制药机械产品的型号

按照医药行业标准《制药机械产品型号编制方法》（YY/T 0216—1995），制药机械产品型号由主型号和辅助型号组成。主型号依次按制药机械的产品功能、产品型式及特征代号组成，均采用汉语拼音大写字母表示，辅助型号包括主要参数、改进设计顺序号，前者用数字表示，后者用汉语拼音大写字母表示，其格式如图 1.1 所示。其中，产品功能代号以其有代表性汉字的第一个拼音字母大写表示，如压片机代号为 P；产品型式及特征代号主要用于区别同一种类型产品的不同型式及特征，由 1～2 个符号组成，如异型旋转压片机代号为 PZY，如只有一种型式，此项可省略。产品的主要参数有生产能力、面积、容积、机械规格、包装尺寸、适应规格等，一般以数字表示。当需要表示 2 组以上参数时，用斜线隔开。改进设计顺序号以 A、B、C…表示，第一次设计的产品不编顺序号。例如，摇摆滚筒直径为 160mm 的摇摆式制粒机的型号为 LY160（图 1.2）。

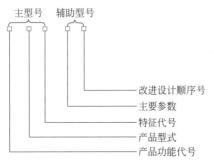

图 1.1　制药机械产品型号组成

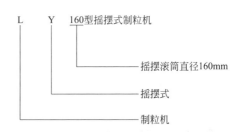

图 1.2　制药机械产品型号编制示例

三、制药设备的国内外发展动态

制药设备是医药工业发展的基础。近年来，各种新技术在制药设备中获得了广泛应用，制药设备发展日新月异，其质量性能得到了显著提升，取得了显著成绩。

(一) 制药设备设计与工程设计紧密结合

随着GMP的全面实施及不断更新，制药设备产品的设计开发与制剂工程设计的要求结合得越来越紧密。制药设备正朝着高效节能、机电一体化、多功能化、符合GMP要求等方向快速发展，这些创新设计不仅缩短了生产周期，减少了人员操作和物料运输，提高了原有设备水平，而且进一步满足设备工艺革新和工程设计的实际需要，显著推进了制药工业的药品生产技术与质量水平。如水针方面，德国BOSHY公司开发的入墙层流式新型针剂灌装设备，结合车间设计采用隔离技术，机械与无菌室墙连接混合在一起，机器占地面积少，大大减少了A级层流所需的面积，便于操作，节约能量，既可减少工程投资费用，又能进一步保证洁净车间的设计要求；粉针剂设备可提供灌装机与无菌室组合的整体净化层流装置，实现自动化及高效无菌生产。

(二) 制药设备设计模块化，其联机性、配套性不断优化

目前，国外制药设备正向密闭、高效、多功能、连续化、自动化水平发展。设备设计实现了模块化，且模块间的联动化、配套适应性能不断优化提升；实现了密封生产和多功能化，一方面显著提高了生产效率，节省了能源和投资，另一方面大大减少了生产过程中的人为干预，防止人为因素对药物可能造成的各种污染，降低生产过程对环境的影响和人体健康的危害，更能适应GMP生产管理的技术要求；制剂生产线和药品包装线均向自动化、连续化方向发展，以片剂生产为例，生产人员只需要用气流输送将原辅料加入料斗和管理压片操作，其余可在控制室经过计算机和控制盘完成片剂生产过程的管理；而采用光电装置、光纤技术及电脑控制等先进技术，药品包装生产线中各单机既可独自运行，又可连成为自动生产线，并可在生产线上实现在线监控，自动剔除不合格品，保持正常运行。

(三) 制药设备设计向在线清洗、灭菌方向发展

在线清洗（CIP）即就地清洗或称原位清洗，是指不拆卸设备或元件，在密闭条件下，用一定浓度清洗液对设备进行强力作用，使其表面洗净和杀菌的方法。传统手工拆卸机器零件的清洗方式费时费力、易损坏连接件，且设备停机时间长、利用率低、清洗不彻底，有时对操作者也不安全。相比而言，CIP能保证清洗效果，确保产品的安全性，节省清洗用水、蒸汽、操作时间，提高清洗效率，并可保证操作者的安全。在线灭菌（SIP）又称原位灭菌，是指设备或系统在原安装位置不做任何移动条件下的灭菌，主要用于冻干箱及冷阱冻干前（后）的灭菌，即利用饱和蒸汽在较短时间内有效杀死微生物及芽孢体，可由自动程序来完成。国外的制药设备在研发时，都十分注重CIP、SIP功能设计，如Glatt流化床制粒设备均设计有清洗口，便于与在线清洗站相衔接，以实现在线清洗。

(四) 制药设备设计向高性能在线控制与监测方向发展

在线控制与监测是指设备具有分析、处理系统，明确生产的几个操作步骤或工序，并具有随机控制、实时分析、数据显示、记忆打印、程序控制、自动报警、远程控制等功能，这是设备实现连线、联动操作和控制的前提。在线质量监控可近似地定义为PAT过程分析技术，美国食品与药品管理局（FDA）将PAT定义为一个体系，针对医药原料及

加工过程中关键质量品质及性能特征来设计、分析和控制生产过程，从而提高对产品生产过程的控制，以确保产品最终质量。该技术是由经典分析化学、化学工程、机电工程、工艺过程、自动化控制及计算机等学科领域相互渗透交叉组成，除了包含对工艺参数（温度、压力、转速、液位等）的在线监测外，还包括采用气相色谱、核磁、近红外等多种分析方法对药品质量在线监测。据报道，国外已将 PAT 用于化学反应过程组分的在线监测、生物发酵过程参数控制、提取纯化有效成分的在线监测，固体制剂生产过程中药品混合均匀性、干燥过程中水分的在线测试，制粒过程的控制、水分含量及终点在线监测，压片过程中片剂的含量及片重控制、包衣厚度的在线监测及包装过程监测等各个环节，应用越来越广泛。在线质量监控也是目前我国中药生产及制药、制剂装备行业中着力提高和发展的重要方向。

（五）制药设备向精密设计与高质量加工方向发展

医药企业生产药品质量的高低与制药设备的设计精密性、加工制造水平有紧密关系。随着国内外对药品质量要求的不断提高，相应地对制药设备的设计精密性、制造加工水平提出了更高要求。尤其在国外，其制药设备均十分注重精密的结构设计，在制造生产上也是一丝不苟，既要显示生产工艺、车间布置和设备在 GMP 实施中的统一性原则，也要体现药物制备过程中精密的设计和高质量的加工，例如国外的喷雾干燥设备普遍具有高度的表面光洁度，这可以大大降低粘壁现象。

（六）我国制药设备与国外先进水平仍存在差距

近年来，通过从技术引进到技术开发，再到技术创新，我国制药设备产品已基本满足医药企业的装备需要，部分产品已达到国际先进水平。但总体而言，与国外先进水平相比，设备的自控水平、品种规格、稳定性、可靠性以及符合 GMP 要求等方面还存在不同程度的差距。如洗灌封联动机里的安瓿破碎，导致玻璃屑满池的现象较突出，国外普遍使用的 CIP、SIP、电抛光等技术在国内很少应用。目前，我国 GMP 认证工作仅限于药品生产企业，而与药品生产密切相关的制药设备普遍存在质量参差不齐、鱼龙混杂的现象。因此，为提高我国药品质量，必须加大投入，促进我国制药设备技术水平的显著提升，进一步加强对制药设备生产的规范化管理工作。

第四节　中药制剂工程设计

一、概述

（一）中药制剂工程设计的基本概念

中药制剂工程设计是综合中药药剂学、GMP、工程学等相关理论和技术，研究如何组织、规划并实现中药制剂的大规模工业化生产的一系列工程技术活动，是将中药制剂的实验室研究成果向大生产转化的必经阶段，也是将一项医药工程从设想变成现实的建设过程。该过程涉及的学科专业、参与部门、法规条例较多，是一项政策性、综合性、整体性很强的系统工作，必须进行统筹合理安排。中药制剂工程设计的基本任务就是将小试、中试确定的生产工艺经一系列相应的单元操作进行组织，设计出一个生产流程合理、技术装备先进、各项参数可靠、工程造价经济的中药制剂生产车间，在此基础上选择合适地区建造厂房，布置各类生产设备，配套其他公用工程，最终使这个工厂按照预定设计目标顺利投产。

（二）中药制剂工程设计的基本要求

尽管由于具体剂型的不同，中药制剂工程设计的细则不尽相同，但均应遵循一些基本要求。

① 严格执行最新修订版《药品生产质量管理规范》的各项要求，使中药制剂生产环境、厂房、设施、设备及工艺布局等方面均符合GMP要求。

② 严格执行国家及地方相关法规与法令，在制剂工程设计时，同步考虑节能环保、消防、职业安全等方面技术要求。

③ 根据中药制剂生产特点与技术要求，应统一工程规划，尽可能采用联片生产厂房一次设计，提高土地使用效率，并降低生产环节间的衔接风险。

④ 中药制剂生产应选择技术先进、成熟、自动化程度高的设备，提高生产效率和产品质量，降低人为差错风险。

⑤ 公用工程配套和辅助设施的配备以满足项目工程生产需要为原则，并考虑与预留设施或发展规划的衔接。

⑥ 各生产车间的水、电、气、冷应单独计量，以方便车间的成本核算和生产管理，仓库、备料、公用工程设施及更衣室等应统一设置，便于集中管理。

（三）中药制剂工程设计的基本程序

中药制剂工程设计按照时间先后顺序可分为设计前期、设计中期和设计后期三个大阶段，三者间相互联系，逐步推进。

1. 设计前期阶段

该阶段的主要目的是对项目建设的社会与经济效益、技术可靠性、工程外部条件等进行全面研究分析，并提出欲建设工程项目的设置地区、制剂类别与年产量、投资与分配、生产工艺技术、原辅料来源、生产设备、辅助配套设施、非工艺条件等具体方案，最终形成项目建议书或申请书，并在此基础上报主管部门审批以获得批复文件，然后进行深入的可行性研究，形成可行性研究报告或设计任务书。

2. 设计中期阶段

该阶段是根据已批准的可行性研究报告或设计任务书，开展具体技术设计工作，将其设想变成工程现实。根据工程重要性、技术复杂性，可将该部分工作分为三阶段设计、两阶段设计或一阶段设计三种情况。其中，三阶段设计包括初步设计、扩大初步设计和施工图设计，两阶段设计包括扩大初步设计和施工图设计，而一阶段设计就只有施工图设计。初步设计是根据下达的可行性研究报告，确定全厂设计原则、设计标准、设计方案和重大技术问题，设计内容包括总图、运输、工艺、土建、电力照明、采暖、通风、空调、上下水道、动力和设计概算等。扩大初步设计是以初步设计为基础，解决初步设计中存在和尚未解决而需要进一步研究解决的技术问题，如特殊工艺流程的试验、研究和确定，新型设备的试验、改造、确定等，最终形成技术设计说明书和工程概算书。施工图设计时根据设计基础，进一步完善、具体化设计内容，完成各类施工图纸、施工说明及施工图预算工作，为施工奠定基础。

3. 设计后期阶段

该阶段是设计人员以前期确定的设计方案依据，对项目建设进行施工技术交底，并深入施工现场指导，掌握施工情况，确保施工符合设计要求，并及时发现和纠正施工图中的问题，参与设备安装、调试、试运转和工程验收，直至该项目投产运营。

二、生产工艺流程设计

生产工艺流程设计是通过图解的形式，表示出由原料、辅料、包装材料制得制剂成品的生产过程中，物料和能量发生的变化与流向，以及采用哪些加工过程及生产设备，为进一步进行车间布置、管道设计和计量控制设计等提供依据。由于不同类别制剂的生产工艺和所需设备存在差异，通常在不同的生产车间完成，因此，车间工艺流程设计是药厂设计的核心部分。

工艺流程设计是制剂工程设计中最先进行的一项设计，但随着车间设计及其他设计的进展，需要不断进行修改完善，并贯穿制剂工程的整个过程，几乎最后完成。其主要任务包括：①确定全流程组成，包括原料、辅料、溶剂及包装材料制成合格制剂产品的加工工序、单元操作及其顺序和相互联系；②确定工艺流程中工序划分及其对环境的卫生要求；③确定水、电、汽、冷、气等载能介质的技术规格和流向；④确定生产控制方法，包括各工序、单元操作的空气洁净度、温湿度、压力、物料流量等检测指标、方法，确保符合生产要求；⑤确定安全技术措施，即根据生产过程中可能存在的安全问题，制订报警、防毒、防爆、防火、防尘、防噪等预防和制止事故的安全技术措施；⑥编写工艺操作规程，即根据工艺流程图编写生产工艺操作说明书，阐述从原辅料到成品的每一个步骤的具体操作方法。

三、工艺流程设计的原则

① 根据不同剂型的GMP生产要求进行分类工艺流程设计。如口服固体制剂、栓剂的常规工艺路线设计，口服液、注射剂的灭菌工艺路线设计，粉针剂的无菌工艺路线。

② 遵循人流物流协调、工艺流程协调、洁净级别协调等"三协调"原则，正确划分生产工艺流程中生产区域的洁净级别，按工艺流程合理布置，避免生产过程中的迂回、往返和人物流交叉。

③ 中药制剂的中药材前处理、提取、浓缩、干燥等生产工艺，应按单独设立的前处理车间进行前处理工艺流程设计，不得与其制剂生产工艺流程混杂。

④ 处方中含有毒性中药材的中药制剂生产，应按毒性药生产的特殊要求进行工艺流程设计。

四、工艺流程设计的基本程序

工艺流程设计的基本程序包括以下几个环节。

(1) 生产工艺过程的工程分析与处理　根据选定的中药制剂产品方案（品种、规格、包装形式）、生产规模（年工作日、日工作班次、每班产量）及生产技术方法，将其生产工艺过程按剂型类别和制剂品种要求划分为若干工序，确定每一单元操作的生产环境、洁净级别、人净物净措施要求及主要生产设备的技术参数（单位产能、运行条件、能耗）和载能介质的规格条件。

(2) 绘制工艺流程示意图　生产路线确定后，设计用以表示生产工艺过程的定性图纸，有工艺流程方框流程图（简称工艺流程框图）和工艺流程简图两种。前者是用方框和圆框（或椭圆框）分别表示单元过程及物料，以箭头表示物料和载能介质流向，并辅以文字说明来表示制剂生产工艺过程的一种示意图。后者是由物料流程和设备组成，包括以一定几何图形表示的设备示意图，设备间的竖向关系，全部原辅料、中间体及三废名称及流向，以及必要的文字注释。

（3）绘制物料流程图　工艺流程示意图完成后，开始进行物料衡算，并将衡算结果注释到流程中，即形成物料流程图。它可说明车间内物料组成和物料量的变化，一般以批（日）计（间歇式）或小时计（连续式），是作为进行后续定量设计（如设备计算选型）的重要依据，也为日后生产操作提供参考信息。对应流程示意图，物料流程图也有方框图和简图两种表示方法。

（4）绘制带控制点的工艺流程图　物料流程图给出后，在设备设计、车间布置、工艺控制方案等确定的基础上绘制，用以表述各种物料在一系列设备内操作变成所需产品的流程图，作为设计的正式成果编入设计文件中，其形式没有统一规定，主要由图框、物料流程、图例、设备一览图和图签等组成。

五、制剂工程计算

（一）物料衡算

物料衡算是根据设计项目的年产量、原料与制剂产品的定量转变关系，计算得单耗（生产单位质量产品所消耗的各种原料量）、各车间产品及副产品量、物料损耗量以及"三废"生成量。通过物料衡算可得出各设备加入和离去的物料各组分名称、各组分的工业品量、成分及物料体积，使设计由定性转向定量，其衡算结果是车间热量衡算、设备工艺设计与选型、车间管路与设备布置等各项设计的依据。因此，衡算结果的正确与否将直接关系到工艺设计的可靠程度。物料衡算的依据是质量守恒定律，其表达式如下。

$$\sum M_1 = \sum M_2 + \sum M_3 \tag{1.1}$$

式中，M_1 为输入物料量；M_2 为输出物料量；M_3 为物料损失量。

（二）能量衡算

能量衡算是以物料衡算数据为基准，根据设备热负荷大小、所处理物料性质及工艺要求，选择传热面形式，计算传热面积，确定设备的主要工艺尺寸及传热所需加热剂或冷却剂的用量，也可通过对某台设备的能量平衡测定与计算，获取其热利用率、余热分布及回收利用情况等用能信息，进而从技术上、管理上制订节能措施，以最大限度降低单位产品的能耗。物料衡算的依据是能量守恒定律，对于车间工艺设计中的能量衡算，主要是确定设备的热负荷，其衡算表达式如下。

$$E_1 + E_2 + E_3 = E_4 + E_5 + E_6 \tag{1.2}$$

式中，E_1 为物料带入设备中的热量；E_2 为加热剂或冷却剂传递给设备和物料的热量（加热时为正值，冷却时取负值）；E_3 为单元操作的热效应（有化学反应和物料状态变化热效应两种）；E_4 为物料离开设备带走的热量；E_5 为消耗于设备和各个部件上的热量；E_6 为设备向四周散失的热量。

通过上述公式，可计算 E_2，以获取加热剂或冷却剂的消耗量，也可分析评估能耗分布的合理性，为降低能耗提供解决思路。

（三）设备设计与选型

工艺设备的设计与选型是以物料衡算和热量衡算的结果为基础，根据生产工艺要求，确定单元操作或联动生产线所用设备的类型、材料、主要结构、工艺尺寸、产量、容量、型号、台数等基础信息，并编制设备一览表，是设计说明书的组成部分，可为下一步施工图设计及其他非工艺设计提供必要条件。工艺设备的设计与选型一般分为两个阶段实施。第一阶段主要包括：①定型机械设备和制药机械设备的选型；②计量贮存容器的计算；

③确定非定型设备的形式、工艺要求、台数、尺寸等参数。第二阶段是解决工艺过程中的技术问题，如过滤面积、传热面积、干燥面积及各种设备的主要尺寸等。

设备选型时，还需考虑：①设备设计、制造与技术性能应符合 GMP 设计通则要求。如设备内表面应平整、光滑、无死角，易于清洗、消毒或灭菌，能有效防止差错和交叉污染；与药品直接接触的零部件材质要求无毒、耐腐蚀，不与药品发生化学反应，不释出微粒或吸附药品；设计应标准化、通用化、系列化和机电一体化，实现生产过程的连续密闭、自动检测等。②设备性能参数应符合国家、行业或企业标准，与国际先进制药设备水平相当，并优于国内同类产品。③设备应具有完整、符合标准的技术文件。④设备的使用条件、动力消耗、配套辅助设施、尾气与废水排放、防噪和减震性能等应符合相关要求。⑤设备厂家应具备良好的生产条件、技术水平及售后服务。

（四）厂区选址与车间布置设计

1. 厂区选址

中药制剂生产企业的选址主要从如下几个方面进行考虑：①当地环境应对中药制剂产品的生产和质量不产生影响，如周围大气含尘浓度，是否存在散发烟雾、有毒气体及微生物的区域或设施等；②当地的水资源应满足中药制剂生产要求，水文资料证实暴雨季节不会对厂房和生产产生影响；③拟建地块的原有用途和设施应不存在影响产品生产和质量的潜在风险，周边现有建筑和未来规划应不产生影响；④厂址区域应有可利用的交通条件，并处于交通干道的上风侧；⑤拟建地块不存在产权纠纷，获当地群众支持，土地成本和纳税结构应对后续节省投资成本和经营费用有利；⑥发展潜力与人力资源情况，厂址周边应有扩展空间，并具备良好的水电气供应、原料资源及产业政策，厂址当地或临近区域应具有良好的人力资源。

2. 厂区布局与车间布置设计

（1）厂区布局的基本原则

① 按生产、行政、生活和辅助等不同功能进行分区合理布局，各区之间不能相互妨碍。各区域所占场地均应有发展余地，厂内功能设施配套，除生产车间、仓库、科研、检验、办公、公用工程外，还需配备机修、培训、食堂及停车场等辅助设施。

② 洁净室应在污染源上风侧，且有一定防护距离。如中药材前处理、提取车间、锅炉、三废排放和处理均应在制剂车间下风侧。

③ 进出厂人流、物流分开，路面坚固不起尘，可通行消防车，其他空地合理绿化，不得种花和阔叶树。

（2）车间布置设计的基本任务　一是确定车间的火灾危险类别，爆炸与火灾危险等级及卫生标准；二是确定车间建筑物和露天场所的主要尺寸，并对车间的生产、辅助生产及行政生活区位置作出具体安排；三是确定全部工艺设备的空间位置。

（3）车间布置设计原则　车间布置设计时应遵循以下几项基本原则：①车间应按工艺流程布局，合理紧凑，既利于生产操作，也能保证对生产过程的有效管理；②车间布置需防止人物流的混杂和交叉污染，原材料、中间体、半成品的交叉污染和混杂，实现人物流协调、工艺流程协调和洁净级别协调；③需布置相应的中间贮存区域和辅助房间；④厂房建筑应有与生产量相适应的面积和空间，建设结构和装饰利于清洗和维护；⑤车间内应有良好的采光、通风，按工艺要求增设局部通风。

（4）车间布置设计的基本要求

① 符合 GMP 要求。如 GMP 对车间中生产设备（选型、安装、维修、保养），连接

管道，纯化水与注射用水（制备、输送、贮存），生产与检验器具（仪器、仪表、量器等）等方面的相关规定。

② 满足生产工艺要求。如设备布置尽量与工艺流程一致，避免中间体和产品的交叉往返，相互联系的设备彼此靠近，且应有适宜间距以便于操作，尽量对称布置，相同或相似设备尽量集中布置，以便于管理和保证安全等。

③ 满足建筑要求。如在不影响生产工艺的原则下，尽量露天化布置、较高设备集中布置，以节约建筑物建设面积和体积，十分笨重和震动较大的设备尽量布置在地面层等。

④ 满足安全和检修要求。车间内设备布置时，必须考虑其运入或搬出车间的方法及通道、安装位置、检修和拆卸的可能性及其方式、方法等。

⑤ 满足安全和卫生要求。如设备布置尽量考虑人工背光操作，高大设备避免靠窗设置，以创造良好的采光条件；高温及挥发性有机溶剂厂房，需适当增加层高，利于通风散热，并根据安全限度确定厂房的每小时通风要求；防爆车间必须尽量采用单层厂房，避免死角，防止爆炸性气体及粉尘的累积。

（5）中药制剂车间的结构组成　一般均由生产部分、辅助生产部分和行政生活部分组成。生产部分根据空间洁净度要求的不同，可分为一般生产区、洁净区（洁净度从高到低，又分为 A 级、B 级、C 级、D 级四级）。辅助生产部分包括物料净化用室、原辅料外包装清洁室、包装材料清洁室、设备容器具清洁室、洁净工作服洗涤干燥室、灭菌室、称量室、配料室、动力室、配电室、分析化验室、维修保养室、通风空调室、冷冻机室、原辅料和成品仓库等。行政生活部分包括办公室、会议室、厕所、淋浴室、休息室以及雨具存放间、管理间、换鞋室、存外衣室、盥洗室、洁净工作服室、空气吹淋室等人员净化用室。

（6）车间布置设计的程序与成果　制剂车间布置设计分为以下两段进行。

① 初步设计阶段。需在完成工艺流程设计、物料衡算、能量衡算和工艺设备设计后进行，主要设计内容为根据生产过程中的火灾危险性，按照《建筑设计防火规范》和《炼油化工企业设计防火规定》确定车间的火灾危险类别，并确定厂房的耐火等级；确定生产、辅助生产、行政生活部分的布局，决定车间场地与建筑物的平面尺寸和高度；按照GMP确定车间各工序的洁净等级，确定工艺设备的平面、立面布置，决定人流和管理通道、物流和设备运输通道；安排管道电力照明线路、自控电缆通道等。通过该阶段各项设计，最终得到车间布置图和布置说明，两者是初步设计说明书的重要组成部分，也为土建、设备安装、采暖通风、上下水道、电力照明、自控和工艺管道等其他设计工作提供基础。车间布置图比例尺一般为 1∶100，主要包含各层平面布置图、各部分剖面图、附加文字说明、图框及图签。

② 施工图设计阶段。初步设计审查通过后，需进一步修改和深化初步设计，进行施工图设计。相对于初步设计，施工图设计更有深度，布置图不仅要表示设备的空间位置，还需标示出设备浸出管口、操作台及支架；施工设计的车间布置图是设备安装及其他设计工种的依据，在此基础上，完成设备安装设计及其他设计正式文件。

总之，车间布置设计涉及面广，需以生产工艺为主导，在总图、土建、设备安装、电力照明、采暖通风、自控仪表和外管等非工艺专业的密切配合下完成。因此，最佳布置方案需要工艺设计人员集中各方面意见，在多个方案中比较优选确定。

（五）其他设计

1.制药洁净厂房空调净化系统设计

为防止空间环境对生产过程中药品的污染，GMP 对制药厂房室内生产环境的空气洁净度有严格要求。空气洁净度主要是指洁净环境中空气含尘和含微生物的程度，药厂洁净室的关键就是控制室内浮游微粒及微生物对生产的污染，同时还应控制环境的温度、湿度、新鲜空气量、压差、照度、噪声级等参数。根据不同制剂生产的环境要求，药厂洁净室可分为 4 个等级，具体要求见表 1.1。

表 1.1　不同等级洁净室的空气洁净度要求

洁净级别	悬浮粒子最大允许数/(个/m³)				微生物监控的动态标准			
	静态		动态		浮游菌 /(cfu/m³)	沉降菌 /[cfu/(4h)]	表面微生物	
	≥0.5μm	≥5μm	≥0.5μm	≥5μm			接触碟 /(cfu/碟)	5 指手套 /(cfu/手套)
A 级	3500	1	3500	1	<1	<1	<1	<1
B 级	3500	1	350000	2000	10	5	5	5
C 级	350000	2000	3500000	20000	100	50	25	—
D 级	3500000	20000	未规定	未规定	200	100	50	—

为达到上述要求，需要采取 3 项空气净化措施：一是空气过滤。利用过滤器有效控制从室外引入室内的全部空气的洁净度，其性能主要通过风量、过滤效率、空气阻力和容尘量四项指标来评价。二是组织气流排污。在室内组织特定形式和强度的空气流动状态与分布，利用洁净空气把生产环境中产生的污染物排除出去。洁净室按气流形式分为层流（单向）洁净室、乱流（紊流）洁净室，层流按气流方向又可分为垂直层流、水平层流和局部层流，乱流按气流组织形式可分为顶送与侧送。三是提高室内空气静压。防止外界污染空气从门及各种间隙侵入室内。一般要求相邻两个不同洁净度级别的房间之间、洁净室与非洁净室之间必须保持≥5Pa 的压差，且洁净级别高的房间为相对正压，洁净区与室外的静压差必须保持≥10Pa。此外，对于室内粉尘大的洁净室，为防止污染其他房间，要求该室相对于邻室需维持相对负压。

上述三项措施的实施均由洁净室空调净化系统进行，空调净化系统的空气处理设备除空气过滤器外，还包括冷却器、加热器、加湿器等热湿处理设备和风机。设计时，通常根据所需功能组成，主要对风机、冷却器、风管和附件、空调箱、净化系统的调频控制装置、防爆措施等进行设计。此外，净化空调系统设计时，还需根据剂型不同需求、不同洁净室等级、不同楼层或平面位置、不同运行班次等具体情况进行分区划分。

2. 管道设计

管道起着运输物料及传递介质的重要作用，是制剂生产的重要部分，在整个工程投资中占有重要比重。正确设计和安装管道，对于减少建设投资和日常生产的顺利运行具有重要意义。管道设计需具备如下基础资料作为设计条件：①施工流程图；②设备平、立面布置图；③设备施工图；④物料衡算和热量衡算；⑤工厂地质和地区气候条件；⑥水源、蒸汽压力和压缩空气压力等其他参数条件。

管道设计的基本内容包括：①管径计算和选择，根据物料衡算和热量衡算，选择运输不同物料管道的材料，并计算管径、管壁厚度；②地沟断面的确定，其大小及坡度应按管子数量、规格和排列方法来决定；③管道的配置，根据施工流程图、设备布置图及施工图进行管道配置，并注明各种管道的材料和规格、标高和坡度、管道内介质名称与流动方向及管件与阀件的代号，绘出地沟的轮廓线；④提出管道设计资料，涉及各种断面的地沟长度（土建设计）、车间上下水、压缩空气、蒸汽等管道参数（公用系统设计），各种介质管道（包括管子、管件、阀件）的材料、规格和数量，补偿器及管架等材料的制作与安装费用，管道投资总概算；⑤编写施工说明书，包括施工中应注意的问题，各种介质管子及附件的材料，管道坡度，保温、刷漆等要求及安装时不同管件管架的一般指示等细节问题。

3.工艺用水

制药工艺用水分为饮用水、纯化水、注射用水和灭菌注射用水，不同剂型生产或相同剂型的不同操作工艺所需用水均有相应的标准规定。

① 饮用水是采用城市自来水管网提供的符合国家饮用标准的给水，主要作为药材漂洗、设备粗洗用水，也可作为中药提取溶剂。

② 纯化水是以饮用水为原水，经蒸馏法、离子交换法、反渗透法等方法纯化制得的制药用水。纯化水具有极高的溶解性和不稳定性，极易受其他物质污染而降低纯度。因此，为保证水质稳定，制成后应在系统内不断循环流动，不得停滞。纯化水可作为配制常规制剂的溶剂，如注射剂、滴眼剂等灭菌制剂用于中药饮片的提取溶剂，以及非灭菌制剂器具的清洗用水。

③ 注射用水是以纯化水为原水，经蒸馏器蒸馏、冷凝后经膜过滤制备而得，其质量应逐批检测，并符合《中华人民共和国药典》（以下简称《中国药典》）注射用水标准规定，主要作为配制注射剂、滴眼剂等的溶剂或稀释剂及容器清洗用水。注射用水接触的材料必须是优质低碳不锈钢或其他经验证不对水质产生影响的材料，制备装置应定期清洗、消毒灭菌，验证合格后方可投入使用。

④ 灭菌注射用水是注射用水按照注射剂生产工艺制备而得，主要用作注射用灭菌粉末的溶剂或注射剂的稀释剂。

4.给排水设计

给排水设计包括工艺用水输送管路设计、洁净区排水设计两个方面。

（1）工艺用水输送管路设计 管路设计应简洁，避免盲管和死角，纯水、注射用水宜采用循环管道输送，其中后者要求管路具有保温性能，并能控制温度不低于65℃。纯水要求管路采用不锈钢或其他经验证无毒、耐腐蚀、不渗出污染离子的材料，阀门采用无死角的隔膜阀，注射用水要求采用优质低碳不锈钢钢管。两者均应采用易拆卸清洗、消毒的不锈钢泵输送，在需要用压缩空气或氮气压送时，压缩空气和氮气必须有净化处理的设计。

（2）洁净区排水设计 洁净区排水系统的主要任务是将洗涤卫生器具和生产设备排出的污水以及屋面上的雨水、雪水迅速排到室外排水管道中，并能防止室外排水管道中有害气体、虫类进入室内，为室外污水的处理和综合利用提供便利条件。排水设计一般采用分流制，即生活污水、生产废水及雨水分别设置管道排出，并须遵守我国排水设计规范和GMP相关规定，如A级洁净室内不宜设置水斗和地漏，其他洁净室规定尽量避免安装或减少安装；洁净室内与下水管道连接的设备或器具排出口以下部位必须设置水弯或水封装置；排水立管上应设置辅助通气管或专用通气管，使室内外排水管中散发的有害气体能排到大气中去，并确保水流通畅；排水主管不应穿过洁净度高的房间，并尽量靠柱、墙角铺设等。

5.非工艺设计

非工艺设计是指与药品生产工艺无直接关联的其他设计项目，主要包括工业建筑设计、洁净厂房的室内装修设计、电气设计、防火防爆设计、防静电设计等。

参考文献

［1］　杨明.中药制剂工艺技术图表解［M］.北京：人民卫生出版社，2010.

［2］　杨明.中药药剂学［M］.9 版.北京：中国中医药出版社，2012.

［3］　柯学.药物制剂工程［M］.北京：人民卫生出版社，2014.

［4］　朱盛山.药物制剂工程［M］.2 版.北京：化学工业出版社，2009.

［5］　唐燕辉.制剂工程［M］.北京：高等教育出版社，2007.

习题

1.中药制剂工程学的主要研究内容是什么？

2.中药制剂生产的单元操作技术与化药制剂有何不同？

3.制药机械产品代码与型号的编制规则是什么？

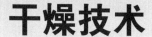

第二章
干燥技术

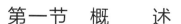

第一节　概　　述

干燥是指利用热能除去固体物料或膏状物料中的水分或其他溶剂，获得干燥品的操作。干燥技术是中药制药常用技术之一。

一、干燥原理及其影响因素

（一）热空气与湿物料的传热与传质

干燥是物料中的水分从固相转移到气相中的分离过程。干燥包括热空气与湿物料之间的传热和传质过程。传热过程是指热空气温度高于湿物料表面温度，热空气与湿物料之间进行热量传递，热能从物料表面扩散至内部。传质过程是指热空气将热能传给湿物料，使其表面水分汽化、扩散，由热空气带走，同时物料内部水分又以液态或气态扩散到物料表面，使水分不断减少的过程。因此要使干燥过程得以进行，被干燥的物料表面所产生的水蒸气分压必须大于干燥介质中水蒸气分压，同时汽化的蒸汽应及时排除，并且不断有热能的供给。

（二）物料中水分的存在方式与干燥过程

1. 物料中水分形式

（1）平衡水分　在一定压力、温度与相对湿度的状态下，物料表面产生的蒸气压与空气中的水蒸气分压相等时物料中所含的水分，称为平衡水分。干燥过程中，环境空气相对湿度应低于被干燥物自身的相对湿度，物料中平衡水分是干燥过程中除不去的水分，平衡水分大小与物料的种类、空气的状态有关。

（2）自由水分　物料中所含大于平衡水分的那部分水分，称为自由水分，或称游离水，是在干燥过程中可以除去的水分。自由水分，包括全部非结合水和部分结合水。

（3）结合水分　存在于细小毛细管和渗透到物料细胞内的水分，主要以物理化学方式结合，难以从物料中去除。具有结合水分的物料，称为吸水性物料。

（4）非结合水分　存在于物料表面或间隙的水分，称为非结合水分，非结合水分主要以机械力结合，与物料结合力弱，易于去除。非结合水大小取决于固体物料本身性质，与空气状态无关。仅含非结合水的物料叫做非吸水性物料。

2. 干燥速率

单位时间、单位干燥面积上汽化的水分量称为干燥速率［用 U 表示，单位 kg/（m^2·s）］。干燥过程分为等速和降速两个阶段，见图 2.1。

湿物料热力干燥时，干燥过程分为等速与降速两个阶段。干燥初期为等速阶段，能量

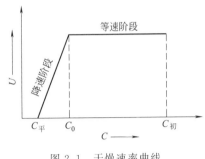

图 2.1　干燥速率曲线

从周围环境传递至物料表面，使表面水分蒸发。干燥初期物料水分较多，表面水分汽化时内部水分可及时扩散以补充。等速阶段干燥速率取决于表面水分的汽化速率，与物料水分含量（C）无关。这个过程主要由外部条件控制，包括温度、湿度、空气的流速和方向、物料的物理形态、搅动状况。加快等速干燥的措施有：①提高空气温度、流速；②降低环境空气湿度；③提高物料的温度；④改善物料与空气的接触情况。

等速干燥达到临界湿含量 C_0 时，进入降速干燥阶段，此时物料内部水分的扩散速率小于表面汽化速率，物料表面干燥，水分扩散阻力加大，干燥速率逐渐降低，干燥速率近似地与物料湿含量成正比。降速阶段干燥速率主要由物料内部水分扩散速率决定。加快降速干燥的措施有：①提高物料温度；②改善物料分散度。

（三）干燥过程中物料衡算与热量衡算

通过干燥器的物料衡算和热量衡算可以计算出湿物中水分汽化量、空气用量和所需热量。可以确定以下数值：①干燥设备的尺寸；②干燥介质和被干燥物料进出口的参数；③干燥介质和热量的需要量。干燥过程中物料衡算与热量衡算为合理选择干燥工艺、干燥器、空气输送设备、加热设备等提供科学依据。

1. 物料衡算

（1）物料含水量　通常用湿基含水量或干基含水量表示。湿基含水量（w）是指水分在湿物料中的质量分数，单位 kg/kg（水/湿物料），即：

$$w = \frac{\text{湿物料中水分的质量}}{\text{湿物料的总质量}} \times 100\% \tag{2.1}$$

干基含水量（x）是指以绝对干料为基准的湿物料中的含水量，单位 kg/kg（水/干物料），即：

$$x = \frac{\text{湿物料中水分的质量}}{\text{湿基中绝干物料的质量}} \times 100\% \tag{2.2}$$

湿基含水量是生产上常用的含水量表示方法。但是在干燥过程中，湿物料的总量不断减少，计算基准不同，不能用简单的相减的方法计算水分蒸发量。在干燥过程中绝对干料的质量是不变的，工程计算时，常用干基含水量进行计算。

图 2.2 是连续逆流干燥器的物料参数示意图，以 s 为计算基准。在干燥介质的带动下，湿物料从一端进入，产品从另一端排出，过程中绝对干料的质量是不变的。

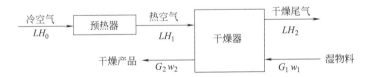

图 2.2　干燥器的物料衡算

L—进入干燥器的绝对空气流量，kg/s；H_0、H_1、H_2—空气进出干燥器的湿度，kg/kg（水/干空气）；G_1、G_2—干燥前、后湿物料流量，kg/s；w_1、w_2—干燥前、后湿物料的湿基含水量，kg/kg（水/湿物料）

设湿物料干燥器中单位时间蒸发的水分为 W，单位为 kg/s，水分的物料衡算式是：

$$G_1 w_1 = G_2 w_2 + W \qquad (2.3)$$

绝对干料的物料衡算式是：

$$G_e = G_1(1-w_1) = G_2(1-w_2) \qquad (2.4)$$

式中，G_e 为湿物料中绝对干料量，kg/s。

干燥器的总物料衡算式是：

$$G_1 = G_2 + W \qquad (2.5)$$

则水分蒸发量算式是：

$$W = G_1 - G_2 = G_1 \frac{w_1 - w_2}{1 - w_2} = G_2 \frac{w_1 - w_2}{1 - w_1} \qquad (2.6)$$

若已知物料最初和最终的干基含水量为 x_1 和 x_2，则水分蒸发量算式是：

$$W = G_e(x_1 - x_2) \qquad (2.7)$$

（2）空气消耗量　通过干燥器的湿空气中绝对干空气的质量是不变的，所以可用干空气的质量作为计算基准，则干燥前后空气中水蒸气的物料衡算式是：

$$LH_1 + W = LH_2$$

或

$$W = L(H_2 - H_1) \qquad (2.8)$$

每秒蒸发 W（kg）水分时，干空气消耗量（kg/s）计算公式为：

$$L = \frac{W}{H_2 - H_1} \qquad (2.9)$$

每秒蒸发 1kg 水分的干空气消耗量为 l，称为单位空气消耗量，单位为 kg/kg（干空气/水）即：

$$l = \frac{L}{W} = \frac{1}{H_2 - H_1} \qquad (2.10)$$

因为空气经预热器前后湿含量不变，即 $H_1 = H_0$，所以干空气消耗量为：

$$L = \frac{W}{H_2 - H_0} \qquad (2.11)$$

$$l = \frac{1}{H_2 - H_0} \qquad (2.12)$$

由式（2.11）和式（2.12）可见，空气消耗量只与空气的最初和最终湿度（H_0 和 H_2）有关，而与经历的过程无关。空气的 H_0 越大，则空气消耗量 L 也越大。因此，干燥过程中空气消耗量 L 在夏季要比冬季为大，输送空气的鼓风机等装置必须按照全年最热月份的空气消耗量来选定。

2. 热量衡算

干燥过程包括空气预热和湿物料干燥两部分。通过对干燥器的热量衡算，可以确定物料干燥时所消耗的热量及空气进出状态，作为计算空气预热器的传热面积、加热剂用量、干燥器尺寸和干燥器热效率的依据。

图 2.3 所示的干燥过程中，湿空气的有关参数如下：进入预热器前，温度 T_0（℃），相对湿度 φ_0，湿度 H_0 [kg/kg（水/干空气）]；流经预热器后，温度升高为 T_1（℃），湿度不变，即 $H_1 = H_0$，其他状态参数也发生变化，即相对湿度 φ_1，焓 I_1(kJ)；通过干燥器后，温度为 T_2（℃），相对湿度为 φ_2，湿度为 H_2 [kg/kg（水/干空气）]，焓为 I_2 (kJ)。L 为进入干燥器的干空气量，kg/s；G_1 和 G_2 分别为进入和离开干燥器时物料的

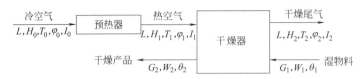

图 2.3　干燥过程的热量衡算

流量，kg/s；θ_1 和 θ_2 分别为进入和离开干燥器时物料的温度，℃。

当干燥过程达到稳定后，热量衡算方程式中各项数值可由下列各式算出。

（1）预热器的热量衡算　在预热器中空气从 T_0 被加热至 T_1，由空气带入干燥器中的热量 Q_0（kW）为：

$$Q_0 = L(I_1 - I_0) = L(1.01 + 1.88H_0)(T_1 - T_0) \tag{2.13}$$

设预热器和热空气管道的热损失为 Q'，则预热器中传给空气的总热为：

$$Q_D = Q_0 + Q' \tag{2.14}$$

式中，Q_D 为预热器传给空气的总热量，kW。此值可作为计算空气预热器的传热面积和加热剂用量的依据。

每蒸发 1kg 水分，预热器需供应的热量称为单位热消耗量 Q_D'，单位为 kW/kg，即：

$$Q_D' = \frac{Q_D}{W} \tag{2.15}$$

（2）干燥器的热量衡算　蒸发水分所需热量 Q_1（kW）（由 θ_1 的水变为 T_2 的水汽）为：

$$Q_1 = W(i_2 - 4.187\theta_1) \tag{2.16}$$

式中，i_2 为水汽离开干燥器时的比焓，kJ/kg。

$$i_2 = 2500 + 1.88T_2$$

即

$$Q_1 = W(2500 + 1.882T_2 - 4.187\theta_1) \tag{2.17}$$

将被干燥物料由 θ_1 升温至 θ_2 所需的热量 Q_2（kW）为：

$$Q_2 = G_e c_m (\theta_2 - \theta_1) \tag{2.18}$$

式中，G_e 为绝对干料量，kg/s；c_m 为物料的比热容，kJ/(kg·K)。

$$c_m = c_s + x_2 c_w \tag{2.19}$$

式中，c_s 为绝对干料的比热容，kJ/(kg·K)；c_w 为水的比热容，kJ/(kg·K)；x_2 为干燥后物料的干基含水量，kg/kg（水/绝干料）。

干燥器的热损失 Q_3（kW），此项热量根据传热的热损失公式计算。

废空气带走的热量 Q_4（kW），因为 W（kg）水汽带走的热量已计入 Q_1 中，所以，随废空气被带走的热量 Q_4 可按空气的湿度为 H_0 计算，即将 H_0、T_0 的空气加热至 T_2 所需的热量。

$$Q_4 = L(1.01 + 1.88H_0)(T_2 - T_0) \tag{2.20}$$

输入的热量应等于输出的热量，所以，热量衡算方程式可写成：

$$Q_0 = Q_1 + Q_2 + Q_3 + Q_4$$

或

$$Q_0 - Q_4 = Q_1 + Q_2 + Q_3$$

即

$$L(1.01 + 1.88H_0)(T_1 - T_2) = Q_1 + Q_2 + Q_3 \tag{2.21}$$

而

$$L = \frac{W}{H_2 - H_1} = \frac{W}{H_2 - H_0}$$

将式（2.21）代入，并移项可得：

$$\frac{T_1-T_2}{H_2-H_1}=\frac{Q_1+Q_2+Q_3}{W(1.01+1.88H_0)} \tag{2.22}$$

式（2.22）表示在干燥过程中空气的温度和湿度的变化关系。由式（2.13）可知，热消耗量 Q_0 是随 T_0 的降低而增加。所以干燥同样多的物料，冬季的热消耗量大于其他季节。预热器的传热面积应以冬季为计算基准。

二、中药制剂干燥工艺设计

（一）干燥方法分类

中药制剂常用的干燥方法有常压干燥、减压干燥、流化床干燥、喷雾干燥、冷冻干燥、微波干燥等，其分类方法如图 2.4 所示。

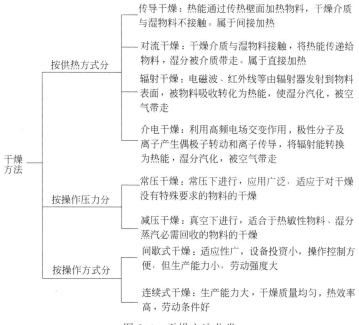

图 2.4　干燥方法分类

（二）干燥方法选择

中药制剂干燥应选择与被干燥物料性质相宜的干燥方法与设备，不同物料适宜的干燥方法与设备如表 2.1 所示。

表 2.1　中药制剂不同物料适宜的干燥设备

物料形态	干燥方式	干燥设备
固体	固定	烘箱(常压、减压)、冷冻干燥机
	流化态	流化床干燥机
	半固定	隧道式干燥机
液体	固定	烘箱(常压、减压)、冷冻干燥机
	流化态	喷雾干燥机
	半固定	带式干燥机(常压、减压)

中药浓缩液的干燥方法会影响其干燥成品浸膏粉的品质特征，包括外观、吸湿性、粒

径、比表面积黏性等主要物理性质，以及有效成分的含量等化学性质。有报道，复方蓝银颗粒、消炎去脂片提取液喷雾干燥所得干浸膏颜色最浅，电热真空干燥所得干浸膏颜色最深，微波真空干燥次之；喷雾干燥所得干浸膏指标成分含量明显高于电热真空干燥和微波真空干燥。元胡止痛方提取液喷雾干燥所得浸膏粉最细、比表面积和孔隙率最大、吸湿性最强，微波真空干燥的浸膏粉比表面积比电热真空干燥的小，孔容比真空干燥大，吸湿性接近。

干燥方法会影响中药制剂成品的品质特征，包括制剂的外观性状，崩解（溶散）时限及成分的变化。如颗粒剂干燥不当，易结块、表面产生花斑；丸剂干燥不当，导致表面结壳、裂纹、崩解时限延长等。有学者研究了不同干燥方法对中药丸剂溶散时限的影响，结果显示，同一种丸剂用不同的干燥方法，不同的丸剂用同一种干燥方法，溶散时限差异均较大。

（三）干燥过程工艺参数的优化

干燥方法和设备的设计，基本上是围绕影响干燥速率的几大要素进行，即温度、物料表面空气的相对流速、物料暴露的表面积、压力等，因此，应根据干燥方法和设备特点的不同，进行工艺参数优化，主要包括设备参数的优化和物料参数的优化。

第二节　常压干燥

常压干燥是指在常压下，利用热的干燥气体通过湿物料的表面，使水分汽化进行干燥的方法。常压干燥设备结构都比较简单，操作以及维护方便。但物料处于静止状态，干燥效率低，干燥时间长，可能因过热而破坏不耐热成分，而且易结块。该法适用于对热稳定的含湿物料，如浸膏、固体粉末、湿颗粒及丸剂的干燥。

一、常用设备结构及干燥原理

（一）基本结构

中药制剂生产常用的常压干燥器主要是以热空气对流为供热方式的箱式、带式干燥器。箱式干燥器由箱体、风机、加热系统、料盘、排湿系统、电器控制系统等组成。带式干燥器由若干个独立单元组成，每个单元包括循环风机、空气抽入系统、加热装置、传送带和尾气排出系统。

（二）干燥原理

箱式干燥器中空气由风机送入预热器，被加热至一定温度，进入干燥器物料盘间与湿物料进行热交换，通过排气带走湿气，使物料干燥。带式干燥器是将湿物料置于连续运转的传送带上，用热空气、红外线、微波辐射对物料进行加热，物料的水分汽化而被干燥。

（三）分类及特点

1.箱式干燥器

箱式干燥器整体为箱形结构，周围设有保温层，以防止热量损失。按气流方式分为平行流式、穿流式。小型的箱式干燥器称为烘箱，大型的称为烘房。箱式干燥器设备结构简单，价格低廉，适应性强，应用广泛，但干燥热效率低，干燥时间长，物料处于静止状态，产品质量不均匀，间歇操作，劳动强度大。

（1）平行流箱式干燥器　其结构见图2.5。热风的流动方向与物料平行，从物料表面掠过，把湿分带走而干燥。大型箱式干燥器中，料盘放于小车内，小车可以方便地推进推

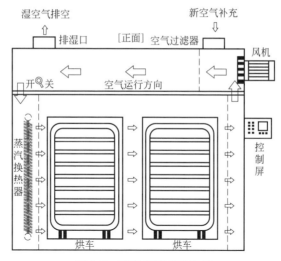

图 2.5 平行流箱式干燥器

出，箱内装有风扇、空气加热器，及热风整流板、送风口、排风口等。平行流箱式干燥器适于后期易产生粉尘的泥状、粉状湿物料。料层厚度一般为 20～50mm。这种干燥器结构简单，但热效率低，干燥时间长。

（2）穿流箱式干燥器　其结构见图 2.6。堆放物料的托盘由金属网或多孔板构成，使热风能够均匀地穿过料层。两层物料间有倾斜的挡板，从一层物料吹出的湿空气被挡住不再吹入另一层。料层厚度一般为 45～65mm。由于热风穿过料层，故其干燥速率为平行流式的数倍。物料以易使气流穿流的颗粒状、片状、短纤维状为宜。

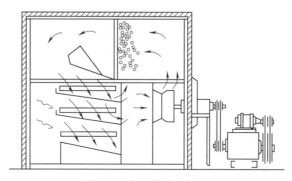

图 2.6 穿流箱式干燥器

（3）隧道式干燥器　其结构见图 2.7。干燥器内为狭长的隧道，内铺设轨道或链条，一系列的小车装满物料后，借助轨道或链条通过隧道，物料与热空气接触进行干燥。隧道式干燥器加料和卸料可连续进行，或将一部分待干燥的物料从一端加入，经过一定时间从另一端

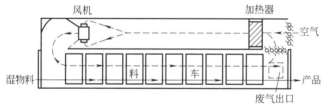

图 2.7 隧道式干燥器

将干燥好的物料取出。隧道式干燥器是一种物料移动型的干燥器，可弥补烘箱和烘房间歇式操作生产能力低的缺陷，适用于安瓿瓶、西林瓶等玻璃容器以及中药材等的干燥灭菌。

2.带式干燥器

带式干燥器根据结构可分为单级、多级、多层、冲击式带式干燥器等。制药行业主要使用的是单级和多层带式干燥器。带式干燥器器身两端连续进出料，操作灵活，干燥过程在密封的箱体内进行，劳动条件较好，避免了粉尘的外泄。带式干燥器不仅供物料干燥，有时还可对物料进行烘焙、烧成或熟化处理；不足之处是占地面积大、运行时噪声较大。

（1）单级带式干燥器　其结构见图2.8。被干燥物料经加料装置均匀分布到输送带上，输送带通常用穿孔的不锈钢薄板制成，由电机经变速箱带动，可以调速。干燥机箱体内通常分隔成若干单元，每个单元可以独立控制温度、风速、风向等运行参数，以适合不同含湿量的物料。为了使物料均匀干燥，热空气由下往上（上吹）与由上往下（下吹）交替穿过铺在网带上的物料，加热干燥并带走水分。干燥段与冷却段之间有一隔离段，在此无干燥介质循环，末端冷却段气流不加热，用于冷却物料。

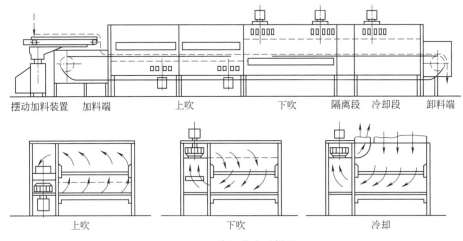

图2.8　单级带式干燥器

（2）多层带式干燥器　其结构见图2.9。干燥室是不隔成独立控制单元的箱体，传送带层数通常为3～5层，多的可达15层，上下相邻两层传送方向相反，速度可以相同，也可以不同，可以根据需要调节，以合理地利用热能。多层带式干燥器常用于干燥速度要求较低、干燥时间较长、在整个干燥过程中工艺操作条件（干燥介质流速、温度、湿度等）

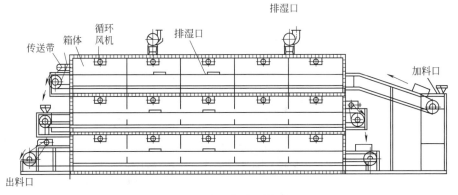

图2.9　多层带式干燥器

能保持恒定的场合。

二、工艺流程及设备选型

（一）工艺流程

常压干燥工艺流程如图 2.10 所示。

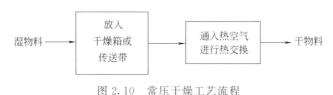

图 2.10　常压干燥工艺流程

（二）设备选型及技术要点

1. 平行流箱式干燥器

适用于中药浸膏、颗粒剂、丸剂，及后期易产生粉尘的物料、泥状物料、少量多品种的粒状或粉状湿物料的干燥。关键技术要点如下。

① 可优化和控制的工艺参数有温度、物料厚度、干燥时间等。

② 干燥时加热温度应逐步上升，保证干燥物料的均一性。

③ 干燥温度根据物料性质确定，保证热敏性物质不被破坏。

④ 及时翻动物料，以防黏结及干燥不均匀。

⑤ 干燥程度通常以物料水分含量为指标进行控制，其因物料性质、用途不同而异。

2. 穿流箱式干燥器

适用于片状、短纤维状物料的干燥。关键技术要点如下。

① 可优化和控制的工艺参数有温度，物料厚度、形状、大小，干燥时间等。

② 由于风机及部分循环风管在设备外部，注意空气泄漏和洁净度问题。

③ 物料散布方式对干燥速度及终产品含水量影响较大。

3. 隧道式干燥器

适用于生产中安瓿瓶、西林瓶、其他玻璃容器及中药材的干燥灭菌，也可供其他物料连续烘干灭菌之用，是粉针生产流水线上的必备设备。关键技术要点如下。

① 可优化和控制的工艺参数有隧道长度、进料量、温度、风速、输送速度等。

② 介质温度、风速和隧道长度的合理设计，有助于提高干燥效率和降低能耗。

③ 热风输送的方向与物料移动方向一致，为顺流，反之为逆流。顺流适合物料湿度大，允许快速干燥而不发生干裂或焦化，干燥过程后期遇高温不稳定、吸湿性小的物料；逆流适合于因初期干燥速度过快而易干裂的物料，以及干燥过程后期可以耐高温、吸湿性大的物料。

4. 带式干燥器

适用于透气性较好的片状、条状、颗粒状物料的干燥，对于中药饮片等含水率高而温度不允许高的物料尤为合适。关键技术要点如下。

① 可优化和控制的工艺参数有进料量，物料含湿量、形状、大小，温度，风向、风速，网带长度、层数、输送速度等。

② 多层带式干燥器由于操作中要多次装料和卸料，不适用于干燥易黏着网带及不允许破裂的物料。

三、常见问题及解决措施

1.物料黏结或色泽不均匀

箱式干燥器，物料在干燥过程中，要不时翻动，以免引起物料结块、色泽不均，同时，应将湿物料放进干燥器后再升温加热。

2.干燥速率低

干燥温度太低、排湿选择不当、风量太小、热量散失，均会导致干燥速率低，因此可适当提高干燥温度，调整排湿阀开度，检查风机及风管有否漏气，叶片是否有杂物，检查需保温部位，查看是否保温。

四、应用案例

杞菊地黄浓缩丸采用热风强制循环式干燥器进行干燥，干燥温度、干燥时间、料层厚度对丸剂的水分含量、溶散时限均有影响。干燥温度为 50℃，物料厚度 3cm，干燥 28h，水分仍大于 9%；干燥温度为 70℃，物料厚度 2cm，干燥 28h，水分含量为 5.8%，但溶散时限大于 2h。试验结果表明，干燥温度越高，丸剂的含水量越低，溶散时间越长。分析认为，丸剂在成型时丸粒内部形成无数个毛细管道，既是干燥时水分向外的通道，也是溶散时水分向内的通道。随着干燥温度的升高，药丸的溶散时限也延长，可能与浓缩丸表面的浸膏等黏性物质溶化并破坏毛细管道有关。经过工艺参数筛选，杞菊地黄浓缩丸采用热风循环箱式干燥，干燥温度为 60℃，物料厚度 2cm，干燥 28h，水分含量约为 6%，溶散时限约为 37min，符合《中国药典》2015 版要求。因此，丸剂在采用箱式干燥时，要合理地控制干燥温度、含水量，以保证丸剂成品质量。

第三节　减压干燥

减压干燥又称真空干燥，是在低于常压的条件下加热物料，在较低的温度下使物料中湿分汽化进行干燥的方法。减压干燥器中物料在较低温度下干燥，减少了药物成分被破坏，特别适合于含热敏感成分的物料；减压干燥处于封闭状态，减少了物料与空气的接触机会，避免药物污染或氧化变质；产品呈松脆的海绵状，易于粉碎，适于中药浸膏及热敏性或高温下易氧化物料的干燥。减压干燥的缺点是操作较复杂，费用高，设备结构复杂，造价较贵，热量消耗大。

一、常用设备结构及干燥原理

（一）基本结构

减压干燥器又称真空干燥器，由干燥器、加热装置、冷凝器和真空泵组成。加热装置主要采用水蒸气、热水或电等加热，利用热传导、辐射将热量从外部传到物料内部。

（二）干燥原理

减压干燥是将被干燥的药品物料放置在密闭的干燥室内，在用真空系统抽真空的同时，对被干燥物料适当不断加热，使物料内部的水分通过压力差或浓度差扩散到表面，水分子在物料表面获得足够的动能，在克服分子间的吸引力后，逃逸到真空室的低压空气中，被真空泵抽走除去。

（三）分类及特点

常用于制药行业的真空干燥器根据干燥器结构的不同，可分为箱式真空干燥器、带式真空干燥器、双锥回转真空干燥器、盘式真空干燥器、耙式真空干燥器。

1. 箱式真空干燥器

箱式真空干燥器结构见图 2.11。干燥箱内有中空加热板，加热板中通入热水或低压蒸汽作为加热介质，物料放在金属盘里置于加热板上，箱内用真空泵抽成真空，热量通过热板传导到达物料内部使水分加热蒸发，并随真空抽走。

2. 带式真空干燥器

带式真空干燥器结构见图 2.12。在真空条件下，物料经布料机将黏稠的液态物料涂布在传送带上，物料先进入加热

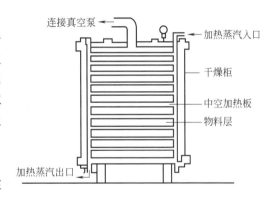

图 2.11 箱式真空干燥器

段，经过蒸汽或热水加热，物料的水分被蒸发带走；物料再进入冷却段，经冷却水冷却使物料发泡变脆；在出料处，由剪切机将物料剪断，并通过破碎机构将其破碎，最后进入螺旋输送机构，自动控制出料。带式真空干燥器能连续化生产、效率高，多用于中药浸膏的干燥，所得成品具有多孔性、质地松脆。

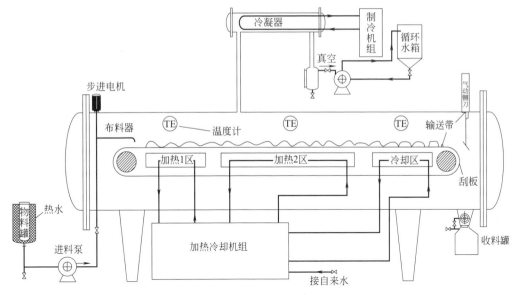

图 2.12 带式真空干燥器

3. 双锥回转真空干燥器

双锥回转真空干燥器结构见图 2.13。圆锥筒体夹套通入蒸汽或热水加热，筒体旋转，使物料被搅拌，得以均匀干燥。干燥过程中，通过真空系统将蒸发的溶剂除去，同时保持容器内的真空度。

4. 盘式真空干燥器

盘式真空干燥器结构见图 2.14。盘式真空连续干燥器内部最上一层是一小加热圆盘，第二层是大加热圆盘，依次逐层大小交替。工作时，固定在转轴上的带耙叶的刮板装置与转轴一起转动，大小加热圆盘静止不动。湿物料从顶部加到第一层小加热圆盘内缘的盘面，耙臂带动耙叶回转翻炒物料的同时将其推向外缘，落入下一层大盘外缘的盘面上，第二层盘上反向安装的耙叶将物料由外缘推向内缘，落入下层小盘。小盘内缘和大盘外缘分

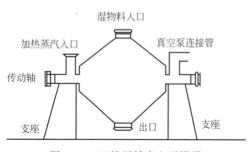

图 2.13   双锥回转真空干燥器

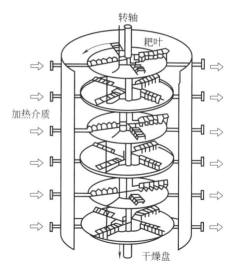

图 2.14   盘式真空干燥器

别安装围堰，防止物料从小盘内缘和大盘外缘向下跌落。物料依次通过各层，逐渐被加热干燥，从底层排出的干物料可直接包装。物料在加热圆盘中，沿阿基米德螺旋轨迹前进，所走路程为加热圆盘半径的 5～6 倍，且逐层下落，达到了设备体积小、干燥路程长、热交换充分的目的。其缺点是刮板与盘面有摩擦，有众多的机械部件不利于清洁。

5. 耙式真空干燥器

耙式真空干燥器结构见图 2.15。耙式真空干燥器利用夹套壳体壁面加热物料，耙齿不断地正反交替运动，物料在耙齿的搅拌下，与壳体壁面接触，受热而使其中湿分汽化。耙齿的转动可避免物料过热，使湿分易于逸出，得到低湿度产品，且粒度细无需粉碎。其缺点是结构复杂，造价贵，干燥时间长，由于不易

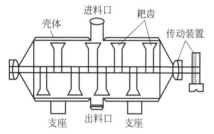

图 2.15   耙式真空干燥器

出清物料不适宜经常要调换品种的生产。

二、工艺流程及设备选型

（一）工艺流程

真空干燥工艺流程见图 2.16。

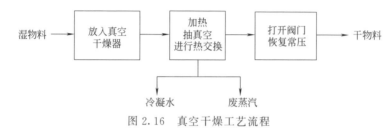

图 2.16   真空干燥工艺流程

（二）设备选型及技术要点

1. 箱式真空干燥器

适合于泥状、膏状、热敏性物料的干燥，可中小规模、非连续式生产。关键技术要点如下。

① 可优化和控制的工艺参数：温度、物料厚度等。

② 干燥等速阶段应尽量提高加热温度、减少料层厚度。

③ 干燥降速阶段降低加热温度、降低物料和加热介质温度差，避免物料产生龟裂现象，防止热敏性物质被破坏。

2.带式真空干燥器

适合高浓度、高黏性、高糖分、热敏性中药浸膏的干燥，可连续生产。关键技术要点如下。

① 可优化和控制的工艺参数：浸膏初始含水量、进料温度、进料速度、传送带速度、加热系统温度和冷却段温度等。

② 浸膏的相对密度要控制好，平铺履带时过稀易流到设备内或四处飞溅，过稠进料时易堵过滤器且不能均匀铺于履带上，致使干膏含水率不均匀。

3.双锥回转真空干燥器

适合于颗粒性、流动性物料，需低温干燥的原料药、生化制品等干燥，更适用于易氧化、易挥发、热敏性、强烈刺激、有毒性物料和不允许破坏结晶体物料的干燥。关键技术要点如下。

① 可优化和控制的工艺参数：温度、筒体转速、加料量等。

② 随着物料的性质不同，可选择适当的温度，也可采用变温干燥法，即在干燥初期温度低，逐渐提高温度以增大干燥速度。

③ 双锥回转真空干燥机的充填率通常在 $30\%\sim50\%$ 之间。

4.盘式真空连续干燥器

适合含粉粒状、片状的物料干燥。关键技术要点如下。

① 可优化和控制的工艺参数：温度、加料器速度、主轴转速等。

② 带耙叶的刮板装置的形状、尺寸、安装角度对干燥速率有影响。

③ 螺旋给料器的转速根据不同进料特性进行选择，保证物料能有效地翻动与搅拌及连续分布。

5.耙式真空干燥器

适合浆状、膏糊状、粉状物料的干燥以及热敏性、易氧化、易爆、强刺激、剧毒或湿分是有机溶剂的物料的干燥。关键技术要点如下。

① 可优化和控制的工艺参数有温度、加料量及耙齿的转速等。

② 耙齿末端左右向应有相等转角，当转轴正反转时能使物料由中间至两端往返运动，使物料均匀搅料。

③ 转轴、耙齿回转中心应与筒体轴线保持同轴度，且耙齿与筒体内壁间隙应均匀。

④ 转轴与封头之间有良好密封性能。

三、常见问题及解决措施

1.物料溢出

干燥过程中物料溢出的原因有物料层太厚、温度太高，可通过调整物料厚度、温度解决。

2.干燥效率低

可通过搅拌加热面上的物料加速物料内部水分的扩散速率，延长等速干燥阶段时间，并调整物料厚度，从而提高干燥速率。

四、应用案例

中药浸膏由于成分复杂，黏性大，干燥后又易吸湿结块，使得浸膏干燥成为中药制剂工艺的限速环节。中药浸膏常采用的干燥方式有箱式真空干燥、喷雾干燥、带式真空干燥、冷冻干燥等。中药浸膏黏性大、透气性差，采用箱式真空干燥，干燥温度低、时间长，热敏成分会有损失，且产量小；喷雾干燥易发生粘壁现象，浸膏粉易吸潮；带式真空干燥器能连续进料、出料，自动化程度高、干燥时间短、环境密闭、有效成分转移率高，在中药浸膏的干燥中有着独特的优势。

采用自制带式真空干燥器，以干燥产物含水率，有效成分毛蕊花糖苷、地黄叶总皂苷保留率为评价指标，考察了地黄叶总苷浸膏干燥时，加热系统温度、履带速度、进料速度及浸膏初始含水量等因素对干燥效果的影响。通过单因素试验，确定了浸膏初始含水量为40%，流动性适宜，终产品含水量较低，且干燥时间合理。然后通过正交试验优化了加热系统温度（75℃、85℃、95℃）、履带速度（4cm/min、6cm/min、8cm/min）、进料速度（20mL/min、25mL/min、30mL/min），得到最优干燥条件为传送带速度4cm/min、浸膏进料速度25mL/min、加热系统的温度75℃，物料温度预热到30℃后加料，冷却区温度35℃。该工艺与真空烘箱干燥（温度55℃）、微波真空干燥（功率2kW）比较，结果表明地黄叶总苷浸膏经过真空带式干燥后，含水率最低，达2.54%；有效成分保留率均最高，毛蕊花糖苷和地黄叶总苷保留率分别为94.54%和90.49%，干燥所用时间为50min。而真空烘箱干燥30h，含水率4.13%，干燥时间过长，同时地黄叶总苷保留率明显降低。

第四节　喷雾干燥

喷雾干燥是将溶液、乳浊液或悬浊液通过雾化器分散成微小的雾状液滴，在干燥热气流中进行热交换，使雾状液滴中的溶剂迅速蒸发得到粉末状或细颗粒状产物的干燥技术。

喷雾干燥将液体物料雾化成雾滴，传热面积大，效率高，能使液体物料直接干燥成固体粉末或微粒，含水量通常可达5%以下。喷雾干燥干燥时间短（5～30s），适用于热敏性物料的干燥，由于干燥过程在瞬间完成，产品的颗粒基本保持液滴近似的球状，具有良好的分散性、流动性和溶化性。喷雾干燥操作控制方便，干燥后无需粉碎和筛选，减少了生产工序，简化了生产工艺，同时生产连续性好，易实现自动化；缺点是单位产品耗能大，热量利用率较低，设备体积大，结构较为复杂，投资费用高，清洗的工作量大。

一、常用设备结构及干燥原理

（一）基本结构

喷雾干燥设备由以下4个部分组成：①热风加热部分，包括空气加热器、风机、空气过滤器、热风管道及阀门等；②料液雾化部分，包括雾化器、供料泵、料液管道及阀门等；③雾滴与热风的接触与干燥部分，包括热风分布器、喷雾干燥室等；④干粉收集及气固分离系统部分，包括气-固分离的旋风分离器、袋滤器等。其结构见图2.17。

（二）干燥原理

料液经喷雾器雾化成雾滴状，表面积显著增加，在干燥器内与高热、高压的气体介质进行强烈热交换，雾滴中的水分迅速蒸发，形成粉状或颗粒状成品，水蒸气被介质及时排除，废气和干粉在旋风分离器分离，干燥品进入旋风分离器底部的收集桶，更细的粉末通过袋滤器进一步分离，或通过水沫除尘器收集除尘。

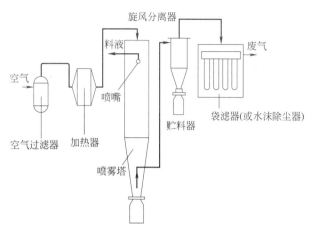

图 2.17 喷雾干燥器结构

（三）分类及特点

喷雾干燥器按雾化器的结构（图 2.18）可分为压力式、气流式和离心式喷雾干燥器。

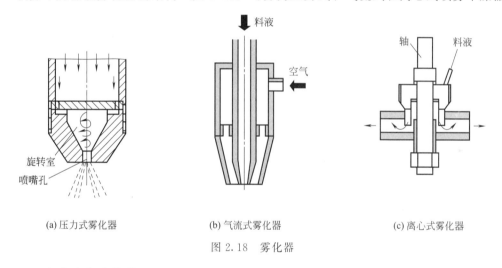

(a)压力式雾化器　　　　(b)气流式雾化器　　　　(c)离心式雾化器

图 2.18 雾化器

1.压力式喷雾干燥器

利用高压泵（2～20MPa）将料液从切线入口压入喷嘴的旋转室，料液获得旋转运动，通过离心惯性力从喷嘴高速喷出，分散为雾滴。压力式雾化器所得雾滴较大，能产生小颗粒，喷雾造粒多采用压力式喷嘴。但压力式喷嘴孔很小，极易堵塞，进入喷嘴的料液必须经过严格过滤。压力式雾化器生产能力大，耗能小，固体物回收率高。但需要高压泵及较大的雾化空间，高黏度药液不易雾化，适于低黏度的药液。

2.气流式喷雾干燥器

气流式喷雾中压缩空气（或水蒸气）走环隙，从喷嘴高速喷出（200～340m/s），并与中心管输送的料液（速度＜2m/s）在出口端接触，借助空气（或水蒸气）与料液两相间相对速度不同产生很大的摩擦力，把料液分散成雾滴。喷嘴所用的压缩空气压力一般为0.32～0.7MPa。气流式雾化器结构简单，磨损小，适用于各种黏度或含少许固体的料液，但能耗大。

3. 离心式喷雾干燥器

离心式喷雾干燥器，又称旋转式雾化器，利用高速旋转的转盘（4000～20000r/min）产生的离心力将料液甩出而雾化，转速越高，雾滴越细。离心式喷雾干燥器受进料条件（如压力）变化的影响小，易控制，不易堵塞，适用于高黏度或带固体颗粒的料液，如中药提取液的喷雾干燥；缺点是离心转盘为动件，容易损坏。

二、工艺流程及设备选型

（一）工艺流程

喷雾干燥包括 3 个阶段：①雾化；②雾状料液与热空气接触进行热交换；③湿空气与干粉分离。其工艺流程见图 2.19。

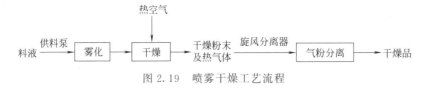

图 2.19　喷雾干燥工艺流程

（二）设备选型及技术要点

1. 设备选型

① 压力式喷雾干燥机主要适用于无黏性和低黏性液体物料，特别适用于热敏性物料的干燥。还可进行造粒、喷雾结晶、喷雾反应等。

② 气流式喷雾干燥机主要适用于黏性大的膏状、浆糊状物料，效果较压力式和离心式好。

③ 离心喷雾干燥机主要适用于溶液、乳液、悬浮液和可塑性糊状液体原料，生产型中药喷雾干燥器多采用离心式雾化器。

2. 技术要点

① 可优化和控制的参数有料液的相对密度、进风温度、进料速度、出风温度、进风压力等。

② 空气流量根据药材成分性质、粒度大小等来选择。

③ 用于中药浸膏液干燥时，进风温度 150～220℃，出风温度 60～110℃。

④ 料液密度一般为 1.05～1.15g/mL（60℃），保证浸膏均匀流动；黏性成分较多的料液应适当降低相对密度。

三、常见问题及解决措施

1. 产品含水量高

料液雾化不均匀或粒子太大、进料速度过快、进风温度过低均会造成干燥产品含水量高。可通过提高离心机转速或高压泵压力，同时调低进料速度，提高进风温度，另外注意喷嘴呈线流时应及时处理等措施加以解决。

2. 塔顶、塔壁及喷雾器积粉

热风分配器未调节好，会引起塔顶及喷雾器积粉，应校正热风分配器的位置，使进风均匀；必要时更换堵塞喷嘴，检查和清洗喷雾盘液体分配器。

此外，进料量太大，料液未成稳定细流，喷雾开始前干燥室加热不足，会导致水分不能充分蒸发，使干燥室内壁粘着湿粉，可适当提高进出口温度；在开始喷雾时，流量要小，逐步加大至适当；调整物料含固量，保证料液的流动性。

3. 产品粉粒太细

料液含固量太低，进料量太少会引起产品粉末过细，可通过提高料液含固量、加大进料量、相应提高进风温度等措施解决。

4. 喷头堵塞

料液中若含粗颗粒较多或浓度过大，会造成喷头堵塞，喷雾前药液过滤以除去粗颗粒，并降低料液相对密度。

5. 粘壁

中药提取液喷雾干燥时，经常会发生粘壁现象，分析原因可能是由于中药提取液多含有糖类、蛋白质、淀粉等物质，黏性较大，且干燥后的物料在进风温度高于软化点时熔融而粘壁。因此，可把进风温度降低，控制塔内最高温度在物料的软化点以下，或者通过加入一定量的辅料，如糊精、淀粉等，提高浸膏软化点，从而有效防止粘壁。另外，要注意进风温度过低，使物料干燥不完全、处于半湿状态也易产生粘壁现象；还有喷雾干燥设备安装不当、喷嘴雾化效果不好也容易造成粘壁，应检查调整。

为解决中药提取液粘壁、收粉率低的问题，用于中药浸膏的喷雾干燥机（图 2.20）通常采取如下措施。

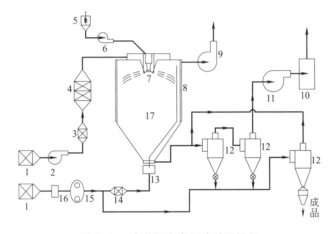

图 2.20　中药浸膏专用喷雾干燥机

1—粗效空气过滤器；2—送风风机；3—中、高效空气过滤器；4—电加热器；5—料桶；
6—给料泵；7—雾化器；8—冷风夹套；9—冷风风机；10—水沫除尘器；11—引风风机；
12—旋风分离器；13—气扫装置；14—电加热器；15—气扫风机；16—除湿机；17—干燥塔

① 在筒体与顶部设计夹套空气冷却系统，使壁温＜80℃，物料在塔壁上停留不软化粘壁、焦化变质。

② 增加气扫装置，即由塔底设置一根贴近塔壁并延伸至塔顶的管道，使其能沿塔壁循环旋转，管道贴近塔壁面均匀地开有小孔，干燥的冷空气通过管道由小孔射出，吹向停留在塔壁上的粉粒，冷风既能改善粉粒的软化性能，同时其冲击力能将粉粒吹扫下来，减少粉粒在塔壁的停留时间，有效地改善粘壁现象。

③ 喷雾干燥所得的中药浸膏粉若要保证残余含水量小于5%，一般情况下出风温度需达 90～95℃，软化点较低的中药浸膏粉在收集器内长时间受热易融熔结块。为解决此问题，特殊设计了在旋风分离器下粉料的除湿空气风送冷却装置，将浸膏粉迅速从旋风分离

器的高温区移走，风送至设置在净化间的收粉小旋风分离器，收下来的浸膏粉可直接进入大包装而不会吸潮结块。

④ 由于中药浸膏粉易吸湿结块，细粉的收集和除尘通常不用袋滤器，改为水沫除尘装置。

6. 热敏性问题

中药提取液进行喷雾干燥时，雾滴表面有水饱和，雾滴的温度大致等于热空气的湿球温度，因此其温度并不高，故干燥产品的质量较好，适用于热敏性物料。如果中药的热敏温度低于干燥塔内热空气的湿球温度，则其有效成分易氧化而破坏。若采用常温喷雾干燥（进风温度在 0～60℃内），则可以大大提高中药产品的质量，目前高温喷雾干燥（进风温度高于 150℃）和亚高温喷雾干燥（进风温度在 60～150℃内）已比较成熟，而且经常用亚高温喷雾干燥来减少中药有效成分的破坏，常温喷雾干燥技术国内目前未见报道，可能由于空气除湿、干燥介质的干燥动力小等难题尚未得到解决。

四、应用案例

中药配方颗粒制备多采用水提取、浓缩，喷雾干燥制备成浸膏粉，再进行干法制粒而成。喷雾干燥制备浸膏粉的质量是影响配方颗粒质量的关键环节。例如，木贼水提液中因含糖、淀粉、黏液质等水溶性成分较多，在喷雾干燥过程中易出现粘壁现象，浸膏粉收率仅为 38.2%，对生产进程和产品质量都有很大影响。可通过采用加入辅料对抗粘壁，并优化工艺参数条件的方法加以解决。分别加入 20% 麦芽糊精、3% 微粉硅胶、10% 轻质氧化镁、5% 微晶纤维素等不同辅料充分搅拌后，采用离心式喷雾干燥器进行喷雾干燥。从喷雾干粉得率可以看出，3% 微粉硅胶可显著改善木贼浸膏喷雾干燥粘壁现象。在此基础上，以木贼中主要成分山奈素的转移率、浸膏粉吸湿率、浸膏粉得率为评价指标，采用 Box-Behnken 试验对喷雾干燥工艺参数进行优化，得到最佳工艺条件为进风温度 151℃，浸膏固含量 20%，进料速度 33mL/min。优化后的工艺验证结果表明，所得浸膏粉收率为 85.0%、山奈素的转移率 94.2%、浸膏粉吸湿率 20.6%，其工艺稳定，能满足生产要求。

中药的种类繁多，理化性质各异，即使在相同的干燥条件下，其传质、传热的速率也差异较大。因此需要掌握其理化性质，优选出喷雾干燥的最佳工艺参数，提高生产效率和产品质量，降低生产成本和能源消耗。

第五节　流化床干燥

流化床干燥是指利用热空气使湿颗粒悬浮，呈流态化，似沸腾状，热空气与湿颗粒动态进行热交换，带走水气而达到干燥目的的一种方法。由于物料干燥时呈沸腾状，亦称沸腾干燥。

流化床干燥时物料呈沸腾状，热利用率较高（达 60%～80%），干燥速度快；气-固间高度混合，干燥器内温度均匀，无局部过热现象，气流阻力比较小，物料磨损较轻，产品质量好；干燥室密封性好，防止污染；干燥不需翻料，且能自动出料，节省劳动力。适用于粉状、粒状物料的干燥。其不足是热能消耗大，设备清洁较麻烦，尤其是有色颗粒干燥时给清洁工作带来困难。

一、常用设备结构及干燥原理

（一）基本结构

流化床干燥设备由空气加热器、气流分布器、流化干燥室、旋风分离器、细粉捕集器、排风机等构成。

（二）干燥原理

加热器将空气加热，经气体分布器均匀分布后以一定的速度从底部进入干燥室内，将颗粒状物料吹起呈悬浮状，热气流在湿颗粒间流过，带走水分，使湿物料被干燥，如图 2.21 所示。

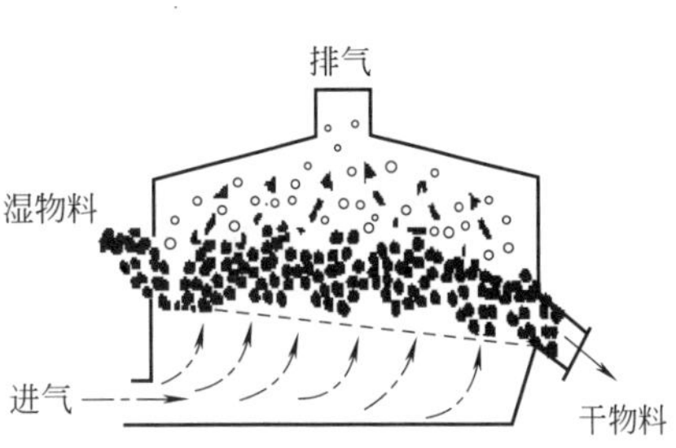

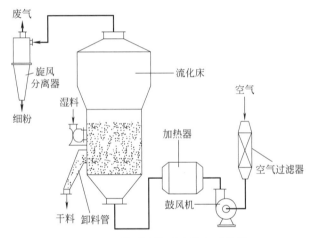

图 2.21　流化床干燥原理

（三）分类及特点

在生产中使用的流化床干燥器，根据结构的不同主要分为单层圆筒型、卧式多室型、振动型。

1. 圆筒型流化床干燥器

圆筒型流化床干燥器结构见图 2.22。适用于易干燥的颗粒，特别是物料表面水分的干燥。处理粉块物料时，其含水量不能超过 5%，颗粒状物料含水量不能超过 15%，否则物料流动性差，易结块，且干燥程度不均匀。目前，圆筒流化床干燥器的设备，基本是采用集制粒包衣功能一体的多功能制粒包衣机。

图 2.22　单层圆筒型流化床干燥器

2. 卧式多室型流化床干燥器

卧式多室型流化床干燥器结构见图 2.23。床底为多孔筛板，筛板上方竖向挡板将流化床分隔若干室；湿物料从隔板与分布板之间的间隙间穿过，由第一室向最末室移动，空

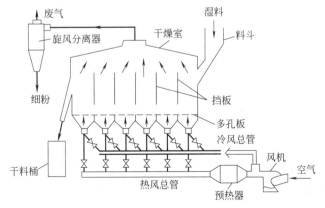

图 2.23　卧式多室型流化床干燥器

气经过滤、加热后经多孔板进入干燥室，流化干燥物料。各室的气体流量按需要调节，通常最末室吹入冷风，使干燥产品迅速冷却，便于包装贮存。废气由干燥器顶部经旋风除尘器、袋式除尘器排出。卧式多室型流化床高度低于圆筒流化床，设备结构简单、操作方便，可以实现连续化和自动化，生产能力强。卧式流化床干燥器中物料停留时间可任意调节，压力损失小，可得到干燥均匀的产品，当需要冷却工艺时，设备可以制作成加热和冷却一体式。适用于各种难干燥的粉粒状物和热敏性物料的干燥。

　　3.振动型流化床干燥器

　　振动型流化床干燥器结构见图2.24。即将机械振动施加于流化床上，振动电机产生激振力使机器振动，物料跳跃前进，床底输入热风，物料在激振力和气流的双重作用下处于流化状，同时上腔处于微负压状态，湿空气由引风机引出，干料由排料口排出。该设备能得到较理想的活塞流，物料流态化匀称，无死空隙和吹穿现象，能获得均匀的干燥制品，可以解决普通流化床干燥后颗粒含湿量不均匀，物料湿度稍大时会产生团聚和结块的现象。振动型流化床对物料表面的损伤小，尤适合于易碎、颗粒不规则、干燥过程中要求不破坏晶粒或对粒子表面光亮度有要求的物料。同时，由于施加振动，可使最小流化气速降低，显著降低空气需要量，配套热源、风机、旋风分离器等也可相应缩小规格，成套设

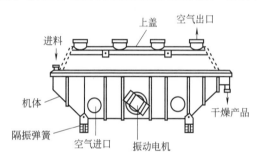

图 2.24　振动型流化床干燥器

备造价大幅下降，节能效果显著。

二、工艺流程及设备选型

（一）工艺流程

　　热风经气体分布板均布后，将湿物料放入流态化干燥器中，在热空气作用下，物料流化起来，进行气-固相间的传热传质，使物料中的水分蒸发，干燥好的物料由出料口排出，含有细粉的废气由顶部出去，进入气-固分离装置，如图2.25所示。

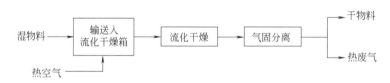

图 2.25　流化床干燥工艺流程

（二）设备选型及技术要点

1.设备选型

　　① 单层圆筒型流化床干燥器适合于粉状、颗粒、水丸、小蜜丸的间歇干燥，干燥前粉状物料含水量一般低于5%，颗粒状物料含水量一般低于15%。中药生产中较为常用。

　　② 卧式多室型流化床干燥器适合于难干燥的粉粒状物和热敏性物料的干燥，可连续生产，干燥前物料含水量一般在10%～30%。

　　③ 振动型流化床干燥器适合于有黏结性或不易流化、易碎的粉粒状物料，及要求保持完整晶型和表面光亮度的物料的干燥，可连续生产。

2. 技术要点

① 可优化和控制的工艺参数：进口温度、流化风量、干燥时间。振动型流化床还可控制振动机频率。

② 干燥物料的粒度适中，粒度太小容易被气流带走，太大不易被流化。

③ 若几种物料混合干燥，要求物料的密度接近。

④ 一般情况下，在干燥开始时，应先开通气体，然后开通热源预热，调节气体到要求的温度和速度并稳定后，再逐渐加入物料，以保证干燥系统能顺利地进入稳定状态。

三、常见问题及解决措施

1. 物料流动性差

进风风压低，风量分布不当，物料过多均会引起物流流动性差，无法呈现好的流化状态，可通过调节风压和风量，减少投料量加以改善。

2. 物料塌床

塌床是指物料在干燥过程中聚集或结块导致不能呈流化态。主要原因是物料过湿，风量不足或不均匀、温度低，床面干料层高度不够，解决措施包括降低物料含水量、增加风量、升高温度、增加干料层厚度等。

3. 干燥速率降低

干燥速率降低通常由气流温度过低、袋滤器堵塞引起，可升高气流温度、提高气流量，清除袋滤器积尘解决。

四、应用案例

采用流化床干燥制粒机和热风循环烘箱对补肾助孕丸、软肝丸、姜黄丸（水丸）、聪耳息鸣丸（蜜丸），通气聪耳丸（浓缩丸）3 种不同类型的 5 种产品进行干燥，流化床干燥条件为进风温度 70℃、风机频率 40Hz、干燥时间 1.5h，热风循环干燥条件为干燥温度 70℃、干燥时间 18h。结果可见，流化床干燥对不同性质的丸剂干燥效果均较好，均符合《中国药典》2015 版要求。烘箱干燥 18h，各种丸剂的水分含量与流化床干燥制粒机干燥 1.5h 相当；烘箱干燥得到的水丸毛刺较多，细粉多，而且干燥时间长；流化床干燥的溶散时间均较烘箱干燥的崩解时间短。

第六节 冷冻干燥

冷冻干燥全名为真空冷冻干燥，简称冻干、升华干燥，是将料液预先冷冻成固体，然后在真空条件下使水蒸气直接从固体中升华出来，使物质脱水干燥的方法。

冷冻干燥在低温、真空下进行，药物性质及生物活性保持不变；干燥产品有疏松多孔结构，复水性好；冻干制品含水量通常低于 3%，有利于长期保存；操作简单、工序简洁，自动化生产程度高。冷冻干燥以其特有的优势解决了对热敏感药物高温易破坏甚至生物灭活的问题，尤其适用于需要注射给药但在水溶液中不稳定的中药注射剂。其缺点是由于干燥产品呈多孔疏松状结构，暴露于空气中容易吸湿和氧化，对包装和贮藏条件有特殊的要求；设备结构复杂，投资大；生产周期长、能耗大、生产成本高。冷冻干燥在中药提取物干燥中应用少，一般用于中药粉针的制备。

一、常用设备结构及干燥原理

（一）基本结构

冷冻干燥机由冷冻干燥箱、制冷系统、真空系统、加热系统、电器仪表控制系统所组

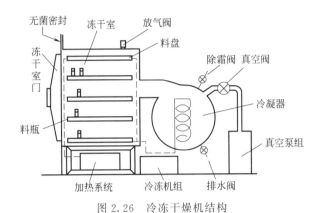

图 2.26　冷冻干燥机结构

成。其基本结构见图 2.26。

冷冻干燥箱：为密封容器，箱内配置有冷冻降温装置和升华加热搁板，干燥时其内部抽成真空，是冷冻干燥器的核心部分。

真空系统：通常分前级泵和主泵两级真空泵抽真空。前级泵先将大量气体抽走，达到预抽真空度要求后，再使用主泵。

制冷系统：用于干燥箱和捕水器的制冷。有单级压缩制冷、双级压缩制冷和复叠式制冷。

加热系统：提供冰升华用热的装置。供热方式分为热传导和热辐射。传导供热分直热式（电加热直接给搁板供热）和间接式（用载热流体为搁板供热），热辐射主要采用红外线加热。

控制系统：利用计算机输出程序控制工作系统。

（二）干燥原理

冷冻干燥是低温低压下水的物态变化过程，由水的三相图（图 2.27）可见，O 为三相点，固、液、气三相共存。三相点以下温度不存在液相。需干燥的药液在低温下先行冻结至其共熔点以下，使物料中的水分变成固态的冰，然后在适当的真空环境（低于水的三相点压力）下，通过加热，使冰不经液相直接升华为水蒸气除去，从而获得干燥的制品。

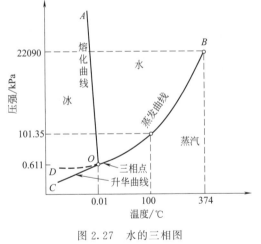

图 2.27　水的三相图

（三）分类及特点

冷冻干燥机从结构上分为钟罩型、原位型冻干机；从功能上分为普通搁板型、带压盖装置型、多歧管型冻干机。

1.钟罩型冻干机

冻干腔和冷阱为分立的上下结构，冻干腔没有预冻功能，其结构简单、造价低。在物料预冻结束后转入干燥过程时需要人工操作。

2.原位型冻干机

冻干腔和冷阱为两个独立的腔体，冻干腔中的搁板带制冷功能，物料置入冻干腔后，物料的预冻、干燥过程无需人工操作。原位型冻干机适合进行冻干工艺的摸索，特别适用于医药、生物制品及其他特殊产品的冻干。

3.普通搁板型冻干机

物料散装于物料盘中，适用于食品、中草材、粉末材料的冻干。

4.带压盖装置型冻干机

适合西林瓶装物料的干燥，冻干时，药液分装在西林瓶中，浮盖好瓶盖后进行冷冻干燥，干燥结束后操作压盖机构压紧瓶盖，可避免二次污染、重新吸附水分，易于长期保存。

5.多歧管型冻干机

在干燥室外部接装烧瓶，对旋冻在瓶内壁的物料进行干燥，烧瓶中的物料靠室温加热，通过多歧管开关装置，可按需要随时取下或装上烧瓶，不需要停机。

二、工艺流程及设备选型

（一）工艺流程

冷冻干燥过程分为预冻结、升华干燥、解析干燥3个过程，如图2.28所示。

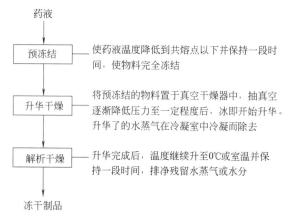

图2.28　冷冻干燥工艺流程

（二）设备选型及技术要点

1.设备选型

冷冻干燥机适宜于制备冻干粉针剂，以及热敏性、易水解、易氧化及易挥发成分的干燥，常用于血浆、血清、抗生素、激素等生物制品和蛋白质、酶类药品。

冷冻干燥机一般分为实验系列、中试及小规模生产系列、工业生产系列。实验室系列主要用于科研，冻干量很小，冷凝器的结冰量每批小于10kg，冻箱的板层面积小于$0.5m^2$；中试及小规模生产系列用于扩大试验及小生产之用，冷凝器的结冰量每批在10～40kg，冻干箱的板层面积在$0.5～2m^2$；工业生产系列的冻干机用于工业大规模生产，冷凝器的结冰量每批在40～1600kg，冻干箱的板层面积在$3～80m^2$。

2.技术要点

（1）可优化和控制的工艺参数　药液浓度、冻干容器的装量、预冻温度及时间、搁板温度、冷凝室温度、干燥时间等。

（2）冻干曲线的制订　为了获得良好的冻干药品，一般在冻干时应根据每种冻干机的性能和药品的特点，在经过试验的基础上制订出一条冻干曲线，产品制备过程中，使冻干过程各阶段的温度变化符合预先制订的冻干曲线。

冻干曲线是冻干过程中温度、压力随时间变化的关系曲线，通常包括制品温度、搁板温度、水汽凝结器温度、冻干箱压力等四个参数和时间的曲线。

（3）辅料的添加　药液中的固体含量以大于2%为宜，以保证冻干产品的力学性能稳定。冻干粉针剂制备时，通常加入一些辅料（如甘露醇、葡萄糖、右旋糖苷、蔗糖、乳糖等）作为冻干支持剂，以保证冻干产品的效果良好，保持药效。

（4）预冻阶段　在预冻阶段应注意：①严格控制预冻温度，若预冻温度不够低，则药液可能没有完全冻结，在抽真空升华时会膨胀起泡，一般情况下，药液冷冻的最低温度低于共熔温度10～20℃。②预冻速率也是影响干燥速率和产品质量的一个重要因素。缓慢冷冻（1℃/min）形成粗冰晶，利于提高冻干效率；快速冷冻（10～15℃/min）产生的冰晶小，产品质量好，但不利于冻干，干燥时间较长。③预冻时间一般在2～4h，以制品各部分完全冻实为宜。

（5）升华干燥阶段　在升华干燥阶段应注意：①产品升华干燥的温度应低于产品共熔点10～20℃，不能使制品局部熔融或液化。②真空度主要由加热板加热功率和冷凝器表面温度共同决定。③升华干燥速度由隔板供热能力和真空冷凝器的捕水能力决定。④干燥时间与品种、分装厚度及升华时提供的热量有关。

（6）解析干燥阶段　在解析干燥阶段应注意：①干燥温度一般在室温至40℃之间；②干燥时间一般按升华时间的0.35～0.5倍计，干燥至水分含量在0.5%～3%之间。

三、常见问题及解决措施

1.产品含水量偏高

装入容器的药液过多，药液层过厚；干燥过程中供热不足，使蒸发量减少；真空度不够，冷凝室温度偏高，水蒸气不能顺利排出并捕集；出箱时制品温度低于室温而出现制品吸湿等，均会造成冻干产品含水量超过标准。因此，一般药液厚度应控制在10～15mm；加强热量供给，促进水分蒸发；检查真空度不高的原因，排除泄漏点或真空系统的异常；降低冷凝器温度至-60℃以下；制品出箱时的温度要略高于生产环境温度。

2.喷瓶

喷瓶是由于预冻时温度高于共熔点，制品冻结不实；或升华干燥时升温过快，局部过热，导致升华过快喷出容器；或者真空度不足导致部分制品熔化成液体，在真空中迅速汽化形成泡沫冲出容器。为了防止喷瓶，应严格控制预冻温度在共熔点10～20℃以下，并保持2h以上，使药品冻实后再升温。同时升华干燥时的供热量要控制好，适当放慢升温速度。

3.成品外观不合格

冻干粉针的正常外观应是颜色均匀、孔隙致密，并保持冻干前的体积、形状基本不变。若残存水分过高，出箱后吸收水分产生空洞、萎缩；药液浓度过低，冻干后成品比表面积过大，易引湿萎缩；溶液浓度过高，干燥过程中，水蒸气穿过阻力较大，水分子来不及逸出，在干燥层停滞时间长，使部分已干燥药物逐渐潮解，则制品易出现萎缩、塌陷、不饱满。因此，应控制成品含水量调整浓度，使固形物含量在4%～25%。

四、应用案例

对人参四逆粉针剂冻干工艺进行研究。首先进行了冻干支持剂的筛选，比较了分别以

10%（质量分数）的甘露醇、右旋糖苷、乳糖和葡萄糖为赋型剂的效果。结果表明，以甘露醇为赋形剂所制得的产品外观洁白、光滑，不皱缩，复溶时间最短，含水率最低。然后经过用量筛选，表明以8%用量的甘露醇各项指标最好。通过 pH 调节和活性炭脱色后，人参四逆药液冻结后的共熔点为 −1.5℃。再以低温冰箱（−70℃）预冻 5h、冻干机冷阱（−45℃）预冻 5h，结果表明两种预冻方式成型性差别不大，但是快冻法（−70℃预冻）得到的产品复溶性好。

最后研究升华干燥阶段和解析干燥阶段的温度、持续时间对冻干效果的影响。结果表明，升华干燥阶段温度过低，表面萎缩，温度过高或接近低共熔点时，会产生喷瓶。从冷冻干燥效果和节约时间、能源两方面考虑，最终确定冻干工艺为：样品液经快速预冻 5h，搁板预冻温度 −35℃，预冻 3h；升华干燥温度 −10℃，温度维持 12h；解析干燥温度 15℃，维持 5h。在此基础上，绘制冻干曲线，见图 2.29。按此工艺制备的人参四逆粉针剂外观、成型性、复溶性良好，含水率低，未出现萎缩、塌陷、喷瓶等不良现象。

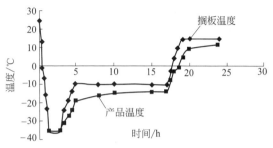

图 2.29 人参四逆冻干粉针的冻干曲线

第七节 微波干燥

微波是指频率为 300MHz～300GHz 的电磁波。微波干燥属于介电干燥，是以电磁波为热源，物料中的水分在高频交变电场中吸收能量后快速转动、碰撞和摩擦，使辐射能转变为热能，温度升高，水分汽化，物料被干燥的方法。制药工业微波干燥使用的频率一般为 2450MHz。

在微波干燥过程中，物料本身为发热体，无需热传导过程，干燥速度快、时间短；物体内部和表面水分同时获得微波能，加热均匀，产品质量高；不需预热、亦无余热，通过调整微波输出功率，物料的加热情况可以瞬间改变，易于自动化控制，设备结构简单，易清洁。此外，微波能量是一种有效消毒热源，可低温杀菌，且无污染。微波干燥对含水物料的干燥特别有利，可用于中药浸膏、丸剂、片剂以及粉粒状制剂等的干燥、杀虫防腐、灭菌，但不适于热敏性物料及富含淀粉或树胶的药材的干燥。而且微波干燥是否会影响药物的稳定性、质量控制以及疗效等尚需要深入研究和探讨。微波干燥的缺点是设备投资大、耗电量大、生产成本高；对某些物料的稳定性会有影响；微波辐射若泄漏对人体功能有不利影响，安全防护措施要求高。

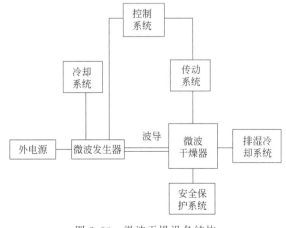

图 2.30 微波干燥设备结构

一、常用设备结构及干燥原理

（一）基本结构

微波干燥设备主要由微波发生器、波导装置、微波干燥器、冷却系统、排湿冷却装置、控制系统、安全保护系统组成，如图 2.30 所示。

（1）微波发生器　由磁控管和微波电源组成，将高压直流电源所供给的电能转换为微波能。

（2）波导装置　由中空的光亮金属短形管组成，将微波无损耗地传输到微波干燥器中。

（3）微波干燥器　物料与微波相互作用的空间，微波能转化为物料内能，使水分蒸发而干燥。

（4）冷却系统　冷却方式有风冷与水冷，对微波管腔体及阴极部分进行冷却。

（5）排湿冷却装置　排出水蒸气，通风冷却。

（6）控制系统　调整输出功率、输送速度、排湿冷却等参数。

（7）安全保护系统　采用金属结构的电抗性微波漏能抑制器；连续式微波干燥器在机体的进口和出口设有吸收功率的水负载，以防止微波的泄漏。

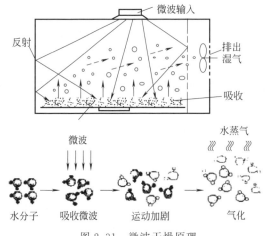

图 2.31　微波干燥原理

（二）干燥原理

将湿物料放在密闭的干燥室内，微波发生器发出的微波遇到金属时全反射，遇到非金属可透射并被水分子吸收。湿物料中的水分子吸收微波后发生极化并沿着微波电场的方向排列，随高频交变电场方向的交互变化而转动，产生剧烈的碰撞和摩擦，使部分微波能转化为极性分子运动能，以热量的形式表现，水分汽化而逸出，使物料干燥，如图 2.31 所示。

（三）分类及特点

制药工艺中常用的微波干燥设备有箱式干燥器（包括微波真空干燥器）和隧道式干燥器。

1. 箱式微波干燥器

箱式微波干燥器的结构见图 2.32。被干燥的物料放置在干燥箱内的回转盘上，接受

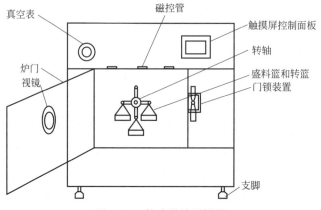

图 2.32　箱式微波干燥器

微波辐射，物料受热，水分蒸发，得到干燥产品。受到料盘与功率的限制，箱式微波干燥器适合小批量间歇生产。

在箱式微波工作腔内加上真空系统，可形成箱式微波真空干燥器，微波可为真空干燥提供热源，克服了真空状态下常规热传导速率慢的缺点，可用于热敏性物料的干燥处理，如生物制品、含有挥发性成分的药丸等，也适于中药浸膏的干燥。

2. 隧道式微波干燥器

隧道式微波干燥器的结构见图 2.33。隧道式微波干燥器由多个箱型微波加热器串接起来组成，微波发生器产生微波，经波导装置输入微波加热器，物料由传输系统送至加热器中，物料中的水分在微波能的作用下升温蒸发，水蒸气通过抽湿系统排出，达到干燥的目的。在设备的两端设置连续传送物料的出入口，工业化生产设备由于产能的要求，出入料口的尺寸往往比较大，因此需要安装抑制器来防止微波泄漏。

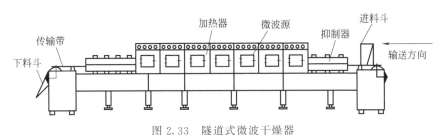

图 2.33　隧道式微波干燥器

二、工艺流程及设备选型

（一）工艺流程

将湿物料放入干燥器内，微波发生器的磁控管接受电源功率而产生微波功率，通过波导装置输送到微波加热器中，使物料在微波场的作用下被加热，水分蒸发而得到干燥，见图 2.34。

（二）设备选型及技术要点

1. 设备选型

微波干燥器适合中药浸膏、散剂、丸剂的干燥和灭菌。其中箱式微波干燥器适合间歇生产，或需经常变换品种的情况。隧道式微波干燥器适用于连续生产。

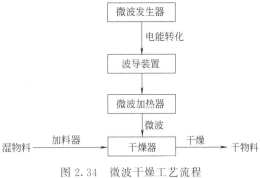

图 2.34　微波干燥工艺流程

2. 技术要点

① 可优化和控制的工艺参数：微波功率、物料含水量、物料厚度、干燥时间等。

② 物料的干燥速率与单位质量占有的微波功率成正比，物料装载量应与微波功率相匹配。

③ 物料中不可混有金属，避免出现打火现象而损坏设备。

④ 设备应定期进行屏蔽性检测。

⑤ 应防止微波对其他控测元件工作的干扰。

⑥ 应定期检查磁控管是否老化，避免功率降低导致产品水分含量高，及时更换新的

磁控管。

三、常见问题及解决措施

1.物料干燥不均匀

物料呈大块或堆积放置、物料接受磁场不均匀会导致物料干燥不均匀，大块物料最好处理成小块或颗粒，分散放置。

2.干燥效能降低

冷凝水黏附在波导装置等内表面，会使微波经过传输系统时部分被冷凝水吸收，同时干燥过程中脱落的粉末消耗一定的微波能而导致物料干燥效率降低。应定期检查微波传输系统，做好清洁工作，建立定期清理制度。

3.浸膏干燥后结焦

由于中药浸膏固含量高、黏性大，导致浸膏内部水分蒸发阻力大，含水量高，因此吸收微波多，易形成内部温度过高，干燥后出现结焦、色泽深等情况，影响外观品质。可采用真空微波干燥，或提高真空度，加快内部水分迅速向外扩散，降低浸膏内部温度，防止结焦。

四、应用案例

1.在丸剂干燥中的应用

中药丸剂干燥常采取常压烘箱烘干方法，近来逐渐采用真空干燥、流化干燥、微波真空干燥等。常压烘箱干燥一批药丸需 12～16h，而微波真空干燥则需 45～60min，干燥温度 60～70℃，甚至更低，隧道微波干燥机的干燥温度在 70～90℃之间，干燥时间为 30～45min，可见用微波干燥中药丸剂，效率显著提高。此外，药丸干燥前含水量大多数介于 20%～40%之间，干燥后一般要求含水量在 4%～9%之间，这个含水量也很适合采用微波干燥。

采用隧道式微波干燥机对五子衍宗丸（水蜜丸）、痔瘘舒丸（水蜜丸）、逍遥丸（水丸）、安神补心丸（浓缩丸）3 种不同类型的 4 种产品进行干燥，干燥条件为工作频率 2450MHz±50Hz、微波输出功率 23.4kW、物料厚度 2.3cm、输送带转速 0.67m/min，结果表明，微波干燥过程中，由于热是从内部产生，丸药受热均匀，干燥后丸药不变形，表面圆整均匀，色泽一致。但试验结果也表明，含纤维类成分较多的品种及浓缩丸，溶散时限全部合格，而含动物、油脂类成分的丸剂品种，微波对其溶散时限有较大影响，已超出药典标准，因此，在丸剂生产中选用微波干燥时，要注意丸剂的组成成分，并进行实验验证。

2.在浸膏干燥中的应用

应用微波炉干燥柴胡浸膏、黄芪浸膏、白芍浸膏、清肺抑火膏和复方益母草膏，研究发现功率过高容易炭化，功率过低则水分挥发不足。微波炉中低火力干燥 15min，对甘草醇提物中甘草苷含量的影响研究发现，微波干燥法虽然干燥速度快，操作和控制都很方便，但是甘草苷损失近 40%，且干燥后溶解困难，沉淀较多。真空干燥、喷雾干燥、微波干燥及冷冻干燥对调经益母浸膏粉、肾石通浸膏粉及复方板蓝大青浸膏粉物理性质的影响研究结果表明，微波干燥产物平衡吸湿量低，吸湿初始速度小，提示吸湿较严重的中药水提液比较适合选用微波干燥，同时发现微波干燥的中药提取物抗张强度最佳。

参考文献

[1] 刘晓闯，高家荣，张艳艳，等.不同干燥方法对中药处方流浸膏干燥后质量的影响［J］.药物生物技

术，2017，24（1）：33-37.

[2] 杨胤，冯怡，徐德生，等.干燥工艺与中药提取物物理性质的相关性研究［J］.中国药学杂志，2008，43（17）：1295-1299.

[3] 邓剑壕，许佳楠，周泽琴，等.中药固体制剂干燥问题分析［J］.广州中医药大学学报，2016，33（5）：746-748.

[4] 岳鹏飞，许俊男，谢元彪，等.论中药丸剂"类玻璃化转变"的干燥机制与品质调控对策［J］.中草药，2016，47（11）：1825-1829.

[5] 马新换，肖正国，马琴国，等.正交试验优选杞菊地黄丸的干燥工艺［J］.中医研究，2012，25（2）：59-61.

[6] 王莹，李页瑞，刘雪松，等.地黄叶总皂苷浸膏真空带式干燥工艺优化研究［J］.中国现代应用药学，2010，27（8）：699-704.

[7] 濮存海，赵开军，关志宇，等.中药浸膏软化点对喷雾干燥影响的研究［J］.中成药，2006，28（1）：18-20.

[8] 邵杰，张爱丽，施静，等.木贼配方颗粒喷雾干燥工艺优化［J］.中国实验方剂学杂志，2016，22（21）：19-22.

[9] 姬涛，管鸽.沸腾干燥制粒技术在固体制剂干燥中的应用研究［J］.医学信息，2011，24（4）：1556-1557.

[10] 赵祎镭.注射用人参四逆粉针的研究［D］.沈阳：沈阳药科大学，2007.

[11] 马俊峰，王随国.丸剂生产中应用微波干燥灭菌机的探讨［J］.中成药，2005，27（10）：1225-1227.

[12] 刘顺航，徐波，陈莹.微波干燥技术在中药浸膏干燥失重中的应用研究［J］.中成药，2008，30（7）：1050-1051.

[13] 李慧，陈宝田，董芙蓉，等.不同干燥方法对甘草醇提物中甘草苷含量的影响［J］.南方医科大学学报，2008，28（6）：924-925.

[14] 杨胤，冯怡，徐德生，等.干燥工艺与中药提取物物理性质的相关性研究［J］.中国药学杂志，2008，43（17）：1295-1299.

[15] 杨明.中药制剂工艺技术图表解［M］.北京：人民卫生出版社，2010.

[16] 潘永康.现代干燥技术［M］.北京：化学工业出版社，2007.

习题

1.何谓干燥？干燥过程得以进行的条件是什么？

2.影响等速干燥和降速干燥速率的因素分别有哪些？

3.计算题：

在一连续干燥器中每小时处理湿物料1000kg，经干燥后物料的含水量由15％降至4％（均为湿基）。以 $t_0=20$℃空气为干燥介质，初始湿度 H_0 为0.01kg/kg，离开干燥器时的湿度 H_2 为0.05kg/kg，假设干燥过程无物料损失，试求水分蒸发量、空气消耗量和单位空气消耗量、干燥产品量。

4.中药常用的干燥方式有哪几种？各有何特点？

5.减压干燥设备基本结构是怎样的？其类型有哪些？

6.喷雾干燥的原理是什么？中药喷雾干燥过程中常见问题有哪些？

7.简述喷雾干燥的雾化方式及适用范围。

8.简述流化床干燥器常见设备的类型、适用范围及流化床干燥操作的技术要点。

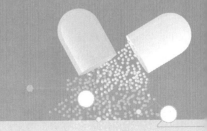

第三章

包合与微型包囊技术

第一节　包合技术

一、概述

（一）包合技术定义与包合物分类

包合技术是指在一定条件下，一种分子（客分子）被包嵌于另一种分子（主分子）的空穴结构内，形成超微囊状包合物的技术。常用于包合具有挥发性或溶解度较差的成分，发挥减少损失、增加溶解度、掩盖不良气味等作用。

包合物按结构和性质分类可分为多分子包合物、单分子包合物及大分子包合物等；按几何形状分类可分为笼状包合物、管状包合物及层状包合物。其中以管状及单分子的环糊精（cyclodextrin，CD）包合物最为常见。

（二）包合材料

目前，在中药制剂中常用的包合材料为环糊精及其衍生物。环糊精是在淀粉经酶解环合后得到的由 6～12 个葡萄糖分子连接而成的环状低聚糖化合物。当处于包合状态时，环糊精外侧及两边为亲水性，腔内为疏水性，在包合过程中将被

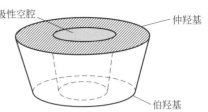

图 3.1　环糊精功能结构

客分子包合于环糊精的非极性空腔中，其结构如图 3.1 所示。目前，常用的环糊精主要是由 6～8 个葡萄糖分子通过 α-1,4-糖苷键连接而成，分别为 α-CD、β-CD、γ-CD，其中又以 β-CD 最为常用，相关物理性质见表 3.1，其中溶解度与温度有明显的规律趋势，见表 3.2。

表 3.1　α-CD、β-CD、γ-CD 的物理性质

物理参数	α-CD	β-CD	γ-CD
葡萄糖单元数	6	7	8
分子量	972	1135	1297
溶解度（水，25℃，$\times 10^{-2}$ g/mL）	14.5	1.85	23.2
比旋度$[\alpha]_D^{25}$	$+150°\pm 0.5°$	$+162.5°\pm 0.5°$	$+177.4°\pm 0.5°$
空腔直径/10^{-10} m	4.7～5.3	6.0～6.5	7.5～8.3
高度/10^{-10} m	7.9 ± 0.1	7.9 ± 0.1	7.9 ± 0.1
外周直径/10^{-10} m	14.6 ± 0.4	15.4 ± 0.4	17.5 ± 0.4
空腔近似体积/10^{-10} m^3	174	262	427
结晶状态（水中）	六角形 平板形	单斜晶 平行四边形	四方棱晶 棱形
结晶水（质量分数）/%	10.2	13.2～4.5	8.13～7.7

表 3.2　环糊精在水中的溶解度与温度的关系

温度/℃	溶解度/(mg/g)		
	α-CD	β-CD	γ-CD
20	90	16.4	185
30	165	22.8	320
40	242	34.9	460
50	347	52.7	—
60	—	74.9	—
70	—	120.3	—
80	—	196.6	—

β-CD 虽有合适的空穴结构，但由于 β-CD 在圆筒两端有 7 个伯羟基与 14 个仲羟基，其分子间或分子内的氢键阻止水分子的水化，导致 β-CD 水溶性降低。如将甲基、乙基、羟丙基、羟乙基等基团引入 β-CD 分子中与羟基进行烷基化反应，破坏分子内氢键的形成，通过修饰使其水溶性发生显著改变（图 3.2）。β-CD 衍生物大体可分为水溶型、疏水性及离子型 3 种。代表性的水溶型衍生物产品有 2,6-二甲基-β-环糊精（DM-β-CD）与羟丙基环糊精（HP-β-CD），疏水型环糊精衍生物产品有乙基环糊精、乙酰基环糊精等，离子型环糊精衍生物产品有含阳离子产品及阴离子产品，阴离子产品如羧甲基环糊精、硫酸酯环糊精和磷酸脂环糊精等。

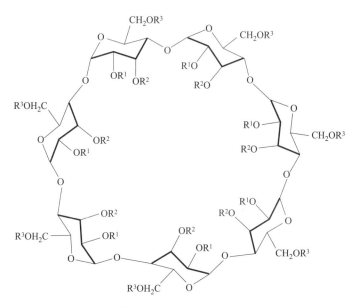

图 3.2　β-CD 的衍生物

1. 水溶型环糊精衍生物

（1）DM-β-CD　为无定型白色粉末。溶解度≥85％，溶解度随着温度的升高而降低，具有非常高的水溶解度和油溶解度。具有表面活性，增溶力较好。作为包结络合物的基质分子用于药物、香料等物的包合，可完全改变其原物质的性质，提高药物的生物利用度，是一种极好的药物辅料，可用于乳剂、栓剂、胶囊、片剂、颗粒剂等，但不能用于注射类处方。

（2）HP-β-CD　为白色结晶粉末，纯度较高，分子量分布窄。HP-β-CD 在水中易溶，室温下溶解度一般大于 50%，甚至可达到 80% 以上，用于制药工业可提高药物的溶解度，无须使用有机溶剂、表面活性剂和脂类。难溶性药物用它包络后能显著增加水溶性。药物与 HP-β-CD 形成复合物后，其浓度的增加与 HP-β-CD 浓度增加呈线性关系。HP-β-CD 包合的药物溶解速度快、释放快，且能增加生物体对药物的吸收，有利于提高药物的生物利用度。可用于乳剂、栓剂、胶囊、片剂、颗粒剂等，且由于无肾毒性，可用于注射类处方。

2. 疏水性环糊精衍生物

疏水性 β-环糊精衍生物主要有酰化 β-CD 衍生物和烷基（如乙基）化 β-CD 衍生物。乙基化 β-环糊精产品难溶于水，具有表面活性，能包合亲水性分子，可利用此特性使亲水性药物的水溶性降低，控制药物的释放速率。乙酰基环糊精也是难溶于水的疏水性 β-环糊精衍生物。疏水性环糊精及其衍生物可用于缓释水溶性药物，这对于多肽和蛋白类药物尤其重要。

3. 离子化 β-环糊精衍生物

离子化 β-环糊精衍生物包括羧基 β-CD 衍生物〔如 6-羧甲基 β-CD（CM-β-CD）〕、β-CD 的硫酸酯或磺烷基醚型衍生物〔如 2,3,6-硫酸 β-CD（S-β-CD）、2,3,6-丁磺基 β-CD（SBE-β-CD）〕。

SBE-β-CD 是 β-CD 与 1,4-丁烷磺内酯发生取代反应的产物。取代反应可发生在 β-CD 葡萄糖单元 2,3,6 位碳羟基上，理论上可得最大取代度为 21 的 β-CD 衍生物。但由于立体位阻和反应条件的限制，最大取代度一般不超过 10。最常见的 SBE-β-CD 是取代度分别为 4 和 7 的 SBE_4-β-CD 与 SBE_7-β-CD，后者商品名为 Captisol，常用其钠盐。SBE-β-CD 为白色或类白色无定形固体粉末，100mL 水中溶解度 > 50g。30% 水溶液的 pH 为 5.4~6.8。其相对分子量与取代度的关系为：$M_r = 1135.01 + CDs \times 157.99$，CDs 为取代度。$SBE_4$-β-CD 与 SBE_7-β-CD 的相对分子量分别为 1704 和 2241。

SBE-β-CD 是 20 世纪 90 年代由美国 Cydex 公司开发成功的，与 HP-β-CD 相比，它具有更好的安全性、更强的增溶与包合能力及更优的稳定性，特别是作为注射用辅料有着广阔的应用前景。国外对其研究异常活跃，在抗肿瘤药、抗真菌药和甾体激素等类型药物的研究中具有应用。

4. 双亲性环糊精衍生物

双亲性环糊精衍生物因取代位点和取代基的不同而具有不同的构型，其中有一类裙式环糊精是将环糊精上所有的仲羟基酯化得到的。这类衍生物可生物降解，同族成员众多，应用广泛。裙式衍生物水溶性不高，具有表面活性，可通过分子间相互作用形成聚合物，又能像磷脂一样形成双层分子囊，并具有良好的生物相容性、一定的机械强度和稳定性。目前常用的有 $γ$-CDC_6（2,3-二己酰基-γ-环糊精）和 β-CDC_6（2,3-二己酰基-β-环糊精）。

（三）包合技术的特点与适用性

包合技术在中药制药工程中研究和应用非常广泛。药物经包合材料包合后，其理化性质往往发生明显改变，形成的包合物主要具有以下优点。

① 防止挥发性成分挥发，增加稳定性。药物在贮存过程中，会受到光、热、湿度等诸多因素的影响，直接影响药品质量，特别是一些易氧化、水解、挥发的药物形成包合物后，药物分子得到保护。通过环糊精将药物进行包合后，药物进入空穴中，可起到防止药物挥发、升华、氧化和见光分解的作用，增加药物的稳定性。如牡丹皮中提取的有效成分

丹皮酚具有易挥发性、稳定性较差，将其与β-环糊精制成包合物，可大大提高丹皮酚的稳定性。

② 改善药物溶解度，提高生物利用度。包合物可对难溶性药物进行包合，增加其溶解度。如蛇床子中提取的有效成分蛇床子素，其溶解度较小，因此采用β-环糊精对其进行包合后蛇床子素溶解度显著提高，大鼠体内生物利用度得到显著改善。

③ 降低药物刺激性，掩盖药物的不良气味。一些有难闻气味的药物通过与环糊精形成包合物，可以掩盖其气味，从而有利于患者服用。如将大蒜挥发油进行环糊精包合，可掩盖其不良气味，增加患者的顺应性。

④ 液体药物固体化。将液体药物进行包合后得到固体粉末，可后续加工制成片剂、胶囊、颗粒剂、栓剂等剂型，使其易于与其他复方中药进行混合。如丁香挥发油进行包合，使其粉末化，方便于后续工艺的进行。

⑤ 调节药物释药速度。环糊精具有优良的水溶性，与水难溶性药物制备成包合物，可大幅提高被包合药物的溶出速度，特别适用于开发缓解急性发作疾病的药品。而且，这种速释包合物多选用注射剂、舌下含服片或口腔崩解片等易于迅速起效的剂型。

⑥ 用于药物的分离和测定。β-环糊精还可用于药物的分离和分析，如β-环糊精包合物能从蛋白水解物中分离出苯丙氨酸，将芳香氨基酸与非芳香氨基酸分离。根据β-环糊精与秦皮甲素、秦皮乙素形成包合物后，发生荧光增敏作用的原理，可进行微量及痕量检测。另外，环糊精能提供高度选择系统，且具立体选择性，因而能在色谱分析中对一些难分离的同分异构体与光学异构体的分离发挥特有作用。

同时应注意，中药成分包合物存在的突出问题在于药物包合率较低以及包合物稳定性欠佳，这也导致了该技术的产业化进程较为缓慢，日后研究方向应重点围绕如何解决目前存在的问题。

（四）包合技术在中药制剂中的应用现状

包合物在中药制剂中应用很广泛，目前主要在以下各类成分中广泛应用：①挥发油或挥发性成分如丹皮酚、薄荷脑等；②难溶性成分如黄酮类成分芦丁等；③苦味成分如胆酸、冬凌草甲素等；④刺激性成分如蟾酥、大蒜油等。

包合技术在中药制药中的应用范围涉及了如片剂、注射剂、喷鼻剂、滴眼剂、透皮制剂等几乎所有的常用剂型。大量的体内、外试验结果证明了包合技术在改善药物传递方面发挥的重要作用。通过化学功能化、分子聚合、共价结合等作用研制的性质多样的包合药物传递系统，明显地改善了中药的不良性质，扩展了中药的给药途径，提高了中药的传递效率。

二、β-CD 包合技术原理

β-CD形成筒状结构，两端和外部为亲水性，内部为疏水性，借范德华力将一些大小和形状合适的药物分子包于环状结构中；客分子通常位于环糊精的特定位置以使其疏水部分与环糊精的疏水空洞达到最大限度的接触；而其亲水部分则尽可能地留在包合物的外层以确保与溶剂及环糊精羟基的最大接触（见图3.3）。

三、β-CD 包合物制备方法

β-CD包合物的制备方法有多种，常见的有饱和水溶液法、超声波法、研磨法、冷冻干燥法、喷雾干燥法等。

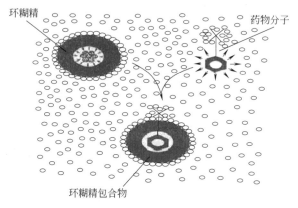

环糊精

药物分子

环糊精包合物

图 3.3　β-CD 包合物形成机理

（一）饱和水溶液法

饱和水溶液法是最常用的包合方法。具体操作是将环糊精制成饱和水溶液，然后将水溶性药物直接加入环糊精饱和水溶液中。如果被包合物难溶于水，可先将其溶解于少量有机溶剂（如丙酮、异丙醇等）中，再加入环糊精饱和水溶液中，充分搅拌或振荡一定的时间，使客分子药物被包合，然后过滤、洗涤、干燥即得。但在水中溶解度大的有一部分包合物仍溶解在溶液中，可加入一种有机溶剂，使析出沉淀。将析出的固体包合物滤过，再用适当的溶剂洗净、干燥，即得稳定的包合物。

饱和水溶液法的工艺路线：β-CD→加一定量的蒸馏水使饱和→加热溶解→冷却→加药物搅拌冷藏过夜→滤过（抽滤、离心）分离包合物→有机溶剂洗涤→干燥→干包合物。

（二）超声波法

将药物加入 β-CD 饱和水溶液，混合溶解后立即选择合适的超声波强度，其超声作用类似于搅拌，超声适当时间，将析出沉淀过滤、干燥即得。本法包合所需时间短，操作简便，适合工业化生产。

（三）研磨法

在 β-CD 中加入 2～5 倍量的水研匀，加入客分子药物充分混匀（如果药物为难溶性成分，应先将其溶于少量有机溶剂中），充分研磨一定时间使成糊状，经低温干燥后用适当及适量有机溶剂洗涤，再干燥即得干包合物。

研磨法工艺路线：β-CD→加入一定量蒸馏水→研匀→加入药物研磨→得到糊状物→干燥→有机溶剂洗涤→分离→干燥→干包合物。

（四）冷冻干燥法

将药物和 β-CD 混合于水中搅拌溶解或混悬，通过冷冻干燥除去溶剂，得粉末状包合物。本法适用于热稳定性差、干燥过程中易分解，变色的药物；不易析出结晶沉淀而易溶于水的环糊精包合物。

（五）喷雾干燥法

将药物和 β-CD 混合于水中搅拌溶解或混悬，通过喷雾干燥得粉末状包合物。本法制得包合物易溶于水，适用于难溶性或疏水性药物。

（六）其他制备方法

微波处理可使内部温度迅速增加，大大缩短包合物的制备时间。如只需将药物、CD

和少量溶剂在 60℃（150W）处理 90s 即可得到干燥包合物。还可采用密闭加热法，将药物、CD、附加剂和少量水置密闭容器中，通常在 75～90℃烘箱中放置 3 h 即得。上述两种方法虽然获得的包合物中仍有少量药物结晶存在，但均可显著增加药物的溶解度。

四、β-CD 包合工艺流程及技术要点

（一）工艺流程

β-环糊精加适量蒸馏水，制成糊状或饱和水溶液，然后将药物或其溶液与 β-环糊精溶液通过搅拌、超声、研磨或其他方法充分混匀，使客分子药物被包合，静置一定时间，过滤，收集沉淀或糊状物，然后通过有机溶剂洗涤沉淀，再低温干燥或喷雾干燥即得干燥包合物，如图 3.4 所示。

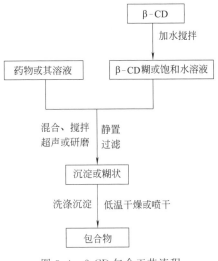

图 3.4 β-CD 包合工艺流程

（二）技术要点

不同的制备方法在制备包合物过程中影响因素各不相同，但均应以包封率作为重要的评价指标对影响因素进行优选。饱和水溶液法中影响包封率的主要因素为投料比〔一般为（1:1）～（1:6）〕、包合温度（30～60℃）、包合时间（0.5～10h）、搅拌方式的频率和强度等；影响超声波法的主要影响因素为包合时间（常为 10～30min）、超声功率及频率等；在研磨法中，应特别关注主客分子的投料比、包合时间和研磨机相关参数设置。

五、β-CD 包合技术常见问题及解决措施

（一）常见问题

包合过程中的常见问题表现为包合率低及收率低，从而使得制备工艺成本升高，原料损失严重。在生产中包合率低的主要原因为包合方法不适宜、包合温度、时间及溶剂不当。收率较低的原因为投料比例不当、包合温度或时间选择不当。

（二）解决措施

可通过筛选方法、调整药物与环糊精的比例、对工艺参数及设备参数等方法和措施来提高包合率及收率。

六、β-包合物制备案例

（一）缬草挥发油包合物的制备

缬草（*Valeriana officinalis* L.）为败酱科多年生草本植物，具有镇静安神、解痉止痛等功效，用于轻中度抑郁、失眠等的治疗，其制剂是欧美市场上最畅销的天然植物制剂之一。缬草中含有的挥发油能明显抑制小鼠的外观行为活动，显著加强戊巴比妥钠及水合氯醛对中枢神经系统的抑制作用，对戊四氮、电刺激所致的小鼠惊厥也有明显的抑制作用，是其镇静催眠的主要活性成分。但是，挥发油中所含的缬草烯酸对高温和高湿条件的稳定性差，且具有不良气味，严重影响药效的发挥和患者用药的顺应性。司奇等以提高稳定性和掩盖不良气味为目的，进行了缬草挥发油 β-环糊精包合物的制备与评价。

1.缬草挥发油 β-环糊精包合物制备方法的筛选

（1）饱和水溶液-搅拌法　称取 β-环糊精 3g，按环糊精 37g/L 加水 80mL，40℃加热

使溶解，以 3：1 比例缓慢滴加 50％缬草挥发油乙醇溶液 2mL，得环糊精缬草挥发油醇溶液。恒温条件下对环糊精缬草挥发油醇溶液磁力搅拌（300r/min）1h，冷却至室温，冷藏（4℃，24h）后，减压滤过，沉淀以少量水洗涤，并以缬草挥发油 2 倍量的石油醚分 2 次洗涤，40℃干燥箱内 4h 至恒重，研碎，得包合物白色粉末。

（2）饱和水溶液-超声波法　将上述环糊精缬草挥发油醇溶液，置于普通超声仪器超声 1h，冷藏后，同上处理，得包合物白色粉末。

（3）饱和水溶液-超声波细胞粉碎法　将上述环糊精缬草挥发油醇溶液用超声波细胞粉碎仪处理 100 次（500W，工作 2s，间隙 3s），冷藏后，同上处理，得包合物白色粉末。

（4）研磨法　称取 β-环糊精 3 份，分别加入 2 倍量蒸馏水，研匀，以 3：1 缓慢滴加 50％缬草挥发油乙醇溶液 2mL，研磨 1h，减压滤过后，同上处理，得包合物白色粉末。

以包合物得率和挥发油包合率为指标，考察不同制备方法的效果，可知饱和水溶液-超声细胞粉碎法包合物得率和挥发油包合率均较高，故为最适合方法，见表 3.3。

表 3.3　制备方法对包合物得率和挥发油包合率的影响（$\bar{x}\pm s$）

制备方法	包合物得率/%	挥发油包合率/%
饱和水溶液-搅拌法	46.05±3.47	61.83±3.54
饱和水溶液法-超声波法	57.36±2.95	59.33±1.15
饱和水溶液法-超声波细胞粉碎法	94.82±2.93	72.00±3.46
研磨法	90.36±2.51	60.67±1.15

2.缬草挥发油 β-环糊精包合物的验证

（1）差示扫描量热法（DSC）　差示热扫描量热法是在程序控制温度下，测量输给物质和参比物的功率差与温度关系的一种技术。对缬草挥发油、β-CD、物理混合物、包合物进行 DSC 扫描，以空坩埚为参比，另一坩埚放入样品，升温速度 10℃/min，扫描范围 50～300℃，测定气体为氮气。结果表明，β-CD 在 60℃附近有 1 个显著的脱水吸热峰，220℃附近有一特征相变，固体 β-CD 开始相变吸热；物理混合物的热流曲线呈现 β-CD 与缬草挥发油两者热吸收相叠加的特征，在 60℃附近，物理混合物有 1 个较为明显的吸热峰，可能为 β-CD 的特征吸收，见图 3.5。包合物在整个测试温度范围呈现全新的热力学特征，但其紫外区的全波长扫描基本没有变化，排除了形成新化合物的可能，说明形成的是物理包合物。

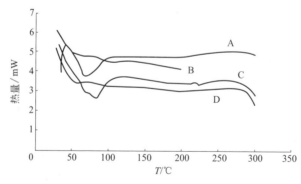

图 3.5　差示扫描量热法对包合物的验证
A—物理混合物；B—缬草挥发油；C—β-CD；D—包合物

（2）X 射线粉末衍射法　X 射线通过晶体时将发生衍射，衍射波叠加的结果使射线的强度在某些方向上加强，在其他方向上减弱。分析在照相底片得到的衍射花样，便可确定晶体结构。测试条件：Cu-Kα 靶，X 射线波长 0.154nm，高压 40kV，管流 30mA。取 β-CD、物理混合物和包合物适量，2θ 扫描范围 5°～50°，扫描速度 2°/min。物理混合物的衍射峰呈现缬草挥发油和 β-CD 叠加的特征；包合物的图谱不再是两者的简单叠加，其在 $2\theta=8°$ 时的峰消失，在 $2\theta=18°$ 左右出现新的衍射峰，在 $2\theta=32°$ 左右的峰削弱或消失，表明缬草挥发油与 β-CD 形成了包合物，见图 3.6。

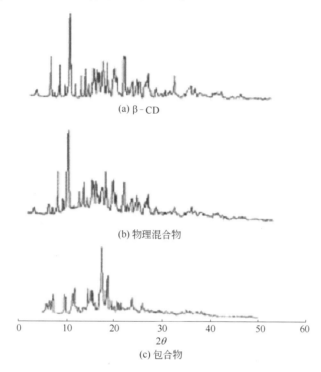

(a) β-CD

(b) 物理混合物

(c) 包合物

图 3.6　X 射线粉末衍射法对包合物的验证

（二）蛇床子素环糊精包合物的制备

蛇床子素又名甲氧基欧芹酚或欧芹酚甲醚，其化学名称为 7-甲氧基-8-异戊烯基香豆素 [7-methoxy-8-(3-methyl-2-butenyl)-2H-1-benzopyran-2-one]，因在伞形科植物蛇床子 [Cnidium monnieri (L.) Cusson] 中的含量较高而得名。现代研究发现蛇床子素具有明显的抗心律失常、扩张血管、促进学习记忆、补肾壮阳、抗骨质疏松、抗癌、治疗酒精性脂肪肝等药理作用。但蛇床子素难溶于水，口服生物利用度较低，极大地限制了其临床应用。恽菲等分别使用 β-环糊精（β-CD）、羟丙基-β-环糊精（HP-β-CD）、甲基-β-环糊精（M-β-CD）制备了蛇床子素 3 种环糊精包合物，并采用红外光谱、扫描电镜、差示扫描量热分析法表征其形成，同时比较其增溶作用及其在大鼠体内生物利用度的差异。

1. 蛇床子素不同环糊精包合物的制备及工艺优化

分别取一定量环糊精衍生物，加蒸馏水并加热溶解。另取一定量的蛇床子素，搅拌溶解于无水乙醇。将环糊精水溶液缓缓加入蛇床子素乙醇溶液中，搅拌，挥去乙醇，冷冻干燥，石油醚洗涤，挥去石油醚，即得相应环糊精衍生物的蛇床子素包合物。进一步采用正交试验法考察对影响包合率较大的因素以进行工艺优化，结果表明 β-CD 包合的最佳工艺条件为包合温度 40℃、包合时间 4h、蛇床子素与环糊精用量物质的量比为 1∶1；HP-β-CD 包合的最佳工艺条件为包合温度 50℃、包合时间 3h、蛇床子素与环糊精用量物质的量比 1∶3；M-β-CD 包合的最佳工艺条件为包合温度 50℃、包合时间 3h、蛇床子素与环糊精用量物质的量比为 1∶3。

另取蛇床子素与不同环糊精衍生物，按照相应的物质的量比例进行简单的机械搅拌混匀，作为物理混合物备用。

2.蛇床子素不同环糊精包合物的表征

实验分别采用红外光谱、扫描电镜、差示量热分析法对蛇床子素不同环糊精包合物进行表征。结果表明，3 种不同类型环糊精、环糊精与蛇床子素的物理混合物及包合物的形态存在明显差异，在包合物中环糊精的形状发生明显变化，扫描电镜显示环糊精包合物中的蛇床子素进入到环糊精分子腔内，与环糊精分子相互作用，使环糊精的形态转呈分枝状的晶体。物理混合物中的蛇床子素呈小颗粒状，分布在环糊精表面及四周，与包合物的形态不同，说明物理混合物仅是 2 种物质的混合，并没有发生形态学变化。

红外光谱分析通过主体、客体、主客体混合物、包合物吸收峰的变化以确认包合物的形成，通过羰基特征基团峰强度的变化，提示蛇床子素嵌入环糊精分子腔中，而不是简单的物理吸附。

差示量热分析法研究结果表明，3 种不同环糊精包合蛇床子素后其失重温度较蛇床子素单体和物理混合物均有所升高，说明环糊精包合后所得包合物的稳定性高于单体药物和物理混合物，间接说明包合物的形成。

3.蛇床子素包合物溶解度的测定

溶解度测定实验表明，β-CD 包合蛇床子素溶解度为（69.84±0.35）μg/mL，比蛇床子素提高了约 32 倍；HP-β-CD 包合蛇床子素溶解度为（111.06±1.07）μg/mL，比蛇床子素提高了约 51 倍；M-β-CD 包合蛇床子素的溶解度为（160.50±0.97）μg/mL，比蛇床子素提高了约 74 倍。

4.不同环糊精包合后蛇床子素在大鼠体内药动学参数比较

大鼠体内药代动力学结果表明，3 种环糊精均能显著提高蛇床子素体内的生物利用度。药时曲线和药动学参数表明 β-CD 包合能够主要通过减慢蛇床子素体内消除从而提高其口服生物利用度；HP-β-CD 和 M-β-CD 包合后能显著增加 C_{max}，减小 t_{max}，增加蛇床子素的口服吸收，同时减慢蛇床子素的体内消除，从而增加其生物利用度。HP-β-CD 和 M-β-CD 显著增加 C_{max}，而 β-CD 却没有显著增加蛇床子素 C_{max}，推测与 3 种环糊精体外增溶差异有关，M-β-CD（提高了约 74 倍）和 HP-β-CD（提高了约 51 倍）增溶作用大于 β-CD（提高了约 32 倍），溶解度试验表明 HP-β-CD 和 M-β-CD 体外增溶能力约为 β-CD 的 1.5 倍左右，而体内 HP-β-CD 和 M-β-CD 包合物的 C_{max} 亦为 β-CD 包合物 C_{max} 的 1.5 倍左右。

第二节　微型包囊技术

微型包囊与微型成球技术是近 50 年来应用于药物的新工艺、新技术，其制备过程通称微型包囊技术，又称为药物微囊化。从广义上讲，药物微囊化是指采用特定技术制备包括微囊（球）、纳米粒、胶束、脂质体和微丸（粒）等给药系统的制剂过程。药物微囊化属于中药制剂的高新技术领域，是现代中药制剂工程学的重要内容。微囊化制剂具有良好的缓、控释和靶向递药特性，可通过改变药物的体内动力学行为而提升用药的安全性和有效性，因此受到了广大药剂学以及医药科学工作者的青睐。本节主要对微型包囊技术进行系统介绍，以期为该技术在中药制剂工程学领域更好地应用提供支持。

一、概述

（一）微型包囊技术定义

利用天然或合成的高分子材料（囊材）将固态或液态药物（囊心物）包裹而成药库型胶囊（微囊）的技术称为微型包囊技术或微囊化。这种由囊材包裹囊心物形成的微小贮库型结构称为微囊，微囊的粒径为 $1\sim5000\mu m$（通常为 $5\sim250\mu m$）。

（二）微囊组成

微囊主要由囊心物及囊材组成，囊心物除了主药外常需要加入一定量的附加剂。囊材多是惰性多聚的天然高分子、半合成高分子和合成高分子材料。

（1）天然高分子材料　天然高分子材料作为囊材具有无毒、成膜性好、稳定性好等优点，但机械强度差，原料质量不稳定。天然高分子材料主要有蛋白质类，如明胶、骨胶、纤维蛋白原、血红蛋白等；氨基酸类植物胶类主要有树胶、阿拉伯树胶、琼脂、海藻酸钠、鹿角胶；蜡类主要有石蜡、松香、蜂蜡等。其他如壳聚糖类、蛋白质类、淀粉类以及葡聚糖类等均可作为载体材料。

（2）半合成高分子材料　半合成高分子材料主要是纤维素类，如羧甲基纤维素、甲基纤维素、乙基纤维素、醋酸纤维素、羟丙甲纤维素以及纤维素醋酸酞酸酯等。该类囊材的优点是毒性小，黏度大，成盐后溶解度增加；缺点是不耐高温，耐酸性差，易水解，需要时需临时配制。

（3）合成高分子材料　作载体材料用的高分子材料有生物不降解和生物降解两类。生物不降解且不受 pH 值影响的载体材料有聚酰胺、硅橡胶等。生物不降解但可在一定 pH 条件下溶解的材料有聚丙烯酸树脂、聚乙烯醇等。近年来，生物降解材料得到广泛的应用，如聚碳酯、聚氨基酸、聚乳酸、丙交酯-乙交酯共聚物、聚乳酸-聚乙二醇嵌段共聚物、ε-聚己内酯与丙交酯嵌段共聚物等，其特点是无毒、成膜性好、化学稳定性高，可用于注射。

在进行包囊材料选择时，通常要结合囊心物（药物）的物理性质。油溶性药物需选水溶性的包囊材料，水溶性的药物则选油溶性的包囊材料，即包囊材料应不与药物反应或混溶。在选择包囊材料的时候还要考虑高分子包囊材料本身的性能，如渗透性、稳定性、机械强度、溶解性、可聚合性、黏度、电性能、吸湿性及成膜性等。此外，在制备微囊的时候，高分子包囊材料的价格，制备微囊所选择的方法对包囊材料的要求，都是选择包囊材料时应着重考虑的。

（三）微型包囊技术的特点与适用性

近年来已有多种类型中药成分采用微囊化技术用于新剂型的研制，包括挥发油、生物碱、皂苷以及多糖等，但值得注意的是，微囊化技术目前仍多停留于实验室研究阶段，真正上市的微囊化品种并不多。

药物微囊化后呈现如下特点：①掩盖药物不良气味及口感，如穿心莲内酯经微囊化后，苦味大大降低；②提高中药的稳定性，如易挥发的薄荷脑、樟脑等挥发油类成分经微型包囊后，稳定性明显提高；③防止中药在胃内失活或减少对胃的刺激，如易在胃内失活的麦冬提取物、刺激胃黏膜引起胃黏膜充血的甾体皂苷类（麦冬皂苷）等；④使液态药物实现固体化，以便于应用与贮藏，如陈皮油类、香料油等，制成微囊压片使其固体化；⑤提高生物利用度，如研制齐墩酸钠的肠溶微球，以提高其生物利用度；⑥制备中药复方微囊以提高疗效或减少复方药物的配伍变化，如复方姜黄微囊、复方莪术油微囊、复方五味子微囊片等的制备拓展了微囊技术在中药制剂邻域的应用范围；⑦可进一步制备缓释、控释或迟释制剂，可采用惰性材料等制成中药微囊或微球使中药缓释、控释或定位释放，如紫杉醇白蛋白纳米球、羟喜树碱结肠定位微球等；⑧使药物浓集于靶区，如将治疗指数低的中药单体抗癌药微囊化制得靶向制剂，可提高疗效，降低不良反应，如盐酸川芎嗪靶向明胶微球。

需要注意的是，以往耗费大量人力、物力筛选出的中药单体成分，可能仅仅因为口服的活性低，或注射的半衰期短，被认为无效而未进一步开发，因此，微囊化技术有可能成为解决此种现象的一种有效途径。当药物到达血液系统时，经典的药物剂型（如片剂、软膏剂、注射剂）不能有效调整中药成分在体内的动力学行为（吸收、分布、代谢和排泄），中药的成分是根据其化学结构决定其理化性质，从而影响其生物特性（组织和血浆蛋白亲和性、膜受体亲和力、对酶生物转化的敏感性等）。将中药微囊化后通过胃肠道或非肠道可缓释、控释或迟释给药，药物与载体结合后，可隐藏中药的理化特性，其体内过程首先依赖于载体的理化特性，因此，微囊化技术对于新药的开发具有特殊的意义。同时，微型包囊技术也存在操作不连续、不利于联动化生产、包封率低、废品不易回收等问题需要解决。

（四）微型包囊技术在中药制剂中的应用现状

中药成分微囊化的研究初期，模型药物多以挥发油类为主，如杜仲挥发油、藿香挥发油、陈皮挥发油，其研究多以单味药材的挥发油为囊心物，或以多味药材的挥发油混合物为囊心物进行包囊，方法多为复凝聚法和喷雾干燥法，其制剂目的一般为矫臭、矫味、液态药物固体化等。

目前，微囊化技术研究主要集中在单体化合物，尤其在含挥发性成分、毒性成分、刺激性成分、不稳定成分中药的制剂开发方面应用较多。随着研究的不断深入，功能化的微囊制剂研究逐渐增多，如抗肿瘤中药微囊制剂、中药缓释微囊、肠溶中药微囊制剂、纳米中药微囊、中药复方微囊、新型高分子中药微囊制剂以及环境感应型中药微囊（如温度敏感型、pH 敏感型和葡萄糖敏感型微囊等）。

微囊化技术研究进展表明，微囊化在制备工艺、包封率及成品品质等方面还存在一些突出问题。制备工艺方面，成功制备粒径在 $1 \sim 250 \mu m$ 的载药微囊，且粒径分布均匀、囊形饱满、包封率稳定的微囊存在一定的技术挑战性，同时，理想的载药率也成为该技术应用的重要障碍。从目前研究报道来看，不少载药微囊的粒径、囊形、包封率的合格程度还有待商榷，药物的选择亦是有待探讨的问题。同时，该技术目前均把抗肿瘤作为主要的研究方向，但因其成囊的工艺难度较大，且靶位释药速率不易掌控、质量控制指标及评价方法难以建立等方面均是亟待突破的技术难点。

综述研究现状，虽然微囊化技术还有诸多方面的问题需要解决，但作为一种很有前景的制剂新技术，随着基础研究的不断深入，在中药制剂领域必将有着广阔的应用空间。

二、微囊制备方法及成囊原理

目前微囊的制备方法主要包括物理化学法、化学法、物理机械法三种主要方法。物理化学法主要包括单凝聚法、复凝聚法、液中干燥法（复乳包囊法）、溶剂-非溶剂法、改变温度法；化学法主要采用界面缩聚法和辐射交联法；物理机械法通常采用锅包衣法、空气悬浮（流化床）法、喷雾干燥法、喷雾凝结法等。

（一）物理化学法

物理化学法为利用物理化学的原理，通过改变条件使溶解状态的成膜材料从溶液中聚沉出来，并将囊心物包裹形成微胶囊。其中最有代表性的是单凝聚法、复凝聚法及复乳包囊法等凝聚相分离技术。

单凝聚法的基本原理（图 3.7）：将药物分散在明胶材料溶液中，然后加入凝聚剂（可以是强亲水性电解质如硫酸钠水溶液，硫酸铵水溶液，或强亲水性非电解质如乙醇），由于明胶分子水合膜的水分子与凝聚剂结合，使明胶的溶解度降低，分子间形成氢键，最后从溶液中析出而凝聚成囊或成球。此时的凝聚是可逆的，一旦解除凝聚的条件（如加水稀释），就可发生解凝聚，使凝聚囊或球很快消失。在制备过程中利用这种可逆性，经过几次凝聚与解凝聚，直到凝聚形成满意的形状为止（可用显微镜观察）。最后再采取措施加以交联固化，成为不凝结、不粘连、不可逆的球形微囊或微球。

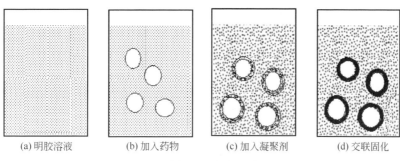

(a) 明胶溶液　　(b) 加入药物　　(c) 加入凝聚剂　　(d) 交联固化

图 3.7　单凝聚法制备微囊原理

现以明胶与阿拉伯胶为例，说明复凝聚法的原理（图 3.8）。将溶液 pH 值调至明胶的等电点以下使之带正电（如 pH4.0～4.5），而此时阿拉伯胶仍带负点，由于电荷相互吸引交联形成正、负离子的络合物，溶解度降低而凝聚成囊。加水稀释，甲醛交联固化，洗净甲醛，即得。

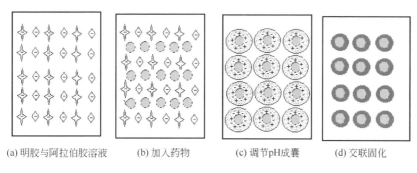

(a) 明胶与阿拉伯胶溶液　　(b) 加入药物　　(c) 调节 pH 成囊　　(d) 交联固化

图 3.8　复凝聚法制备微囊原理

（二）化学法

化学法为利用单体小分子发生聚合反应生成高分子成膜材料并将囊心物包覆，许多高分子的聚合反应均可利用到微囊制备。其成囊原理为水相与油相混合时，水相中的单体 A 与油相中的单体 B 在界面处进行缩聚反应，形成聚合物 $\left(\!A\!-\!B\right)_n$ 为囊材，将药物包裹成囊，如图 3.9 所示。

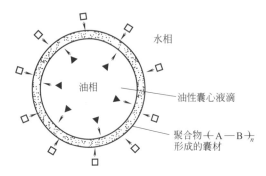

图 3.9　界面缩聚反应制备微囊原理

□水溶性单体；▲油溶性单体

（三）物理机械法

物理机械法成囊原理是固态或液体药物在气相中进行微囊化。囊心物与溶解的载体材料混匀后，通入惰性气体使其雾化成极细液滴，收缩成球形，进而干燥即得微囊或微球；还可将囊心物分散于熔融基质，喷于冷气流中凝聚而成囊；也可利用垂直气流使囊心物混悬于气流中，载体材料通过喷嘴喷射于囊心物表面，气流挥干溶剂，载体材料在囊心物表面形成薄膜而成微囊；还可通过超临界流体法使载体材料的有机溶液（可含药）分散并原子化而制备微囊（球）。

三、微型包囊技术常用设备的基本结构及工作原理

随着科学技术的高度发展，制药装备平不断提高，微囊化新设备不断出现，也解决了许多过去无法解决的问题，使得药物制剂的质量和制剂效率也得到明显提高与改善。以下对近年来国内外研究开发较成功的微囊化装置进行简要介绍。

（一）喷雾干燥装置

喷雾干燥器是医药工业常用的快速干燥设备，也是微囊化常用的机械设备之一。其基本流程为：将囊心物均匀分散在囊材溶液中，乳浊液经喷嘴呈雾化状态喷入热气流室中，汽化潜热将囊材溶剂驱除后，微囊（球）瞬间形成，经旋风分离后落入收集器，溶剂呈汽化状态排出。

喷雾干燥法制备的微囊（球）的特性与料液性质（黏度、均匀度、囊心和囊材浓度等）、料液速度（一般采用进风和出风温度控制）和气流中溶剂含量控制有密切关系，用该装置制备的微囊粒径范围在 $5\sim600\mu m$ 之间。由于有机溶剂在热气流的瞬间蒸发，所以用本法制备的微囊表面或骨架呈多孔状态，其释药可能会发生突释现象，这是使用本工艺时必须考虑的问题。

（二）超声喷雾-低温萃取装置

1997 年，Johnson 等报道了一种用超声喷雾-低温萃取的微囊化装置，其基本结构见图 3.10。

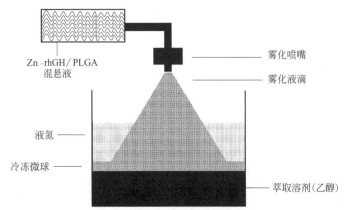

图 3.10　超声喷雾-低温萃取装置结构

以重组人生长素（rhGH）为例，将锌-rhGH（6∶1）复合物冻干粉均匀混悬于聚乳酸-羟基乙酸共聚物（PLGA）的二氯甲烷溶液中，经超声喷雾-低温萃取装置的喷嘴，在超声振荡下流化成雾化液滴进入充满液氮的容器内，蛋白类药物在低温液氮中生物活性可得到较好的保存。微囊分散相中的二氯甲烷被容器底部冷至－80℃的乙醇萃取固化，过滤、干燥，得流动性较好的 rhGH-PLGA 微囊，rhGH 微囊化后的生物活性基本未下降。其中，雾化过程和萃取-固化过程是决定微囊中药物发生突释现象的两个最关键步骤。

（三）基于喷液与载流相分离原理的微囊化装置

1.超声激发喷射与循环载流技术结合的装置

2001 年，Berkland 等报道了一种将超声激发技术和可循环非溶剂载流技术相结合的微囊化装置。

该装置是将含有药物的5%PLGA 二氯甲烷溶液泵入容器中，该容器由频率发生器控制，并和压电传感器相连接。容器底部有一滴孔，PLGA 溶液以 0.001～5.0mL/min 的速度经滴孔（内径30～100μm）滴下，由于频率发生器作用，滴下的液流被打成一个个分散均匀的液滴。滴孔开口处下部的隔室内引入可循环的水溶液（含 1%PVA），此处称载流。载流的循环速度可进一步调节滴下液滴的粒径。该装置将超声振荡和载流的旋转速度可调性两功能相结合，十分精确地调节和控制滴下 PLGA 液滴粒径大小。落下和固化过程的微球粒径可由摄像机和 VCR 自动摄像监察。PLGA 半固态微球在收集杯中，经萃取和溶剂蒸发后制得固化微球。

2.液中连续喷射法制备装置

国内有学者采用液中连续喷射法制备纳曲酮-PLGA 微球，其装置见图 3.11。容器 9 为循环的 10℃水以保持喷射管 4 中的喷射液在 10℃状态，1 为 PLGA 和药物的二氯甲烷溶液，经泵 2 输出，在 5 的喷口处被 6 喷出的水液下冲形成微粒。调节有机相和水相的液流速度可控制微粒的大小，泵出 1 的量越多，6 处的水液越缓，形成的微粒则越大；反之，则微粒粒径越小。喷出液滴中的二氯甲烷被

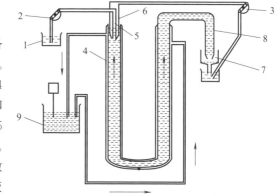

图 3.11　液中连续喷射法制备微球装置

水液萃取，产生相分离后固化，微球则随喷射液（8）进入漏斗 7 被收集，水液经泵 3 输入 6 而循环使用。研究者采用75∶25 的 PLGA 制备分别含纳曲酮22%、30%和41%的微球，经家兔肌注，证实可释药达一个月。

（四）其他装置

此外，尚有对撞式溶剂交换装置、同轴心型超声雾化装置、滴制成球装置、多孔离心挤出装置以及超临界技术制备微粒的装置等可用于微囊（球）的制备。

四、微型包囊技术工艺流程及技术要点

（一）物理化学包囊技术工艺流程

1.单凝聚法

单凝聚法是相分离法中较常用的一种方法，它是在高分子载体材料（明胶、CAP、

壳聚糖、海藻酸钠、白蛋白等）溶液中加入凝聚剂以降低高分子材料的溶解度而凝聚成囊或成球的方法。

以明胶为载体材料的工艺流程：固态或液态被载物加 $3\%\sim5\%$ 明胶水溶液搅拌或研磨使成混悬液或乳状液，于 $50\,℃$ 用 10% 醋酸调 pH 至 $3.5\sim3.8$（增加明胶正电荷使明胶进一步吸水，从而提高其流动性以利于分散成囊），逐渐加 $600g/L\ Na_2SO_4$（凝聚剂），至显微镜下观察形成凝聚囊。如果立即交联固化，微囊极易粘连，必须略加稀释，而用水稀释会发生解凝聚。此时计算得混合液中 Na_2SO_4 质量浓度为 A_1g/L，再加入稀释液（稀释液是 $A_1\ g/L$ 的 Na_2SO_4，其中 $A_2=A_1+15$），稀释液体积为混合液体积的 3 倍，稀释液温度为 $15\,℃$。所用稀释液浓度过高或过低，可使凝聚囊粘连成团或溶解。如单凝聚法制备液状石蜡微囊，将液状石蜡加到明胶溶液中搅拌成乳状液，以硫酸钠为凝聚剂凝聚成囊，最后交联固化，可得粒径为 $10\sim40\mu m$ 的液状石蜡明胶微囊。单凝聚法制备微囊的工艺流程如图 3.12 所示。

2. 复凝聚法

复凝聚法是指利用带相反电荷的两种高分子材料作为复合载体材料，在一定条件下交联包裹被载物凝聚成囊的方法。复凝聚法是经典的微囊化方法之一，该法操作简便，容易掌握，适用于难溶性药物的微囊化。可作为复合材料的有带正电荷的明胶与带负电荷的阿拉伯胶（或 CMC、CAP 等多糖）、海藻酸盐与聚赖氨酸、海藻酸盐与壳聚糖、海藻酸盐与白蛋白、白蛋白与阿拉伯胶等。

以明胶和阿拉伯胶为成囊材料的工艺流程：向固态或液态药物中加入 $2.5\%\sim5\%$ 的明胶溶液和 $2.5\%\sim5\%$ 的阿拉伯胶溶液，制成混悬液或乳状液，于 $50\sim55\,℃$ 用醋酸调 pH 至 $4.0\sim4.5$ 得凝聚囊，加成囊系统体积 $1\sim3$ 倍、$30\sim40\,℃$ 的水得沉降囊，在 $10\,℃$ 以下加 20% 氢氧化钠调至 pH8～9，加入 37% 的甲醛溶液，反应一定时间得固化囊，用水洗至无甲醛，即得载药微囊。复凝聚法制备微囊的工艺流程如图 3.13 所示。

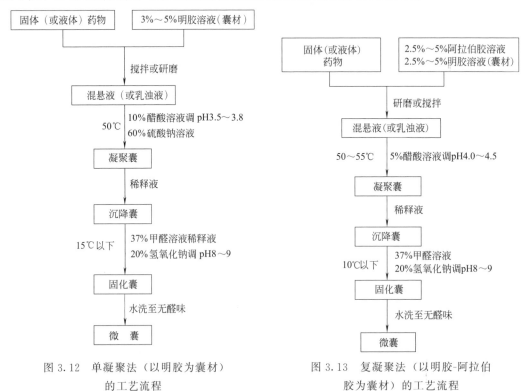

图 3.12　单凝聚法（以明胶为囊材）
的工艺流程

图 3.13　复凝聚法（以明胶-阿拉伯
胶为囊材）的工艺流程

3.液中干燥法

液中干燥法亦称复乳包囊法，是指从乳状液中除去分散相的挥发性溶剂以制备微囊或微球的方法，亦称为乳化-溶剂挥发法。如囊材的溶剂与水不相混溶，多用水作连续相，加入亲水性乳化剂（如极性多元醇），制成 O/W 型乳浊液。如囊材的溶剂能与水混溶，则连续相可用液状石蜡，加入油溶性乳化剂（如脂肪酸山梨坦类表面活性剂）制成 W/O 型乳浊液。根据连续相的不同，又可分别称为水中干燥法和油中干燥法。

液中干燥法按操作可分为连续干燥法、间歇干燥法和复乳法。前二者应用于 O/W 型、W/O 型及 O/O 型（如乙腈/液状石蜡、丙酮/液状石蜡）乳状液，复乳法应用于 W/O/W 型或 O/W/O 型复乳。常用 W/O/W 型复乳的制备方法为：将载体材料与油溶性乳化剂溶于有机溶剂，加入含有增稠剂的药物水溶液形成 W/O 型乳状液，冷却至15℃以增大水相黏度，再加入含亲水性乳化剂的水作为外水相，进行二次乳化，制得 W/O/W 型复乳，挥发除去载体材料的溶剂，干燥、分离，即得载药微囊或微球。复乳包囊法制备微囊的工艺流程如图 3.14 所示。

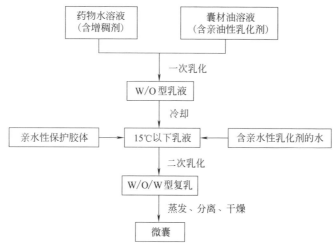

图 3.14　复乳包囊法工艺流程

4.溶剂-非溶剂法

溶剂-非溶剂法是指在溶解的囊材溶液中加入一种对囊材不溶的溶剂（非溶剂），使囊材溶解度降低，进而引起相分离而将药物包裹制得微囊的方法。被包裹的药物可以是固态或液态，但必须均不溶解于溶剂和非溶剂中。常用的溶剂和非溶剂均为有机溶剂，可根据囊材的特性进行选择。

5.改变温度法

本法不需要加入凝聚剂，是通过控制温度改变囊材及囊心物的溶解度而成囊。常用的有利用高温条件将囊材溶解，然后降低温度使囊材溶解度降低而凝聚成囊，如使用乙基纤维素作囊材。也有利用将溶解后的囊材加热的方式，将囊材固化成囊，如以蛋白质做囊材制备微囊。

（二）化学法包囊技术工艺流程

1.界面缩聚法

界面缩聚法亦称界面聚合法，是在分散相（水相）与连续相（有机相）的界面上发生缩聚反应，形成的囊膜包裹囊心物从而形成微囊的方法。

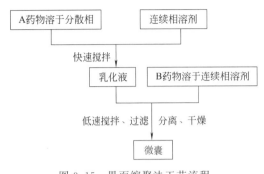

图 3.15　界面缩聚法工艺流程

化学包囊的工艺流程如图 3.15 所示。

2.辐射交联法

将明胶在乳化状态下，经 γ 射线照射发生交联，再处理制得粉末状微囊。该工艺流程简单，易于操作，且不在明胶中引入其他成分。如天冬酰胺酶明胶微囊的制备，将明胶溶液与含乳化剂硬脂酸钙的液状石蜡混合搅拌，形成 W/O 型乳状液，通入氮气除去氧，用 ^{60}CO 源照射后，超速离心破乳，倾去液状石蜡，将所得微囊分别用乙醚、乙醇洗涤，真空干燥得粉末状微囊，经浸吸天冬酰胺酶水溶液后，置干燥器中除水，即得。

（三）物理机械法包囊技术工艺流程

1.锅包衣法

利用包衣锅对囊心物进行滚制，用壁材包裹形成微囊。其原理及操作流程类似于锅包衣工艺。

2.流化床包衣法

流化床包衣法亦称空气悬浮法，利用液化床热气流将囊心固体粉末悬浮在空气中，再用囊材溶液以喷雾形式加到液化床上，在悬浮滚动状态下，逐步对囊心物形成包覆而得微囊。使用该方法制备微囊时药物需微粉化，但喷雾过程中可能会出现粘连，可加入第三种成分如滑石粉或硬脂酸镁等防止喷雾过程中的黏结。

3.喷雾干燥法

先将囊心物分散在囊材溶液中，再用喷雾法将此混合物喷入惰性热气流时，液滴收缩成球形，极大的表面积迅速挥干溶剂而得干燥微囊。如药物不溶于囊材溶液，可得到微囊；如药物溶解于囊材溶液，则得微球。

4.喷雾凝结法

将囊心物分散于熔融的囊材中，喷于冷气流中凝聚而成囊的方法称为喷雾凝结法。常用的材料蜡类、脂肪酸和脂肪醇等在室温下均为固体，而在较高温时能熔融。

上述几种物理机械法均可用于水溶性和脂溶性、固态或液态药物的微囊化，其中以喷雾干燥法最常用。通常，采用物理机械法时药物有一定损失，且微囊易出现粘连。一般认为，药物损失在 5% 左右、粘连 10% 左右时可用于工业化生产。

需要明确的是，虽然制备微囊方法较多，但并不是适合所有药物。应根据药物的性质，在不影响药物疗效的前提下，选择简单可行的工艺制出符合用药目的的微囊。在具体方法选择时：①根据给药方式及用药目的不同选择适宜的方法，如靶向性制剂或注射剂，宜制成毫微囊剂及磁性微囊，需采用毫微囊及磁性微囊的制备方法，如供口服或一般用药则采用微囊的制备方法即可；②脂溶性药物，宜乳化或分散到囊材水溶液或与水混溶的有机溶剂囊材溶液（不得溶解药物）中包制成微囊，常选用水相分离法、喷雾干燥法及界面聚合法等；③水溶性药物，宜分散或乳化至固体蜂蜡或囊材的有机相（不得溶解药物）中，形成微囊，可采用单凝聚法、液中干燥法、喷雾干燥法和乳化聚合法制得，复凝聚法不适合；④药物为固体颗粒时，先进行微粉化处理，再分散到囊材的水溶液或有机溶剂溶液中达到微囊化，一般用物理化学法和物理机械法均可制得微囊；⑤界面缩聚法是在乳滴O/W两相界面间进行缩聚反应，且生成的聚合物仅沉积于界面，故只能包裹其内相水溶性药物；⑥药物对热不稳定时，应选用不加热或低温包裹的方法，如液中干燥法、冻凝法和界面缩聚法等；⑦药物易水解或遇水起反应，应采用非水微囊化法。

（四）微囊化技术要点

目前工业上主要的应用方法为物理化学法，其工业参数对微囊的包封率及性状影响较大。一般来说，单凝聚法的囊材浓度应控制在3%～5%，凝聚温度应控制在50℃左右、固化温度应控制在15℃以下，电解质首选硫酸根离子；复凝聚法的囊材浓度应小于3%、应严格控制成囊体系pH，凝聚温度应高于40℃；影响液中干燥法包封率的主要影响因素为囊材种类、浓度及搅拌速度，其中搅拌速度一次乳化应控制在1000～1350r/min，二次乳化应控制在200～500r/min，同时亲水性保护胶体的加入浓度应控制在0.5%～5%。

五、微型包囊技术常见问题及解决措施

（一）微型包囊技术常见问题

微囊技术中的常见问题主要为成囊率低、液相干燥法产率下降、体系不稳定等3个方面，一定程度严重制约了微囊工艺的应用，主要原因为囊材浓度不当、体系温度、pH值不适宜、搅拌速度不当、亲水性保护胶体量不足等方面造成的。

（二）解决措施

一旦出现成囊率低、液相干燥法产率下降、体系不稳定等工艺问题，可以通过优化囊材种类与浓度、调整温度及pH值、优化搅拌速度、增加亲水性保护胶体用量等方面来实现。

六、微囊制备案例

（一）复凝聚法制备丁香挥发油微囊

丁香油提取自桃金娘科植物丁香的干燥花蕾，主要含丁香酚，丁香酚具有抗菌消炎、抗氧化和良好的解热作用。丁香酚不稳定，容易分解，张蕊等对其进行丁香油微囊化研究，以增加其稳定性。

1. 丁香挥发油微囊的制备

制备工艺流程为乳化—包囊—冷却—固化—分离—干燥。

取明胶1g，加10mL水溶胀过夜，于70℃水浴中加入23mL水制成明胶溶液，用新制的2%氢氧化钠溶液调节pH值为8.0，置35～45℃的水浴中备用。将阿拉伯树胶粉于干燥箱中80℃干燥1h（除去氧化酶），取1g于乳钵中，加丁香油1mL，与少量水研成初乳，制成水包油型乳剂，于显微镜下观察粒径不得大于$10\mu m$，将乳剂转入烧杯中，加水至33mL。使胶液温度维持在35～45℃，不断搅拌。按比例加入明胶溶液，缓慢搅拌混匀，用新配的稀盐酸调pH值至3.7～4.3，此时产生凝聚作用（显微镜观察，乳粒外有圆形的膜层，见图3.16），搅拌，加入另一份明胶溶液，混匀，用稀盐酸调pH值至3.7～4.3，缓慢搅拌10min，加入两倍量的冷水，搅拌降温至30～35℃，迅速加冰使温度降至10℃以下，保温搅拌10min。选择37%的甲醛为固化剂，加入一定量的固化剂，并以一定转速搅拌一定时间，放置至室温，适当离心，倾去上清液，将剩余固体抽至半干，加入适量无水乙醇，抽干，用无水乙醇洗涤5次，除去甲醛，将剩余固体抽干，装入干燥至恒重的培养皿中，放入干燥器中干燥48h后，即得。

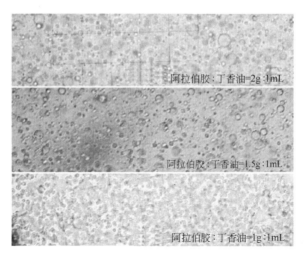

图 3.16　不同囊心-囊材比例下初乳的显微图

实验对成囊温度、阿拉伯胶-明胶比例、成囊时 pH 值等因素进行正交试验优化，结果表明：最适温度为 40～45℃；最佳 pH 值为 3.7～4.3；阿拉伯胶与明胶比例为 1∶1 时，所得微囊质量最佳。

2. 丁香挥发油微囊的形态学评价

取固化、干燥后的微囊制作装片，观察显微图像。对微囊粘连情况与微囊外观质量进行相关性分析，相关系数为 0.46，说明微囊粘连情况与所得微囊的外观质量存在正相关性，即从微囊粘连情况可对所得微囊外观进行初步判断。当显微镜下观察微囊为单粒时，所得微囊外观为白色粉末。

（二）复凝聚法制备芍药苷微囊

药理活性研究表明，芍药苷具有抗凝、抗动脉粥样硬化、抗血栓、抗组织损伤及抗风湿性关节炎等作用。但芍药苷存在胃肠吸收差、体内生物利用度低、对温度及光照不稳定等现象，基于此，董自亮等采用微囊化技术制备芍药苷微囊，从而改善药物吸收，提高生物利用度。

1. 微囊的制备方法

分别称取明胶、阿拉伯胶 2g，加 50mL 水溶胀后，分别配成 4％的溶液，备用。精密称取芍药苷（过 100 目筛）0.4g，加入少量阿拉伯胶溶液研磨成混悬液，再加入等量的明胶与阿拉伯胶共 50mL，混匀后置烧杯中于 50℃的恒温水浴中以 300r/min 搅拌，滴加 5％醋酸溶液调节 pH 值至 3.5～4.5，继续搅拌约 15min，加入 2 倍量蒸馏水（50℃温水）待体系自然冷却至 30℃以下后，冰浴迅速冷却至 10℃以下，用 4％戊二醛溶液约 25mL 固化 15min，静置使其充分沉降，倾去上清液，微囊滤过，用水洗至无醛味，于 50℃真空干燥，即得芍药苷微囊。

实验进一步对影响成囊的囊材囊心比、搅拌速率和 pH 值进行 Doehlert 设计以优化成囊工艺，结果显示，最佳工艺水平为：囊材囊心比 4.32、搅拌速率 304.86r/min 及 pH 值 4.0。

2. 微囊的形态及粒径分布

制得的芍药苷微囊呈白色略泛黄色。采用扫描电子显微镜观察其表面形态，结果见图 3.17。微囊形态圆整，表面光滑，无粘连，囊壁清晰。用带有标尺的光学显微镜测得 100

个芍药苷微囊的粒径，以粒径为横坐标、粒径分布密度为纵坐标绘制柱形图（图3.18），可见微囊粒度主要分布在100μm左右，最大粒径不超过200μm。

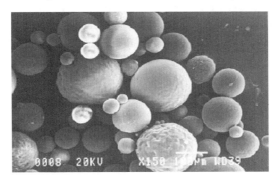

图3.17　微囊电镜扫描照片

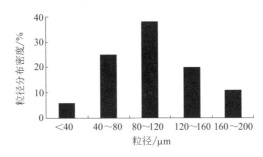

图3.18　芍药苷微囊粒径分布

3.微囊的体外释药特性

取芍药苷及载药微囊约50mg，分别置于盛有900mL、pH6.8的磷酸盐缓冲液的溶出度仪转篮中，调节转速为100r/min，加热至缓冲液的温度恒定在（37±0.5）℃。分别于

0.5h、1h、2h、4h、6h、8h、12h、16h、20h时吸取5mL释放液，并补加等量等温的空白缓冲液，释放液用0.22μm微孔滤膜滤过，测定，计算不同时间芍药苷及其微囊中药物的累积释药率，结果见图3.19。

由图3.19可见，芍药苷微囊在体外有较好的缓释效果，延长了药物的有效作用时间。释药曲线前部分较陡直，释药较为迅速，3h累积释药量已达50%以上，后部分曲线平缓，释放较慢。采用线性回归法分别对芍药苷微囊体外释放曲线按照零级动力学方程、一级动力学方程及Higuchi

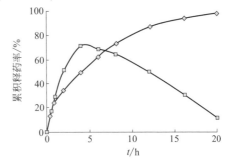

图3.19　芍药苷及其微囊的体外累积释药曲线
—□—芍药苷微囊　—◇—芍药苷

方程进行模型拟合，拟合方程分别为 $M_t = 5.95t + 24.97$，$r = 0.805$；$\ln(1 - M_t) = -0.272t - 0.017$，$r = 0.992$；$M_t = 30.032t^{1/2} - 0.383$，$r = 0.982$。

参考文献

[1]　陆彬.中药新剂型与新技术［M］.北京：化学工业出版社，2008.

[2]　陆彬.药物新剂型与新技术［M］.北京：人民卫生出版社，2005.

［3］ 司奇，吴丹，曹青日，等.缬草挥发油β-环糊精包合物的制备与评价［J］.中国中药杂志，2013，38（14）：2309-2313.

［4］ 恽菲，徐晓琰，狄留庆，等.蛇床子素不同环糊精包合物的制备及其生物利用度比较研究［J］.中草药，2014，45（3）：341-348.

［5］ 邱金双，李陈雪，牟景龙，等.中药微囊制剂研究进展［J］.中国中医药信息杂志，2015，22（8）：129-132.

［6］ Johnson OL，Jaworowicz W，Cleland JL，et al. The stabilization and encapsulation of human growth hormone into biodegradable microspheres［J］.Pharm Res，1997，14（6）：730-735.

［7］ Berkland C，Kim K，Pack DW.·Fabrication of PLG microspheres with precisely controlled and monodisperse size distributions［J］.Journal of Controlled Release，2001，73（1）：59-74.

［8］ 侯惠民.新给药系统的工程化——新制剂及制造装置［J］.中国医药工业杂志，2006，38（3）：146-155.

［9］ 陈庆华，张强.药物微囊化新技术及应用［M］.北京：人民卫生出版社，2008.

［10］ 晋兴华.挥发性中药微囊化技术的研究［D］.天津：天津大学，2006.

［11］ 张蕊，李红燕，刘薇，等.复凝聚法制备丁香油微囊的工艺研究［J］.现代生物医学进展，2013，13（4）：631-636.

［12］ 董自亮，卢君蓉，高飞，等.芍药苷微囊的制备及其体外释药研究［J］.中草药，2013，44（13）：1756-1760.

习题

1.在包合工艺设计中如何提高包合率及收率？

2.简述包合技术在中药制剂中的应用。

3.简述微型包囊技术常见问题及解决措施。

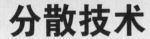

第四章

分散技术

第一节　概　　述

一、分散的含义、目的与分类

分散是指将一种物质（分散相）以各种形式（如分子、微晶或液滴等）均匀分布于另一种物质（分散介质）中的操作过程，是中药制剂常用成形技术。

分散的目的：①增加难溶性药物的溶解度与溶出速率；②提高生物利用度；③制备速效或缓释制剂；④提高中药资源利用。

根据制剂状态不同，分散技术可以分为固体分散技术与液体分散技术两大类。

固体分散技术是将药物与载体混合制成高度分散的药物-载体固体分散体的制剂技术。常用的固体分散技术主要包括：①熔融法；②溶剂法；③溶剂-熔融法；④研磨法；⑤溶剂-喷雾（冷冻）干燥法；⑥双螺旋挤压法。

液体分散技术是将药物分散在液体分散介质中制成液体剂型的技术。常用的液体分散技术包括：①溶解；②胶溶；③混悬；④乳化。

二、固体分散体的含义与分类

固体分散体是指药物高度分散于载体中制成的固体分散物。药物在载体中以分子、胶态、微晶或无定形状态分散。固体分散体作为中间体，可进一步制备散剂、胶囊剂、片剂、软膏剂及栓剂等，也可直接制成中药滴丸。

固体分散体的类型按其释药性能分为：①速释型，用亲水性载体制成，可改善难溶性药物的润湿性，加快其溶出速度，提高其生物利用度；②缓释、控释型，由水不溶性或脂溶性载体制成，药物的释放机制与缓释、控释制剂相同；③肠溶型，用肠溶性载体制成，可使药物在肠道释放。

固体分散体中药物的分散状态：①低共熔混合物；②固态溶液；③玻璃溶液或玻璃混悬液；④共沉淀物。

三、液体药剂的含义与分类

液体药剂是指药物分散在液体分散介质中制成的液体剂型。液体药剂中的药物以分子、离子、胶粒、微粒或液滴等状态分散于液体分散介质中。

液体药剂根据分散相粒子大小及分散状况不同分为：①真溶液型；②胶体溶液型；③混悬液型；④乳浊液型。

第二节　熔　融　法

一、概述

药物与载体分别粉碎过筛，按一定比例混匀，用水浴或油浴加热至完全熔融，或先将载体加热熔融，再将药物加入搅拌，使药物完全溶解在液态载体中，然后将熔融物在剧烈搅拌下迅速冷却成固体，干燥粉碎即得。熔融法制备的固体分散体，一般药物在载体中有较高度的分散状态，方法简便、经济。由于制备过程温度较高，该方法适用于对热稳定的药物，以及熔点低或不溶于有机溶剂的载体，如 PEG 类。

二、熔融法原理

药物溶解于载体熔融液中，可以以分子、微晶或无定形等状态分散，冷却后二者析晶形成固体分散体，如图 4.1 所示。

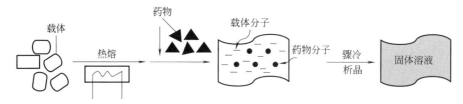

图 4.1　熔融法原理

三、熔融法常用设备及其基本结构

熔融法制备固体分散体的制剂，最适宜的剂型是滴丸。使用的设备为滴丸机。滴丸机采用机电一体化紧密组合方式，集动态滴制收集系统、循环制冷系统、电气控制系统于一体，其结构如图 4.2 所示。

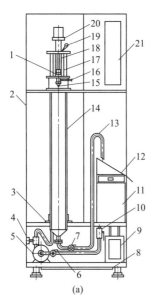

(a)

1—搅拌器；2—柜体；3—升降装置；4—液位调节手柄；5—冷却油泵；6,7—放油阀；8—接油盘；9—制冷系统；10—油箱阀；11—油箱；12—出料斗；13—出料管；14—冷却柱；15—滴制滴头；16—滴制速度手柄；17—导热油；18—药液；19—加料口；20—搅拌电机；21—开关温度控制盘

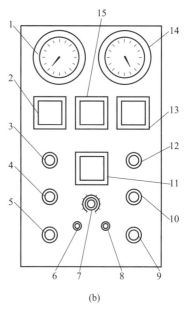

(b)

1—气压压力显示；2—制冷温度显示；3—制冷系统开关；4—滴罐加热开关；5—总电源开关；6—气动调节旋钮；7—搅拌电机速度调节旋钮；8—真空调节旋钮；9—冷却油泵气动开关；10—滴盘加热气动开关；11—滴盘温度显示；12—搅拌电机开关；13—药液温度显示；14—真空度显示；15—导热油温度显示

图 4.2　滴丸机结构（a）及控制盘（b）

四、熔融法工艺流程及技术要点

1.工艺流程

熔融法包括三个过程：①熔融载体；②药物溶解于载体中；③骤冷析晶。其工艺流程如图4.3所示。

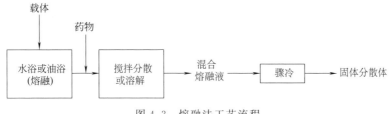

图4.3 熔融法工艺流程

2.熔融法制备滴丸技术要点

（1）制冷温度、油浴温度及滴盘温度的设定 制冷温度设定为1~5℃。油浴温度与滴盘温度先设定为40℃，待其温度显示为40℃时，应先关闭"滴罐加热"和"滴盘加热"开关10min，使导热油和滴盘温度适当传导后，再将二者温度调整到所需温度，油浴温度根据原料性质而定，但应高于70℃；滴盘温度应比油浴温度高5℃，以防药液下滴时凝固。

（2）加料与打料 原料可以是固体颗粒、粉末状或在外部加热成液体状再投料均可；根据原料黏度调节压缩空气压力；当药液温度达到设定温度时，方可启动"搅拌电机"开关，并调节适宜转速。

（3）滴制 为保证滴丸的圆整度与重量差异合格，滴制过程要注意保持药液恒温，滴制液静液压恒定，控制适当的滴距及滴速，保持好冷凝液的温度梯度。

五、熔融法制备滴丸常见问题及解决措施

1.丸重差异超限

① 因药液和基质未完全熔融而呈悬浮分散导致，可将药物与载体在外置罐中搅拌充分并保持恒温，或升高外置罐和滴头温度予以解决。

② 因滴制压力或滴头内液分配不均衡导致，可通过保持滴液罐内均衡的液位予以解决。

③ 因滴管内外口径不合适或滴制速度不适宜导致，可通过调节滴管的内外口径，保持滴制过程中滴制液静液压恒定以及及时冷却予以解决。

④ 因滴头与冷却液面距离过大，液滴溅落破碎导致，可通过调节滴制距离为最小状态（<15mm）。

2.滴头堵塞

① 因药物成分相互间或与基质发生化学反应，聚集成小颗粒；药物与基质密度差异过大致药物沉淀导致，可通过调整处方，选择适宜基质予以解决。

② 因滴罐和滴头温度过低，滴液凝固导致基质熔融不完全，可通过升高外置罐和滴头温度并保持恒温予以解决。

3.滴丸圆整度差

① 因冷凝液未控制好温度梯度导致，滴出的液滴经空气滴到冷凝液液面时，会变形并带入空气，此时如冷凝液上部温度过低，液滴未完全收缩成丸前就已凝固，丸内空气来

不及逸出形成空洞、拖尾。可通过调节制冷系统参数，保证冷却液的温度从上到下逐渐降低形成梯度予以解决。

② 因冷凝液选择不当导致，液滴与冷凝液的相对密度差过大或冷凝液的黏度太小，使液滴在冷凝液中移动的速度过快，易使滴丸成扁形。可以通过更换合适的冷凝液予以解决。

4. 滴丸破损

因离心冷却剂时集丸离心机转速过高导致，可以通过重新设置变频器，调节离心机转速予以解决。

5. 滴丸不够干燥

因离心后冷却液残留较多，吹风强度和时间不足导致，可通过调整离心参数，保证离心机甩干脱净85％以上的冷却剂，提高吹风强度和时间予以解决。

第三节　溶　剂　法

一、概述

溶剂法是指将药物和载体同时溶于有机溶剂中或分别溶于同一种有机溶剂中，均匀混合后蒸除溶剂，干燥获得固体分散体的方法，也称共沉淀法或共蒸发法。

溶剂法使用有机溶剂成本较高，且有时难以除尽，固体分散体中少量的有机溶剂易引起药物重结晶而降低药物的分散度。采用的有机溶剂不同，所制得的固体分散体中药物的分散度也不同。该法适用于对热不稳定及易挥发的药物。载体材料选择较多，如 MC、PVP、半乳糖、甘露醇等。

二、溶剂法原理

药物和载体材料溶于同一种有机溶剂中，溶质分子均匀分散于溶剂分子间，随着溶剂的蒸除，药物与载体同时析出结晶，药物在载体材料中实现固态均匀分散，如图 4.4 所示。

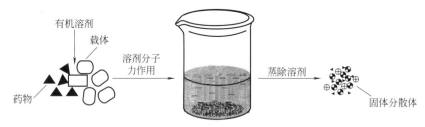

图 4.4　溶剂法原理

三、溶剂法常用设备及其基本结构

目前，生产上还未见溶剂法制备中药固体分散体设备的应用。实验室溶剂法通常采用烧瓶或烧杯等玻璃仪器小量制备固体分散体，如图 4.5 所示。

四、溶剂法工艺流程及技术要点

1. 工艺流程

溶剂法包括三个过程：①溶解药物和载体；②蒸除溶剂；③干燥。其工艺流程如图4.6 所示。

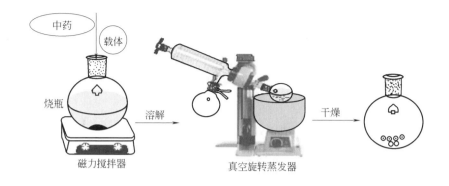

图 4.5　实验室溶剂法

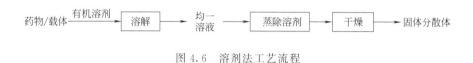

图 4.6　溶剂法工艺流程

2. 技术要点

（1）溶剂选择　必须既能溶解中药中有效提取物、有效部位或有效成分，还要溶解载体。

（2）溶剂蒸除　宜先用较高温度蒸发溶剂至溶液变黏稠，再骤冷固化。也可将药物与载体溶于有机溶剂后，采用喷雾干燥法除去溶剂。

五、溶剂法常见问题及解决措施

1. 载体中药物分散不均匀或结晶分块

因蒸除溶剂时未搅拌均匀或药物与载体未同时析出结晶导致，可通过在蒸除溶剂的整个过程保持物料动态分散和提高溶剂蒸发速度予以解决。

2. 固体分散体中溶剂残留

因蒸除溶剂不完全导致，可通过减少溶剂用量或调整溶剂蒸除工艺参数予以解决。

第四节　溶剂-熔融法

一、概述

溶剂-熔融法是指将药物用少量的有机溶剂溶解后与熔化的载体混合均匀，蒸去溶剂或不蒸去溶剂，冷却固化获得固体分散体的方法。

溶剂-熔融法制备固体分散体时药物溶液在固体分散体中所占的量一般不超过 10%（质量分数），否则难以形成脆而易碎的固体。该法适用于某些液体药物，如鱼肝油、维生素 A、维生素 D、维生素 E 等；受热不稳定且剂量小（<50mg）的固体药物；熔点低或不溶于有机溶剂的载体，如 PEG 类。

二、溶剂-熔融法原理

药物中加入少量有机溶剂，促使中药有效成分溶解，增加药物与载体熔融液的混合均匀度，均匀分散后经溶剂蒸除及系统冷却固化，药物高度分散于载体材料中，如图 4.7 所示。

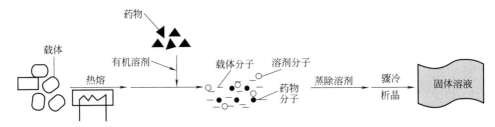

图 4.7 溶剂-熔融法原理

三、溶剂-熔融法工艺流程及技术要点

（一）工艺流程

溶剂-熔融法包括三个过程：①溶解药物和熔融载体；②搅拌混匀（后蒸除溶剂）；③骤冷固化。其工艺流程如图 4.8 所示。

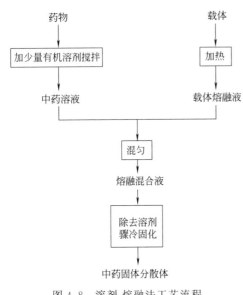

图 4.8 溶剂-熔融法工艺流程

（二）溶剂-熔融法技术要点

（1）溶剂选择　必须选择能溶解中药中有效提取物、有效部位或有效成分且低沸点的溶剂。

（2）溶剂残留量　应根据所用载体溶剂的容纳量调整溶剂的用量。

四、溶剂-熔融法常见问题及解决措施

（一）药物渗漏

因溶剂未完全蒸除或离心除去冷却剂时离心机转速过高导致，可通过减少溶剂用量、改变除去冷却剂的方法或参数予以解决。

（二）丸重差异超限

见第二节熔融法。

第五节　研　磨　法

一、概述

研磨法是指将药物与较大比例载体材料混合后，不加溶剂强力持久地研磨一定时间，形成固体分散体的方法。

研磨法制备固体分散体时药物所占比例较小，研磨强度大、时间久，研磨时间的长短因药物而异。该法适用于剂量小的药物，常用的载体材料为微晶纤维素、乳糖、PVP 类、PEG 类等。

二、研磨法原理

通过强力持久的研磨和摩擦翻动，剪切外力破坏原料颗粒内分子间的结构应力，降低药物粒度，或使药物与载体以氢键结合，从而使二者形成固体分散体，如图 4.9 所示。

三、研磨法常用设备

常用的设备主要有胶体磨（见本章第九节混悬）和球磨机。

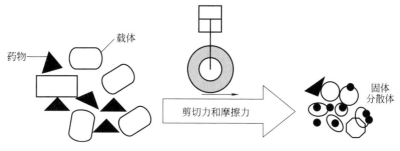

图 4.9 研磨法原理

四、研磨法工艺流程

研磨法包括两个过程：①粉碎；②混合研磨。其工艺流程如图 4.10 所示。

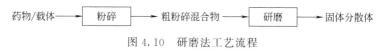

图 4.10 研磨法工艺流程

第六节 双螺旋挤压法

一、概述

双螺旋挤压法是将药物与载体置于双螺旋挤压机内，经混合、捏制制备固体分散体的方法。

双螺旋挤压法制备固体分散体无需溶剂参与、操作步骤少且可持续操作，药物不易被破坏，制得的固体分散体性质稳定。该方法适用于黏度适宜、热稳定性好且与药物有较好的相容性的载体，如高分子聚合物 PVP、PEO、PLA、PLGA、EVA、丙烯酸树脂、纤维素衍生物、蜡类等。

二、双螺旋挤压法原理

采用带双螺旋结构的挤压设备，通过螺蚊变径变距产生的切应力和扭矩挤压作用，使药物更均匀地分散在载体材料中，混合后的药物与载体经加热熔融，使药物与载体达到良好的相容性，由入口处的多相状态变为出口处的单相状态，并通过出口处模孔对其赋型，如图 4.11 所示。

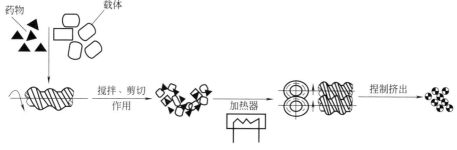

图 4.11 双螺旋挤压法原理

三、双螺旋挤压法常用设备及其基本结构

双螺旋挤压法常用设备为双螺旋挤压机。双螺旋挤压机由控制面板、驱动部分、加料斗、机筒、螺杆、捏制部分和加热器等构成，具有高捏合和分散能力以及极强的挤出能力，如图 4.12 所示。

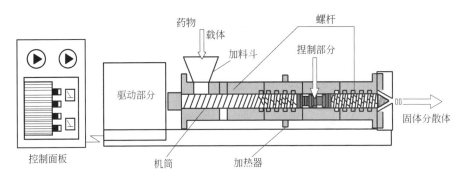

图 4.12　双螺旋挤压机结构

物料进入加料斗，经过螺杆到达机头口模，在此过程中，物料的运动情况、受到的混炼情况与螺杆是否啮合、是同向回转还是异向回转、螺杆区段的形状和尺寸等因素关系密切。根据螺杆的啮合和转动方向，挤压机可分为以下几类。

(1) 非啮合异向回转类型　混炼剪切效果强；无自洁作用，一般用于混料。

(2) 啮合同向回转类型　混合作用强烈；物料在螺槽缝中成螺旋∞运动；具有自洁作用，一般用于混料。

(3) 啮合异向回转类型　剪切搅拌作用强烈，塑化好；物料在各部分间隙做圆周运动，非螺旋∞运动；自洁性能较差，多用于加工制品。

四、双螺旋挤压法工艺流程及技术要点

(一) 工艺流程

双螺旋挤压法包括三个过程：①药物与载体粉碎混匀；②加热熔融；③挤出。其工艺流程如图 4.13 所示。

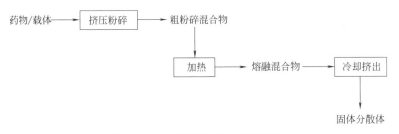

图 4.13　双螺旋挤压法工艺流程

(二) 双螺旋挤压法技术要点

(1) 物料准备　药物和载体材料应干燥，并达到所需要求。

(2) 螺杆转速　螺杆转速应先慢后快，且低速空转时转速不高于 20r/min。

(3) 温度控制　机器各部位温度达设定值后，应保温 30min 至机器内外温度一致。

(4) 载体选择　宜选择低熔点的载体材料。

(5) 操作方式　切忌"冷开车"，以免螺杆扭断。

五、双螺旋挤压法常见问题及解决措施

(一) 排气口"冒料"

① 因螺杆组合处或排气挡料块处存在漏缝导致，可将漏缝缺口修补，或改造连接处

的结构。

② 因机器温度过高导致，可调节机器加热或冷却系统，使温度合适。

（二）螺杆扭断

因"开冷车"或"冷开车"导致，可在机器上安装扭矩过载保护装置，或开机前充分预热机器。

（三）断条

因喂料机与主机转速不匹配导致，可降低喂料机转速，调整喂料工艺参数。

第七节　溶　　解

一、概述

溶解是指一种或一种以上的物质（固体、液体或气体）以分子或离子状态分散在溶剂中形成均相的液态分散体的过程。在制备中药溶液制剂的过程中，常采用溶解技术，结合搅拌、加热、超声处理，使药物分散均匀。

二、溶解原理

药物溶质分子（离子）与溶剂分子间通过溶剂化作用、缔合作用或形成氢键等相互间作用力，实现药物分子（离子）在溶剂中均匀分散，形成均相液体分散体，即"极性相似相溶"原理，如图 4.14 所示。

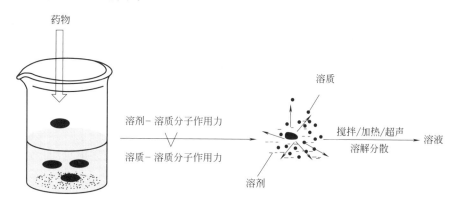

图 4.14　溶解原理

三、溶解辅助设备

通常采用搅拌、加热或超声等方式促进物料溶解，生产上相应的溶解辅助设备有高速搅拌分散器（图 4.15）、加热器和超声波粉碎仪（图 4.16）等。

四、溶解工艺流程及技术要点

（一）工艺流程

溶解工艺流程如图 4.17 所示。

（二）溶解法技术要点

① 采用搅拌法促进溶解时，宜采用机械搅拌和小叶轮桨叶，转速由低至高，不可以高速挡启动。

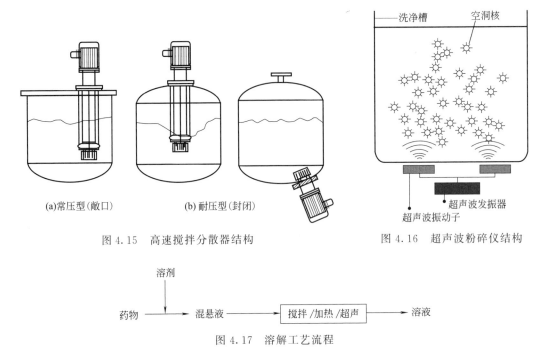

(a)常压型(敞口)   (b)耐压型(封闭)

图 4.15   高速搅拌分散器结构

图 4.16   超声波粉碎仪结构

图 4.17   溶解工艺流程

② 超声法促进溶解适用于低黏度物料，并根据具体药物的性质，选择水浴或冰水浴超声，可选择多次间歇式超声或短时连续超声。

五、溶解常见问题及解决措施

（一）乳化

因提取物中含皂苷成分，溶解时出现乳化现象，可通过降低搅拌速度、静置或减压消除因乳化产生的泡沫予以解决。

（二）物料过热

因超声功率过高或超声时间过长导致，可通过调整超声参数及采用脉冲方式，对于热不稳定物料采用冰水浴超声予以解决。

第八节   胶   溶

一、概述

胶溶是向暂时聚集在一起的药物胶体沉淀中加入胶溶剂或洗去体系中过多的电解质，使沉淀重新分散成非均相溶胶的过程。这种使沉淀转变成胶体的方法称胶溶法。

二、胶溶原理

许多新鲜的沉淀实际上都是刚形成的聚集体。由于制备时缺少稳定剂，故胶体质点聚集在一起而成沉淀。若加入少量电解质，胶体质点因吸附离子带电而变得稳定，沉淀在搅拌下会重新分散成溶胶。有时质点聚成沉淀是因为电解质过多，洗涤除去过量的电解质也会使胶体质点稳定，沉淀在搅拌下会重新分散成溶胶，如图 4.18 所示。

三、胶溶工艺流程及技术要点

（一）工艺流程

药物聚集体中加入少量电解质（种类要视胶核表面所能吸附的离子而定）或洗涤除去

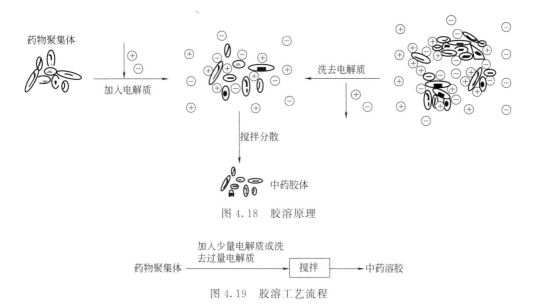

图 4.18　胶溶原理

图 4.19　胶溶工艺流程

过量电解质，经搅拌制成溶胶。其工艺流程如图 4.19 所示。

（二）胶溶技术要点

① 胶溶作用只能用于新鲜的沉淀，沉淀小粒子经过老化，出现粒子间的连接或变成大的粒子，则不能重新分散。

② 可采用稀释、透析或加液超滤等方法除去过多电解质。

四、胶溶常见问题及解决措施

在胶溶过程中常出现的问题是沉淀不能分散形成溶胶，其原因及解决措施如下。

① 因药物沉淀粒子已经老化导致，可通过制备药物新鲜的沉淀进行胶溶分散予以解决。

② 因药物沉淀中电解质浓度不合适导致，可通过加入或除去的方式调节电解质浓度予以解决。

③ 因中药聚集体无离子吸附点导致，可通过采用其他的液体分散方法（如研磨法、超声波分散法等）予以解决。

第九节　混　悬

一、概述

混悬是指在机械搅拌和助悬剂的作用下，难溶性固体药物以微粒状态分散在液体分散介质中形成非均相分散体系的技术。药物微粒的粒径一般在 $0.5 \sim 10 \mu m$，小者可到 $0.1 \mu m$，大者可达 $50 \mu m$ 或更大。所用分散介质大多为水，也可用植物油。

二、混悬原理

通过机械能的输入和高剪切能克服固体药物黏力和内聚力，在助悬剂增稠、润湿、絮凝和反絮凝作用下，使药物微粒在液体介质中混悬分散，如图 4.20 所示。

三、混悬设备及其基本结构

胶体磨常用于药物的混悬分散，其主要由磨头部件、底座传动部件和电动机三部分组

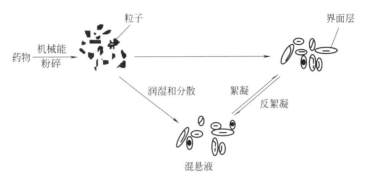

图 4.20　混悬分散原理

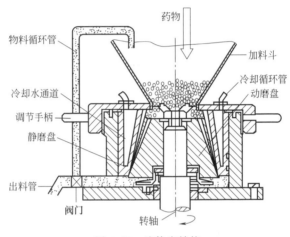

图 4.21　胶体磨结构

成，其中磨头部件的动磨盘和静磨盘是胶体磨的关键部件。此外，还有加料斗、出料管、循环管、阀门等（图 4.21）。

　　胶体磨依靠动、静磨盘齿形斜面的相对运动而成，其中一个高速旋转，另一个静止，使通过齿斜面之间的物料受到极大的剪切力和摩擦力，同时又在高频振动和高速旋涡等复杂的作用力下使物料研磨、粉碎、均质、乳化、混合。

四、混悬工艺流程及技术要点

（一）工艺流程

　　药物粗颗粒经粉碎至符合要求的微粒后，加入液体介质和助悬剂，循环研磨至适宜分散度的混悬型液体分散体。其工艺流程如图 4.22 所示。

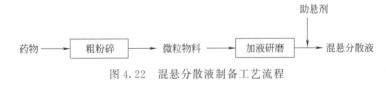

图 4.22　混悬分散液制备工艺流程

（二）胶体磨混悬法技术要点

　　① 进行加液研磨操作时，混悬液物料中固体药物颗粒的粒径小于 0.2mm 有利于节省能耗。

② 由于胶体磨转子高速运转时会产生大量热量，所以应选择热稳定药物或通过多道冷却以降低温度。

③ 混悬分散液中微粒粒径大小可通过调节定子与转子间隙或转子转速来控制。

五、胶体磨混悬常见问题及解决措施

（一）料液渗漏

① 因电机凸缘端盖松动导致，可以通过加装挡水盘予以解决。

② 因胶体磨内残余物料影响机械密封导致，可通过彻底清洗机器内部，除去内部黏结的残留物料予以解决。

（二）突然停转

因物料过载或大颗粒太多导致，可通过关闭电源、减少投料或将药物颗粒预粉碎到符合要求的微粒后再进行加液研磨予以解决。

（三）粒径不合格

① 因转子与定子间隙过大导致，可通过调小转子与定子间隙予以解决。

② 因转子速度过低导致，可通过提高转子的线速度至 1000m/min 左右予以解决。

第十节　乳　　化

一、概述

乳化是指在乳化剂的作用下，将液体药物以液滴状分散于另一相液体中形成非均相液体分散体系的一种技术。药物液滴的直径一般在 $0.1 \sim 100 \mu m$ 范围之间。

二、乳化原理

在乳化过程中，液体药物以细小的液滴分散于另一相液体中，加入的乳化剂吸附于乳滴周围形成乳化膜，并可降低两相间的界面张力，使药物液滴均匀分散形成稳定的乳滴，如图 4.23 所示。

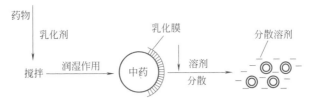

图 4.23　乳化作用原理

三、乳化设备及其基本结构

生产上可实现乳化分散的设备较多，常用的乳化设备的种类及其基本结构、作用机制和适用范围见表 4.1。

表 4.1　常用乳化设备

设备名称	主要结构	作用机制	适用范围
高速搅拌器	电机、搅拌装置、搅拌罐、轴与轴封	对流、扩散、剪切、破碎	乳化分散受叶轮类型、叶轮在容器中的位置及容器形状影响，工业上用于物料的粗分散，如制备粗乳

续表

设备名称	主要结构	作用机制	适用范围
胶体磨	磨头部件、底座传动部件和电动机	剪切、研磨和高速搅拌作用力	适用于中低等黏度的物料
超声波乳化器	超声波发振器、容槽	微小气泡的爆释、空穴作用	超声波功率小，适用于低黏度物料
高压乳匀机	泵体、均质阀、安全阀、电动机及传动机、按压器	挤压、剪切、涡流、空穴、高速撞击	适用于粗乳的进一步乳化，以获得更细粒径的乳状液

高压乳匀/均质机已用于工业生产中药物液体制剂的乳化。高压微射流仪是高压均质机的一种类型，其主要结构包括加料系统、控压系统、交互作用腔和冷却系统组成。物质料在高压下高速射过交互容腔，经剪切力和高速撞击作用，在交互容腔中被分散与乳化。高压微射流仪的工作原理如图4.24所示，结构如图4.25所示。

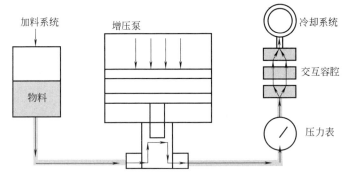

图 4.24　高压微射流仪工作原理

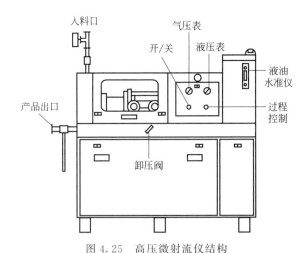

图 4.25　高压微射流仪结构

四、乳化工艺流程及技术要点

（一）工艺流程

乳化工艺主要包括药液与分散介质的混合与乳匀分散两个过程（图4.26）。

（二）高压均质乳化技术要点

① 加压前先打开冷却系统或将工作腔浸于冷水浴环境中以控制均质温度。

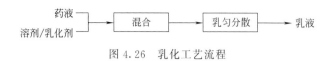

图 4.26　乳化工艺流程

② 高压均质机主要用于粗乳进一步乳化，所以均质物料需先经高速分散成粗乳后再高压均质。

③ 高压均质机压力的控制应注意在均质前系统管路中不能进入空气，均质操作时应先低压循环再高压，有助于获得均一的乳化液滴。

④ 为获得更小粒径的乳状液，可根据粒径要求和具体使用物料的性质，选择适宜的均质循环次数。

五、高压均质乳化常见问题及解决措施

（一）工作声音异常

因管路内进入空气导致，可采用低压反复均质，排出管路内空气予以解决。

（二）出料口不出液

因交互作用腔堵塞导致，可将交互作用腔掉头安装后均质，清洗疏通予以解决。

（三）泡沫过多

因加料时料液倾倒入加料斗产生大量泡沫导致，可在加料时采用料液贴料斗壁缓慢注入，并先低压循环，再高压循环予以解决。

（四）乳滴粒径过大

因均质工艺不合理导致，可通过调整均质压力，并先低压循环分散再进行高压均质予以解决。

 习题

1. 熔融法与溶剂-熔融法在工艺上有何异同点？分别适用于什么类型的药物？
2. 双螺旋挤压法制备固体分散体的原理是什么？有何特点？

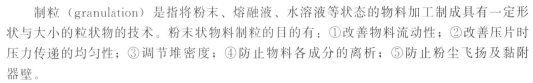

第五章

制粒技术

制粒（granulation）是指将粉末、熔融液、水溶液等状态的物料加工制成具有一定形状与大小的粒状物的技术。粉末状物料制粒的目的有：①改善物料流动性；②改善压片时压力传递的均匀性；③调节堆密度；④防止物料各成分的离析；⑤防止粉尘飞扬及黏附器壁。

制粒作为粒子的加工过程，几乎涉及所有的固体制剂。如颗粒是颗粒剂的最终产品，是片剂、胶囊剂等制剂的中间体。不同制粒方法所得颗粒不仅形状、大小、强度不同，而且崩解性、溶解性也不同，进而影响制剂的质量和疗效。因此，应根据药物特性和所需颗粒的要求选择适宜的制粒方法。常用的制粒方法有流化喷雾制粒、湿法制粒、干法制粒等。

第一节　流化喷雾制粒

流化喷雾制粒是利用热气流使流化床内物料呈悬浮流化状，再喷入黏合剂溶液，使之凝集成颗粒，同时干燥的一种制粒方法。由于同时在一台设备上完成物料混合、制粒、干燥等多个单元操作过程，故又称"一步制粒"。目前该方法多用于颗粒剂的制备，适用于黏性大、湿法制粒不易成形的物料和对湿、热敏感的物料制粒，不宜用于各成分比重差异太大的物料制粒。

流化喷雾制粒优点：①可同时实现混合、造粒、干燥和包衣；②自动化程度高，工艺简单，节约时间；③颗粒均匀，流动性和可压性好，色差小。其局限性：①设备组成部件多，电耗较高；②药物粉末飞扬，极细粉不易全部回收。

一、流化喷雾制粒原理

压缩空气和黏合剂溶液按一定比例由喷嘴雾化并喷至流化床层上正处于流化状态的物料粉末上，液滴使接触到的粉末润湿并聚结在其周围形成粒子核，同时再由继续喷入的液滴落在粒子核表面产生黏合架桥作用，使粒子核与粒子核之间、粒子核与粒子之间相互结合，组建形成较大的颗粒，干燥后，粉末间的液体桥变成固体桥，此过程不断重复进行，即得球状颗粒，如图 5.1 所示。

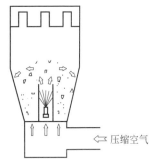

图 5.1　流化喷雾制粒原理

二、流化喷雾制粒工艺流程

流化喷雾制粒工艺流程，如图 5.2 所示。

三、流化喷雾制粒常用设备及其基本结构

流化喷雾制粒常用设备为流化喷雾制粒机，其主要由袋

滤器、流化室、鼓风机、空气预热器、气体分布器、黏合剂输送泵、压缩机、二次喷射气流入口等组成，如图 5.3 所示。

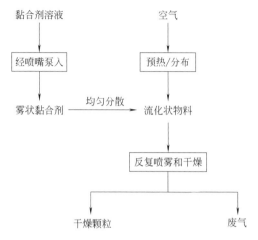

图 5.2 流化喷雾制粒工艺流程

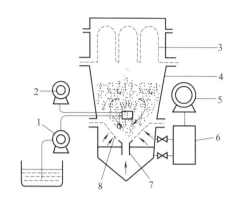

图 5.3 流化喷雾制粒机结构
1—黏合剂输送泵；2—压缩机；3—袋滤器；4—流化室；
5—鼓风机；6—空气预热器；7—二次喷射气流入口；
8—气体分布器

四、流化喷雾制粒技术要点及常见问题

1.技术要点

（1）风量和风温 根据粉料的密度和粒度大小进行调节；对含浸膏类制剂的制粒，一般将风量控制在 $4\sim6m^3/h$；水作溶剂时，进口风温设定为 $60\sim100℃$；有机溶剂做溶剂时，进口风温设定为 $20\sim50℃$。

（2）喷雾压力和喷雾频率 一般喷雾压力为 300Pa 左右；黏性小、易干燥的物料喷雾频率较黏性大、干燥慢的物料高。

（3）黏合剂种类 具有较好的黏性和流动性；均匀且易分散；不影响药物的崩解、溶出。

（4）黏合剂浓度 筛选其浓度以确保制得的颗粒粒度符合规定且分布均匀。

（5）黏合剂的温度 将黏合剂预热至接近沸点进料，使其黏度降低。

（6）制粒机内的物料量 主要取决于该物料的堆密度和设备大小。

（7）干燥时间和温度 颗粒制好后，提高热空气的温度，缩短干燥时间。

2.常见问题

流化喷雾制粒的常见问题及解决措施见表5.1。

表 5.1 流化喷雾制粒常见问题分析及其解决措施

常见问题	产生原因	解决措施
物料粘筛或结块	1.中药干浸膏粉黏性太大,不易"流化"或干浸膏粉引湿性较强,无法沸腾； 2.操作中导致粉粒返潮软化而黏结； 3.工艺设计不合理	1.尽量降低干浸膏粉的黏滞性； 2.合理选择风量、喷雾压力等操作参数； 3.合理设计制粒工艺
物料黏结槽底	1.进风温度过高,使低熔点物料熔融； 2.喷枪故障或物料聚集影响黏合剂雾化； 3.沸腾床内负压不够,物料不能很好地沸腾	1.适当降低进风温度； 2.修理喷枪或清除喷枪附近的聚集物； 3.适当开大风门

续表

常见问题	产生原因	解决措施
产生较多细粉或粗颗粒	1.物料本身的原因； 2.进风温度偏高易形成细颗粒,温度偏低易产生粗粒； 3.雾化压力大导致颗粒小,反之则颗粒大； 4.黏合剂黏度大则颗粒大,反之则细粉多； 5.喷雾流量小则颗粒小,反之则颗粒大	1.预先粉碎时须注意其细度； 2.控制进风温度； 3.调节雾化压力至雾滴粒径适当； 4.调节黏合剂黏度； 5.调节喷雾流量以控制颗粒粒度
湿颗粒所需干燥时间过长	1.制粒过程中不能形成良好沸腾状态； 2.捕集袋通透性变差,颗粒水分不能及时蒸发； 3.风量偏低,水分蒸发慢； 4.进风温度低,水分蒸发慢	1.防止制粒过程物料结块； 2.保证捕集袋通透性； 3.适当开大风门或检查其是否故障； 4.适当增大进风温度

第二节　湿法制粒

　　湿法制粒是在药物粉末中加入液体黏合剂后，粉末靠黏合剂的架桥或黏结作用使粉末聚结，并在机械力的作用下形成具有一定大小和形状颗粒的制粒方法。湿法制粒适用于对湿热稳定的药物，不适用于热敏性、湿敏性、极易溶等特殊的物料制粒。具体操作步骤为：黏合剂溶解于水（或其他溶剂），将黏合剂溶液量（湿颗粒形成液）加入混合粉末中适当时间后，制得颗粒；也可先将干黏合剂与粉末混合，再加入溶剂或水分，制得颗粒。

　　湿法制粒的颗粒流动性好，外形美观，耐磨性好，抗压缩能力强，但湿法制粒操作时间长，工序多，不宜用于对湿热敏感的药物。湿法制粒具体可分为挤压制粒、高速搅拌制粒、转动制粒等方法。

一、挤压制粒

　　挤压制粒是把药物粉末用适当的润湿剂或黏合剂（或药物稠膏或干膏粉，必要时加适量一定浓度的乙醇调整湿度），经捏合制成软材后，强制挤压使其通过一定孔径的筛网（板）或孔板而制粒的方法。挤压制粒可制成松软颗粒，适宜压片，所制颗粒粒度分布较窄，成品质量稳定，然而程序多、劳动强度大，不适合大批量、连续生产。

（一）挤压制粒原理

　　挤压制粒机挤压软材时，在特殊设计的螺杆元件或滚筒作用下，经输送压实，送至造粒机头，软材被加压，空气部分被压缩，水分从表面渗出，由于水分的润滑作用，软材很容易通过筛网，通过筛网的细孔后，成型物（湿颗粒）恢复到常压，形成圆柱形的颗粒（图5.4）。

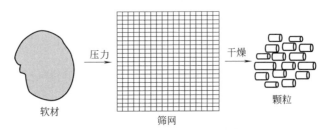

图 5.4　挤压制粒原理

（二）挤压制粒工艺流程

　　挤压制粒工艺流程如图5.5所示。

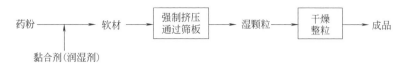

图 5.5 挤压制粒工艺流程

（三）挤压制粒常用设备及其基本结构

挤压制粒常见设备有旋转式制粒机和摇摆式制粒机。旋转式制粒机由挡板、钢皮筛网、四翼刮板等组成，如图 5.6 所示。摇摆式制粒机由加料斗、滚筒、支盘架、减速箱、皮带轮、齿条、齿轮、转轴和偏心轮组成，如图 5.7 所示。

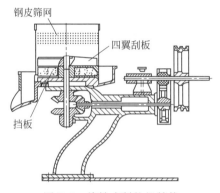

图 5.6 旋转式制粒机结构

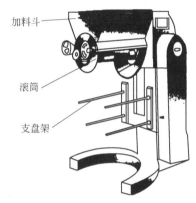

图 5.7 摇摆式制粒机结构

（四）挤压制粒技术要点及常见问题

1.技术要点

（1）软材的质量要求 根据药物的理化性质选择适宜的稀释剂、黏合剂、润湿剂等辅料；一般软材以"手握成团，轻压即散"为度；通过监测含水量等控制；浸膏与辅料应充分混合。

（2）制备环境的要求 湿度过大可造成软材吸潮；温度偏高则润湿剂易挥发。

（3）筛网的要求 根据药物特性及剂型选择。

2.常见问题

挤压制粒常出现的问题分析及其解决措施，见表 5.2。

表 5.2 挤压制粒常见问题分析及其解决措施

问题	原因分析	解决措施
颗粒粒度分布大	1.润湿剂、黏合剂种类、用量不当； 2.软材混合不均匀	1.调整润湿剂、黏合剂种类、用量； 2.增加混合时间,采用二次制粒
颗粒过硬	1.黏合剂黏性太强； 2.黏合剂用量太多； 3.干浸膏太硬	1.调整黏合剂种类或分次投料制粒； 2.调整黏合剂用量、浓度； 3.直接粉碎成浸膏粉,改用乙醇制粒
色泽不均匀	1.稠浸膏与辅料混合不均匀； 2.原辅料颜色差别大,制粒前未经研细或混匀； 3.易引湿药用金属筛网制粒； 4.有色药物用淀粉浆制粒易产生色泽不均匀	1.充分混合或二次制粒； 2.制粒前,将药物与辅料粉碎后加入； 3.及时翻动或采用尼龙筛网； 4.乙醇作润湿剂多次制粒,改用其他黏合剂

续表

问题	原因分析	解决措施
吸湿	1.原辅料吸湿； 2.颗粒疏松； 3.制粒环境湿度大	1.采用抗湿性辅料，精制除杂； 2.增加混合搅拌时间，二次制粒； 3.控制车间湿度
流动性差	1.润湿剂或黏合剂种类或用量不当； 2.颗粒中油性药物较多； 3.纤维性药粉较多； 4.颗粒含水量过高	1.选择适宜的润湿剂或黏合剂，调整用量； 2.加吸收剂将油类吸收再制粒； 3.使用黏性较强的黏合剂或增大用量； 4.控制干燥温度和时间

二、高速搅拌制粒

高速搅拌制粒（又称高速混合制粒或高速剪切混合制粒）是将药物和辅料混合，通过搅拌桨和剪切桨的机械搅动，混合物料，通过黏合剂的作用将物料制备成颗粒或微丸的一种制粒方法。高速搅拌制粒适用于较难流化喷雾制粒的高黏合性的物料制粒。

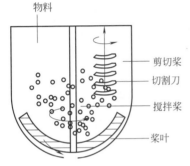

图 5.8 高速搅拌制粒机原理

高速搅拌制粒具有以下优点：①省工序、快速、操作简单；②与流化床和低速搅拌制粒机相比，需要的黏合剂少、干燥时间短；③通过改变混合时间和搅动器作用，可以改变颗粒的多孔性。同时，其也具有以下缺点：①粒子的压片和分散特性受颗粒孔隙度影响较大；②热敏物质随温度升高，易发生化学降解。

（一）高速搅拌制粒原理

高速搅拌制粒时，搅拌桨以一定的转速转动，使物料有规律地进行立体运动（混合、翻动、分散），通过高速旋转的切割刀的多次切割，物料被绞碎并切割成带有一定棱角的小块，小块间互相挤压、滚动而形成致密均匀的球状颗粒。通过调整搅拌桨和切割刀的转速可控制粒度的大小，如图5.8所示。

（二）高速搅拌制粒工艺流程

高速搅拌制粒工艺流程如图5.9所示。

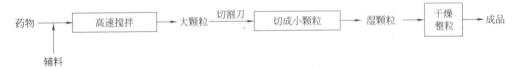

图 5.9 高速搅拌制粒工艺流程示意图

（三）高速搅拌制粒常用设备及其基本结构

高速搅拌制粒机形状多种多样，但其主要由容器、搅拌桨、剪切桨、电机等组成，如图5.10所示。

（四）高速搅拌制粒技术要点及常见问题

1.技术要点

（1）膏粉比例与润湿剂　黏合剂的选择和加入影响制粒工艺，黏合剂比例过多，物料易成团，膏粉比例大时粉性强，乙醇浓度宜高，反之宜低；膏粉为干膏粉与生药粉或辅料，润湿剂常用乙醇。

（2）浸膏相对密度　浸膏相对密度以能自然流动为宜；浸膏过稀需大量辅料，过稠需加适量乙醇恢复其流动性。

（3）原料粉末的粒度　粒度大制得颗粒均匀度小，但槽壁黏附少；粒度小制得颗粒光滑，但黏合剂用量增多。

（4）搅拌速度　搅拌速度增大，粒子增长快，粒径变大，搅拌桨可设定在慢拌挡，制粒切割刀设定在快速挡；搅拌速度范围为 $30\sim500r/min$，剪切速度范围为 $300\sim3000r/min$。

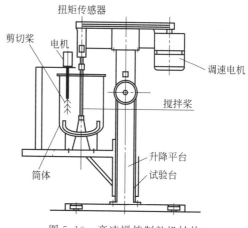

图 5.10　高速搅拌制粒机结构

（5）剪切桨速度　影响相对较小，一般剪切桨速度为 $1000\sim3000r/min$。

（6）搅拌时间　视物料黏性及用量而定，通常为 $10\sim15min$；有色颗粒可将物料先预混或分次搅拌。

（7）投料量　投料量影响所得粒子粒径和均匀度，同时影响物料温度；一次投料量不宜过多，以免混合不均匀。

2.常见问题

高速搅拌制粒常出现问题分析及其解决措施，见表5.3。

表 5.3　高速搅拌制粒常见问题分析及其解决措施

问题	原因分析	解决措施
粘壁	1.黏合剂选择不当； 2.加热温度过高； 3.搅拌时间过长	1.根据药物性质选择适宜的润湿剂和黏合剂； 2.控制加热温度； 3.控制搅拌时间
物料混合不均匀	1.浸膏过稠； 2.搅拌、剪切速度不当	1.加入适当润湿剂恢复其流动性； 2.适当控制搅拌、剪切速度

三、转动制粒

转动制粒又称滚转法制粒，属湿法非强制制粒，是利用一定量的黏合剂或润湿剂在转动、搅拌作用下使固体粉末黏聚成球形颗粒的方法。

转动制粒具有颗粒流动性较好的优点，缺点在于部分生产工序多凭经验控制，适用于中药浸膏粉、药物细粉的制粒。

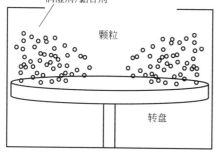

图 5.11　转动制粒原理

（一）制粒原理

容器底部旋转的圆盘带动物料做离心旋转运动，使物料不停地旋转运动而形成球形颗粒。黏合剂/润湿剂从物料层斜面上部的表面定量喷雾，使颗粒表面均匀润湿，并使散布的药粉或辅料均匀附着在颗粒表面层层包裹，如此反复操作即得颗粒，如图5.11所示。

（二）转动制粒工艺流程

制粒过程按照母核形成、母核长大、压实成形三个阶段进行。其工艺流程如图 5.12 所示。

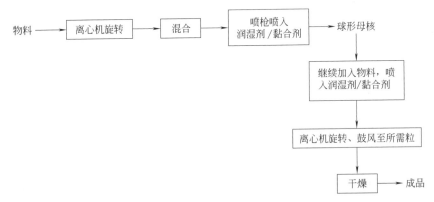

图 5.12　转动制粒工艺流程

（三）转动制粒常用设备及其基本结构

转动制粒机由喷嘴、转盘、鼓风系统、供粉机、压缩空气系统、电控台及抽风系统等组成，见图 5.13。

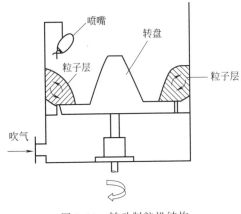

图 5.13　转动制粒机结构

（四）转动制粒技术要点及常见问题

1. 技术要点

（1）黏合剂的种类和用量　根据药物的性质及用量而定。

（2）药料与辅料的配比　颗粒中药物的比例可高达 80% 以上。

（3）黏合剂加入速率　以 10～12g/min 为宜。

（4）底盘转速　以 200～300r/min 为宜。

（5）喷枪喷雾条件　以 10～15L/min 为宜。

（6）滚圆时间　以 1～5min 为宜。

2. 常见问题

转动制粒常出现的问题分析及其解决措施，见表 5.4。

表 5.4　转动制粒常见问题分析及其解决措施

问题	原因分析	解决措施
颗粒质量不稳定	工艺参数调控不当,如黏合剂喷入速度、雾化条件等影响颗粒粒径和密度	选择适宜的喷入速度、喷入量等
粒度不均匀	喷浆过快则粉料过湿,颗粒易黏结;喷浆过慢则粉料不能充分润湿,粒子粗细不等	调整喷浆流量和供粉速度,达到粉料最佳润湿程度

第三节 干法制粒

干法制粒是指在不用润湿剂或液态黏合剂的条件下,将药物粉末与辅料混匀直接压缩成较大片剂或片状物后,重新粉碎成所需大小颗粒的制粒方法。有重压法和滚压法两种。适用于大部分干粉物料、热敏性物料、遇水易分解的药物以及容易压缩成型的药物的制粒,压制颗粒的溶出速率较慢,故不适用于水溶性药物的制粒。干法制粒的优点为:①缩短了工艺路线,减少了辅料用量;②操作简单可靠,自动化程度高。其缺点为:①颗粒色泽不均匀,较硬,影响药物溶出;②设备结构复杂,造价较高。

一、干法制粒原理

干法制粒的原理在于药物细粉之间的黏结,是药物细粉从小的粒子增大为大的药物颗粒。颗粒成型的过程按顺序分为以下4个阶段:粒子重排、粒子变形、粒子折断、粒子黏结。干法制粒时压制成型存在机械作用、分子间作用和表面液膜作用,如图5.14所示。

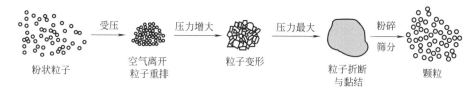

图 5.14 干法制粒原理

二、干法制粒工艺流程

干法制粒工艺流程,如图5.15所示。

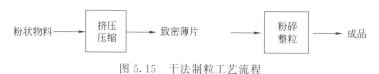

图 5.15 干法制粒工艺流程

三、干法制粒常用设备及其基本结构

干法制粒机主要有重压制粒机和滚压制粒机。干法制粒机由振动料斗、定量加料器、主加料器、轧片主机、破碎整粒机、振动筛等组成。滚压制粒机结构如图5.16所示。

四、干法制粒技术要点及常见问题

1.技术要点

(1)固体黏合剂的种类和用量 根据药物的性质及用量选择。

(2)药料与辅料的配比 一般干浸膏粉加0.5~1倍辅料。

(3)干浸膏粉含水量 干浸膏粉含水量高,易结块、粘机。

2.常见问题

干法制粒常出现的问题分析及其解决方法见表5.5。

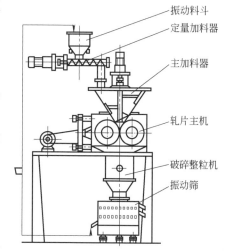

图 5.16 滚压制粒机结构

表 5.5　干法制粒常见问题分析及其解决措施

问题	原因分析	解决措施
所得颗粒溶出速率低	重压使所得颗粒较硬	选择崩解剂等适宜辅料
颗粒中成分交叉污染	生产过程中易造成粉末飞扬	防止粉末飞扬,避免交叉污染
重压法物料损耗大	重压法易产生较多细粉	收集细粉加入辅料进行再制粒
滚压法制粒时主药含量不易均匀	滚压法制薄片再辗碎成粒时不易混匀	整粒时多次混合颗粒
压制的薄片松散	1. 轧辊压力过小; 2. 轧辊转速过快	1. 调整轧辊压力; 2. 调整轧辊转速
颗粒易粘机	1. 轧辊压力过大; 2. 下料速度过快	1. 调整轧辊压力; 2. 调整下料速度

习题

1. 常用的中药制粒方法有哪些？其特点与适应范围是什么？
2. 流化喷雾制粒的技术关键及影响因素有哪些？
3. 对于黏性较大的中药物料在制粒过程中有何注意事项？

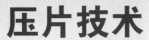

第六章

压片技术

第一节　概　　述

压片技术是指将药物与适宜的辅料混匀后压制成片状固体制剂的技术。对于中药片剂而言，压片原料可以是中药提取物、饮片细粉或饮片细粉与中药提取物的混合物，与此相对应，中药片剂可分为全浸膏片、全粉末片和半浸膏片。片剂的形状有圆片状、异形片状等，其中，以圆片状最为常见。片剂是现代药物制剂中应用最为广泛的剂型之一。

为了获得均匀且光亮的片剂，压片物料必须具有良好的流动性、压缩成形性和润滑性。制粒是改善物料流动性和压缩成形性的有效方法之一，根据是否需要制粒，压片技术可分为制粒压片技术与直接压片技术。

一、制粒压片技术

制粒压片技术是指物料经制粒后进行压片的技术。制粒压片技术又可进一步依据制粒工艺的不同分为湿法制粒压片与干法制粒压片。

湿法制粒压片技术中，尽管整粒前的工艺与颗粒剂的工艺完全相同，但对所制成颗粒的性质要求与颗粒剂有所不同。在片剂中，制粒是中间过程，除要求颗粒有良好的流动性外，也要求颗粒具有良好的压缩成形性。尽管湿法制粒工艺步骤较多，但因湿法制粒所得颗粒具有良好的流动性、压缩成形性和较强的耐磨性，因而湿法制粒压片技术是目前最常用的压片技术。和湿法制粒不适合于湿敏性、热敏性和极易溶性药物的制粒一样，湿法制粒压片技术也不适合相应性质药物的制粒压片。

干法制粒压片技术是将药物或药物与适宜辅料混匀并经干法制粒后进行压片的技术，适用于热敏性、遇水易分解药物的制粒压片，干法制粒压片常需要加入干黏合剂，以确保片剂的硬度和脆碎度符合要求。

二、直接压片技术

直接压片技术是指药物或药物与适宜辅料的混合物不经过制粒而直接压片的技术，依据药物的物理状态可分为结晶直接压片技术与全粉末直接压片技术。直接压片技术具有工艺步骤少、工序简单和节能、省时或溶出较快等优点，但因大多数物料的流动性和压缩成形性难以满足要求，因而直接压片技术在中药片剂生产中应用还不多见。

结晶直接压片适用于流动性和可压性均好的结晶性药物，但要注意高压容易引起药物晶型转变，有可能导致生物效应发生改变。粉末直接压片适用于对湿热不稳定的药物，但易出现片重差异大、裂片等问题，同时，辅料的选择范围局限，一般应选择可用于粉末直接压片的辅料。

三、适用范围与选用原则

由于片剂具有剂量准确、服用方便，化学稳定性较好，携带、运输、服用均较方便，生产的机械化、自动化程度较高，且可根据需要制成满足不同临床医疗需要的各种片剂，因而是临床最常用的剂型，故常常需要用到压片技术。尽管通常情况下，片剂具有不适用于幼儿及昏迷患者应用、压片时加入的辅料有时影响药物的溶出和生物利用度、挥发性成分久贮含量有所下降等缺点限制了一些药物选用片剂剂型，但由于多种新型辅料和工艺技术的应用，使得限制选用片剂剂型的不足得到改善，如口腔速溶片、泡腾片技术的应用等，进一步扩大了片剂的应用范围。

在各种压片技术中，每种压片技术均有一定的适用范围，一般而言，流动性和可压性均好的结晶性药物可选用结晶直接压片；对湿热不稳定的药物可选用粉末直接压片技术，亦可选用干法制粒压片技术；对湿热稳定且流动性和可压性差的药物则可选用湿法制粒压片技术。

第二节 压片原理

一、物料的压缩成形性

（一）压缩成形性的相关概念

片剂的制备过程是将辅料和/或药物的混合物压缩成具有一定形状和大小的坚固聚集体的过程，压缩成形的条件是粉体必须具有良好的压缩性和成形性。压缩性和成形性常常是同一压片过程的两个方面，因此常将压缩性和成形性合称为压缩成形性。

压缩性是指粉体在给定压力下减少体积的能力，可用压缩压力对空隙率（或固体分率）的变化来表征。

成形性是指粉体在给定压力作用后紧密结合成一定形状的能力，可用抗张强度来表征。

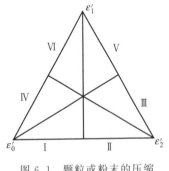

图 6.1 颗粒或粉末的压缩成形性分类

可压片性表示在给定压力下把粉体压缩成具有一定强度的片剂的能力，表明压缩压力对抗张强度的影响。

（二）物料的压缩成形性分类

良好的压缩性是物料能够压制成片剂的前提，粉末或颗粒在压片压力界限范围内，表现为弹性-塑性黏性流体的性质，依据形变的特点可分为快速弹性型 ε_0'、慢弹性型 ε_1' 和塑性型 ε_2' 共 3 种类型，根据物料 3 种形变所占比例以及采取的改良压缩成形性对策的不同，物料的压缩成形性分为 6 种类型（Ⅰ、Ⅱ、Ⅲ、Ⅳ、Ⅴ、Ⅵ），见图 6.1 与表 6.1。

表 6.1 颗粒或粉末的压缩成形性类型及特性

类型	特性	要求
第Ⅰ、Ⅱ型	低塑性、高弹性	该类颗粒或粉末弹性大、易裂片，制粒时需要添加强黏合剂
第Ⅲ、Ⅳ型	中等塑性、中等弹性	该类颗粒或粉末压实时，弹性和塑性形变居中，制粒时应添加中等黏性的黏合剂
第Ⅴ、Ⅵ型	高塑性、低弹性	该类粉末或颗粒压缩成形性好，压成的片剂硬度和抗磨蚀性能良好，制粒时只需加少量水或一般黏合剂即可

二、压缩过程分析

(一)压缩力和体积的变化

粉体在压缩过程中伴随着体积的减小，其相对体积（V_r = 堆体积 V/真体积 V_t）随压缩力（p）变化的曲线如图 6.2 所示。

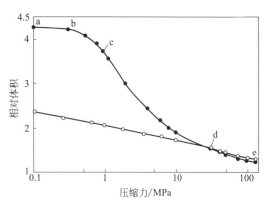

图 6.2　相对体积和压缩力的关系
●颗粒状；○粉末状

在图 6.2 中，根据体积的变化压缩过程可分为以下 4 个阶段。

ab 段：粉体层内粒子空间位置重新排列，形成新的紧密填充结构，粒子形态不变。

bc 段：粒子发生弹性变形，产生临时架桥，增大接触面积。

cd 段：粒子发生塑性变形或脆性变形，使空隙率显著减小，从而使粒子间的接触面积增大；同时，粒子破碎而产生的新生界面可进一步增强结合力。

de 段：固体晶格的压密过程，此时体积变化不明显，以塑性变形为主，产生较大的结合力。

必须指出的是，这 4 个阶段并没有明显界线，常常是同时或交叉发生，一般颗粒状物料各种变化表现明显，而粉状物料表现不明显。

(二)压缩过程中力的分析

药物颗粒或粉体被压制成片的过程，通常包括粉末粒子重排聚结阶段、弹性形变阶段、塑性形变阶段和脆性形变阶段，整个过程为上、下冲力及模壁应力共同作用的结果，如图 6.3 所示。

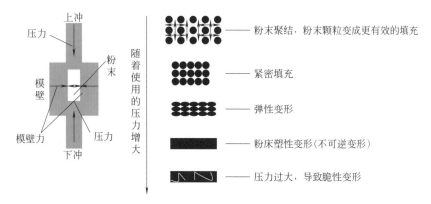

图 6.3　压片过程中力的传递与物料的形变

弹性变形：在施加压力时发生变形，解除压力后恢复原样，弹性变形在压片过程中不产生结合力，仅随压力的变化而暂时性发生形变，是片剂容易裂片的重要原因。

塑性变形：在施加压力时发生的形变，即使解除了压力也不能恢复原形，塑性变形在压片过程中产生结合力，是产生成形性的重要原因。

脆性变形：物料在压力下因破碎而产生的变形，因物料已破裂，故解除压力后也不能恢复原形，物料因破碎可产生新生界面、增加表面能，从而增强结合力。

在压缩过程中，上、下冲压力通过压缩物传递到各部位（图 6.4）。当物料为完全流

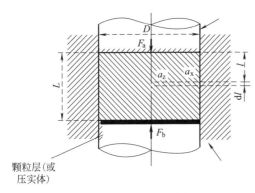

图 6.4　压片时力的分布

F_a—上冲力；F_b—下冲力；a_z—正应力；a_x—切应力

体时，$F_a = F_b = a_z$，即各方向压力的传递大小相同。通常压片用物料是颗粒或粉末，属不完全流体，由于物料的形状和大小不同，物料粒子间充满空隙而不连续等原因，粒子与粒子间、粒子与模具壁间必然产生摩擦力，导致各力间的关系出现变化。

（三）粉体的压缩方程

反映物料压缩特性的方程已有 20 多种，均为以压缩压力对体积的变化为基础整理而成的经验-半经验公式，代表性方程见表 6.2。在药品的压缩成形研究中应用较多的方程为 Heckel 方程、川北方程和 Cooper 方程等，其中 Heckel 方程最为常用。各方程中常数反映物料的压缩特性，由于这些常数主要受物料的种类以及其粉体性质的影响，故科学研究与生产实践中，常用这些方程嵌合压缩压力对体积的变化以求得物料的压缩性质。

表 6.2　常用的粉体压缩方程式

提供者	方程式
Balshin	$\ln p = -C_1 \dfrac{V}{V_x} + C_2$
Jones	$\ln p = -C_3 \left(\dfrac{V}{V_x}\right)^2 + C_A$
Nutting	$\ln\left(\dfrac{V_0}{V}\right) = C_5 p^{C_6}$
Smith	$\dfrac{1}{V} - \dfrac{1}{V_0} = C_7 p^{1/3}$
Athy	$\dfrac{V - V_x}{V} = \dfrac{V_0 - V_x}{V} \exp(1 - C_8 x)$
川北	$\dfrac{V_0 - V}{V_0 - V_x} = \dfrac{C_9}{1 + C_{10} p}$
Cooper	$\dfrac{V_0 - V}{V_0 V_x} = \lvert C_{11} \exp(-C_{12}/p) + C_{13} \exp(-C_{14}/p) \rvert$
Heckel	$\ln \dfrac{V}{V - V_x} = C_{15} p + \ln \dfrac{V_0}{V_0 - V_x}$

注：p 为压力，V 为加压后的体积，V_0 为初期体积，x 为粉体层厚度，$C_1 \sim C_{15}$ 为常数。

三、片剂成形

（一）片剂成形评价方法

压缩后片剂的成形结果可用下述方法评价。

1. 硬度与抗张强度

硬度是片剂的径向破碎力，抗张强度表示单位面积的破碎力。片剂的径向破碎力常用孟山都硬度计或硬度测定仪测定。一般情况下，在一定压力下压制的片剂，其硬度越大，表示物料压缩成形性越好。由于硬度还受片剂的直径或厚度影响，而抗张强度则不受这些因素的影响，故抗张强度的大小更能反映物料结合力的大小和压缩成形性的难易。

片剂抗张强度的计算方法是：

$$\sigma_t = 2P/(\pi Dt)$$

式中，σ_t 为抗张强度，MPa；P 为片剂的径向破碎力，N；D 为片剂直径，mm，t 为片剂厚度，mm。一般抗张强度在 $1.5\sim3.0$ MPa 之间为宜。

2. 脆碎度

脆碎度是片剂受到震动或摩擦之后生成碎片的一种评价方法，反映了片剂的抗磨损和抗震动能力，故也是片剂成形性的评价指标之一。常用 Roche 脆碎度测定仪测定。脆碎度少于 1% 为合格。

3. 弹性复原率

将片剂从模中推出后，片剂由于内应力的作用而发生弹性膨胀，这种现象称为弹性复原。弹性复原率是指片剂从模中推出后弹性膨胀导致的体积增加值和片剂在最大压力下的体积之比。较大的弹性复原率会降低片剂的硬度，甚至导致裂片，故弹性复原率是评价成形性的重要指标。一般弹性复原率少于 10%。

（二）片剂成形机制

物料压缩成片剂的机制很复杂，目前尚无完全定论，一般认为主要由以下原因导致各物料粒子能在外力除去后仍能聚结在一起，从而维持压制而成的片剂形状：①压缩使得粒子间的距离变小，从而在粒子间产生范德华力和/或静电引力等吸引力；②粒子受压产生的塑性变形使粒子间的接触面积增大，从而增大粒子间的作用力；③粒子受压变形导致相互嵌合而产生机械结合力；④粒子受压破碎形成新生表面，使粒子具有较大的表面自由能，从而更易相互聚集；⑤物料在压缩过程中因摩擦而产热，使得粒子摩擦处局部温度升高，导致低熔点成分发生熔融，解除压力后固化成"固体桥"；⑥水溶性成分析出结晶而形成"固体桥"等。

（三）片剂成形影响因素

片剂压缩过程中产生的结合力是保证最后形成的整体压块维持片剂形状的原因，这种结合力不仅受物料本身性质的影响，而且还受压缩条件的影响。

1. 药物的压缩特性

一般药物均兼有一定的塑性和弹性（叫黏弹性物质），物料在压缩过程中，弹性变形不产生结合力，塑性变形可产生结合力，故具有良好塑性的物料易压缩成形。

2. 药物的熔点及结晶形态

药物的熔点过高时不利于"固体桥"的形成，从而不利于片剂的形成；而熔点过低时，压片时又容易粘冲。鳞片状或针状结晶易形成层状排列，药片容易裂片；立方晶系的结晶对称性好、表面积大，树枝状结晶易发生变形而且相互嵌接，故立方晶系和树枝状结晶可压性较好，易于成形，但要注意树枝状结晶流动性极差。

3. 黏合剂和润滑剂

一般而言，黏合剂的用量越大，颗粒间的结合力越大，越易压缩成形，但应避免硬度过大而造成崩解、溶出困难。润滑剂覆盖在颗粒的表面，因用量小而对片剂的成形影响不大，但用量过大时会降低颗粒间的结合力而使其成形性降低。

4. 水分

适量的水分在压缩时可被挤到物料粒子的表面形成水薄膜，从而起到润滑作用，因而可使粒子更易相互靠近，故有利于片剂成形。除增大接触面积外，这些被挤压到粒子表面的水分，也可因含有的可溶性成分发生重结晶而在相邻粒子间起到"固体桥"作用，从而增大粒子间的结合力，使片剂易于成形。但要注意含水量太多可能会造成粘冲现象。

5. 压力与压缩速度

一般情况下，压力越大，粒子间的距离越近；同时，粒子碎裂程度越高，新生表面越多，故结合力越强，因而，片剂越易成形。但要注意的是压力超过一定范围后，压力对片剂硬度的影响减小，且易出现裂片。延长加压时间或减小压缩速度，有利于空气的除去和物料的塑性形变，因而有利于片剂成形。

第三节　压片设备与工艺流程

一、压片设备

常用的压片机按结构分为单冲压片机和多冲压片机（又名旋转压片机），其结构如图6.5和图6.6所示。尽管依据不同的分类标准可以有不同名称或类型的压片设备，但其结构除主要支撑性机台外，均包括加料系统、压缩部件和各种调节系统，各部分的组成和功能见表6.3。

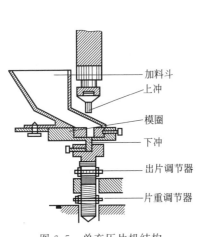

图 6.5　单充压片机结构

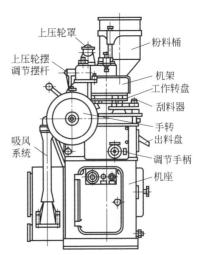

图 6.6　多冲旋转压片机结构

表 6.3　压片机的构造与功能

压片系统	构造与功能
加料系统	将物料填充于模孔中的装置，可分为靴形加料器、月形栅式加料器和强迫式加料器
压缩部件	包括上冲、下冲和模圈，是物料压缩成片剂的结构。利用上下冲相对位置调压，上下冲的工作端面形成片剂的表面形状
填充调节系统	为片重调节装置。片重调节器连在下冲杆上，主要通过调节下冲冲头在模孔下端的位置来改变模孔容积以控制填入物料量，也可通过调节填充轨道的高低控制填入物料量
压力调节系统	主要通过调节下冲上升的高度和/或上冲下降的高度以调节上下冲的距离，从而调节压力
出片调节系统	各种压片机均是使下冲升高至与模圈上缘齐平，再由饲粉器将片剂推开

（一）单冲压片机和多冲压片机的特点比较

单冲压片机主要用于实验室压片，多用于产品试制或小批量生产；多冲压片机主要用于工业生产。表 6.4 为两种压片机性能的比较，了解两种压片机的性能特点对于片剂生产的规模放大有重要意义。

表 6.4 单冲压片机和多冲压片机的比较

项 目	单冲压片机	多冲压片机
物料流动性	不能观察	能观察
预压装置	无	有
压力	小,1.5 kN	大,5~150 kN
压制速度	慢,无调速	快,可调速
过载保护	没有	有
受压方式	上冲加压,压力不均匀	上下冲同时加压,压力逐渐均匀增加
压缩过程	无保压时间,排气差	有保压时间,排气好
成品情况	一般,易顶裂	因有保压时间,排气好,故成品较好
操作过程	简单,不封闭	复杂,封闭

（二）冲模的结构及分类

冲模是压片机压制片剂的模具，片剂的形状主要由冲模的形状决定。每副冲模均由上冲、中模、下冲组成。上冲和下冲的结构相似，冲头直径相等，且和中模的模孔相配合。上、下冲可以在中模孔中自由上下滑动，但不存在泄漏药粉的间隙。上、下冲的工作端面形成片剂端面的形状。中模孔径与形状决定片剂的大小与形状。冲模结构形状有圆形和异形之分，异形又可进一步分为曲线形、多边形等，如四边形、心形等；冲头端面的形状又可分为平面形、斜边形、浅凹形、深凹形等，分别适用于压制成片面片、斜边形片、浅凹片、深凹片等。

二、压片工艺流程及技术要点

（一）工艺流程

压片工艺流程如图 6.7 所示。

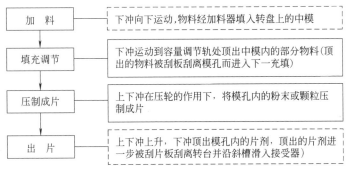

图 6.7 压片工艺流程

（二）技术要点

压片技术的操作要点主要包括片重确定、模具选择与维护、片重与压力调节等。片重包括药物与辅料的总重量，根据临床剂量确定；然后根据剂量和拟定的形状选择适宜大小和形状的冲模；最后调节片重与压力调节器及加料速度，以保证片重和硬度符合要求。进行压制前，还应检查冲模的洁净度和精度，压制后应进行清场、清洗冲模。

第四节　压片常见问题及解决措施

压片过程常出现粘冲、裂片等多种问题，原因一般可归结为处方因素、工艺因素，有时片形、压片设备也是重要原因。压片常见问题的原因分析及解决措施见表6.5。需要指出的是，任何一问题的出现均可能是一种或几种因素综合作用的结果，因而，尽管表中解决措施是与原因相对应的，但在实际工作中往往会联合多种措施以促成问题的解决。

表 6.5　压片常见问题的原因分析及解决措施

问题	原因分析	解决措施
裂片	1.物料黏性不足,或弹性较强的纤维性药物含量较,高压力解除后弹性复原; 2.颗粒含水量过低; 3.油类成分多,减弱了颗粒间的黏合力; 4.细粉过多或物料粒径差异过大; 5.压力过大或车速过快,空气不能适时逸出; 6.冲模磨损,上冲与模圈不够吻合; 7.片形影响,如凸面片剂因压力分布不均匀	1.调整黏合剂的品种和/或用量; 2.雾化喷入少量稀乙醇增加含水量; 3.替换或增加吸收剂,亦可考虑调整黏合剂的品种和/或用量; 4.筛去部分细粉或对粗颗粒粉碎后压片; 5.适当调低压力,减慢车速; 6.检查冲模是否受损变形,更换冲模; 7.改为片面片剂
松片	1.纤维性等富有弹性的药物粉碎细度不够且含量多或油类成分含量较多和/或混合不均匀; 2.黏合剂或润湿剂用量不足或选择不当; 3.颗粒含水量太少; 4.颗粒流动性差或下料口堵塞导致物料填充不足; 5.多冲压片机冲头长短不齐,车速过快导致有的片剂受到的压力作用小,或片重不足; 6.压片后长时间暴露,吸水膨胀	1.调整压力、黏合剂品种和/或用量;混合均匀; 2.选用黏性较强黏合剂或用量、适当增加压片时压力; 3.雾化喷入少量稀乙醇增加含水量; 4.改善颗粒流动性、疏通小料口; 5.检查设备安装是否完好,调整车速; 6.防潮保存
粘冲	1.颗粒含水量过高或易吸湿; 2.生产环境温度、湿度过高; 3.物料黏性过强 4.润滑剂用量不够或分布不均匀; 5.冲头表面粗糙或刻字冲头刻字太深; 6.冲头表面不干净,有油渍或水渍	1.调整物料含水量,或增加不易吸湿性辅料; 2.控制生产操作间的相对湿度、温度; 3.调整黏合剂种类和用量; 4.增加润滑剂用量,延长混合时间; 5.用极细砂纸擦光或更换冲头,亦可调整黏合剂种类和用量; 6.擦拭冲头保持干净
叠片	1.粘冲或上冲卷边致片剂粘在上冲; 2.出片时下冲未将片剂送出	1.按粘冲原因采用相应对策解决粘冲问题、更换冲头; 2.调整或检修出片调节器
毛边	1.颗粒太硬太粗或细粉过少; 2.冲头磨损有毛边或模圈不光滑; 3.润滑剂用量不够或混合不均匀	1.改善处方、调整制粒方式及颗粒和细粉比例; 2.更换新冲模; 3.增加润滑剂用量或延长混合时间

续表

问题	原因分析	解决措施
变色或表面斑点	1.药物粒度不当或复方药物比重、量、色泽差异大,混合时间不够至物料不均匀; 2.颗粒过硬或紧松不均匀; 3.干浸膏粉黏性大、易结块,使得颗粒中有浸膏结块; 4.挥发性组分未充分渗透即压片; 5.压片时上冲油垢过多,随着上冲移动而落于颗粒中产生油斑	1.延长混合时间、调整混合方法法使充分均匀; 2.调整颗粒硬度,改变制粒方式使颗粒硬度均匀; 3.干浸膏粉粉碎过筛后及时制粒或在低温干燥环境密闭保存,以防止结块; 4.延长渗透时间; 5.适当减少润滑油用量,冲头安装橡胶圈防止油垢进入颗粒
硬度不合格	1.原辅料弹性过大; 2.压力不够 3.加压速度过快 4.润滑剂用量种类不合适或用量过大; 5.黏合剂黏合力小; 6.颗粒水分偏低	1.加入塑性辅料,调整黏合剂种类和用量; 2.增大压力; 3.延长压缩时间; 4.调整润滑剂种类和/或用量; 5.调整黏合剂种类和用量; 6.增加颗粒含水量
片重差异超限	1.润滑剂用量不足或混合不均匀; 2.颗粒粗细相差悬殊,流速不一; 3.颗粒过细、过湿导致流动性差; 4.下冲运行不灵活; 5.加料器内物料过多或过少	1.适量增加润滑剂用量,并混合均匀; 2.筛去过多细粉或调整制粒方式,使颗粒更趋均匀; 3.重新制粒、干燥或加入助流剂; 4.检查冲模,清洗拉冲的冲杆、冲杆孔及模圈; 5.调整加料器内物料量至合适
崩解时限超限	1.崩解剂种类、用量或加入方法不当; 2.黏合剂黏性太强和/或用量过多; 3.疏水性润滑剂用量过多; 4.颗粒较硬,特别是浸膏类片剂; 5.片剂中含油类成分较多,疏水性较强; 6.含胶、糖、浸膏片剂贮存温度过高或吸潮导致聚结成块; 7.压力过大,片剂硬度过高	1.调整崩解剂种类、用量和加入方法; 2.调整黏合剂种类和/或用量; 3.调整润滑剂用量和/或种类(如改用亲水性润滑剂); 4.增加崩解剂用量,将粗硬、结块性颗粒破碎; 5.加入吸油剂; 6.注意贮存温度,采用防潮措施; 7.降低压力

参考文献

[1] 杨明.中药制剂工艺图表解 [M].北京:人民卫生出版社,2010.

[2] 崔福德.药剂学 [M].7版.北京:人民卫生出版社,2012.

[3] 崔福德.药剂学 [M].2版.北京:中国医药科技出版社,2011.

[4] Sun C C. Decoding powder tabletability:roles of particle adhesion and plasticity [J]. Journal of Adhesion Science and Technology,2011,25 (4-5):483-499.

[5] 罗娟,蒋且英,廖正根,等.逐步回归分析法研究影响山楂叶混合粉压缩成型性的粉体学性质 [J].中国实验方剂学杂志,2016,22 (12):7-12.

习题

1.简述压缩性、成形性、可压片性,并说明其应用价值。

2.简述压片系统的组成与功能。

3.简述片剂制备方法的分类及其优缺点。

4.简述压片常见问题、原因及解决措施。

第七章
包衣技术

第一节　概　　述

一、包衣的目的

包衣是指在固体制剂或中间品（颗粒或小丸）表面包裹包衣材料的一种技术，在固体制剂生产中应用广泛。包衣的主要目的是为了防潮、避光、隔绝空气；掩盖不良嗅味；减少药物对消化道的刺激，减少消化道的酶、胃酸等对药物的破坏；调节药物释放部位和释放速度；改善外观，便于识别。

二、包衣的种类和基本要求

（一）包衣的种类

根据包衣材料的性质不同，常见的包衣有薄膜衣和糖衣。薄膜衣是在片心等表面包裹一层高分子材料的衣膜，具有节省材料、操作简单、工时短、增重小、光滑美观、可调节释药速度和部位等显著优点，已广泛应用于固体制剂。根据衣膜的功能又可分为普通包衣、肠溶包衣、缓控释包衣。糖衣是在片心表面包裹一层以蔗糖为主要包衣材料的衣层，具有一定的防潮、掩味和改善外观的作用，但存在包衣时间长、增重大、粉尘飞扬、操作经验性强等问题，目前基本被薄膜衣代替。

根据分散介质的极性，包衣可分为有机溶剂包衣和水性包衣。有机溶剂对聚合物包衣材料有很好的溶解性，包衣时溶剂蒸发快，形成的衣膜平整光滑，操作简单，但是存在操作安全、有机溶剂环保、有机溶剂残留的问题。水性包衣可以较好解决上述问题，无溶剂毒性，可增加工艺安全性、降低制造成本，具有环保、安全的优点，已成为薄膜包衣发展的重要方向，但存在包衣时间长、耗能大、不适合对热和湿度敏感的药物、包衣过程药物成分迁移等问题。此外，根据包衣时溶剂应用与否，包衣还分为溶剂法包衣和非溶剂法包衣。

根据包衣技术特点，包衣还可分为喷雾包衣、压制包衣、静电包衣等。其中喷雾包衣应用最为广泛，可用于片剂、颗粒、小丸、胶囊、粉末等的包衣。

（二）包衣片心、颗粒的基本要求

由于包衣过程中，片剂或颗粒等将受到较大的冲击和磨损，故要求片心表面须光滑、平整，边缘完整，呈弧形、棱角少；颗粒大小均匀，形状近圆形或较规整；片心和颗粒均具有一定的硬度和较好的耐磨性，以保证包衣顺利进行并具有较高的成品率。

（三）包衣膜的基本要求

衣膜完整光滑，色泽均匀，字迹或其他标示清晰，与片心或颗粒中药物不发生作用，衣膜牢固，具有一定的耐磨性，以免在包装、运输过程中磨损或破碎。

三、包衣方法

（一）滚动包衣

滚动包衣是将片心置包衣锅内，在滚动的片床上喷雾加入包衣材料，使其均匀包裹在片心、颗粒表面的一种包衣技术，一般适合直径大于 6mm 的固体制剂包衣，是目前常用的片剂包衣方法。该法在包衣锅内进行，故又称锅包衣法。

（二）流化包衣

流化包衣是利用急速上升的气流使颗粒在包衣室内处于悬浮流化状态，将雾化的包衣液喷洒在流化状小颗粒等的表面，液滴在颗粒表面铺展，热空气使溶剂蒸发，包衣材料不断沉积在颗粒表面，形成衣膜的一种包衣技术，又称悬浮包衣法、沸腾包衣法。该法主要适合颗粒、微丸、粉末、小片的包衣。

（三）压制包衣

压制包衣是采用改进的压片机将辅料等对片心进行压制包衣的技术。由于在包衣过程中，不使用溶剂，故又称干压包衣。压制包衣片常用于缓控释、脉冲制剂等。压制包衣适合稳定性差、复方中有配伍变化的药物，具有包衣速度快、外层可着色或刻字等优点。但是，由于片心压片机的机械精度要求高，实际应用很少。

（四）静电干粉包衣

静电干粉包衣是一种基于静电吸附原理进行的干法包衣技术，该法使用高压静电喷枪将包衣材料荷电，喷至带相反电荷的片心表面，由于静电作用，包衣粉末沉积在片心表面，经过加热或压力使之固化形成衣膜。包衣膜的厚度可通过调节包衣粉末的电阻和静电喷枪的电压来控制。静电干粉包衣具有不使用水性或有机溶剂、可显著缩短包衣过程、衣膜均匀的优点。但是，静电干粉包衣要求被包衣的材料具有良好的导电性，由于固体制剂多由电阻较高的聚合物和药物制成，导电性较差，并且需要特殊包衣设备和某些包衣材料加热熔化的温度较高，不适合热敏感的药物，因此，此种包衣技术在制药工业中应用很少。

四、衣膜形成的原理

（一）糖衣

糖衣材料以蔗糖为主，利用糖浆在片心表面缓慢干燥，析出的蔗糖结晶形成坚实、细腻的衣膜，使片心与外界隔离。

（二）薄膜衣

薄膜衣是将高分子包衣材料溶液或混悬液雾化成液滴，喷向片心或颗粒表面，液滴经过展开、溶剂蒸发而形成衣膜。薄膜包衣液常用的溶剂有水和有机溶剂。包衣材料在溶剂中的分散状态不同，其成膜的机理也不同。有机溶剂包衣液的成膜机制为高分子包衣材料溶解于有机溶液，雾化的液滴碰撞于片心等表面后铺展，随着溶剂的挥发，包衣材料溶液浓度增大，使已在溶剂中伸展的高分子链相互缠绕，并逐渐形成胶凝，随着残留溶剂的进一步蒸发，形成了具有三维空间的网状结构的包衣薄膜。水分散体包衣成膜的机制有三个过程：①雾化的液滴碰撞片心表面并铺展；②水分蒸发，聚合物粒子紧密堆积，此时只是不连续的衣膜；③由于毛细管力和表面张力的作用，促使聚合物粒子更加紧密聚集、变形、融合，邻近聚合物粒子间的分子链相互缠绕而形成连续衣膜。

（三）静电干法包衣

在湿法包衣工艺中，包衣材料主要借助溶剂和增塑剂的增塑效应，以及溶剂蒸发产生的毛细管力，形成衣膜。而在静电干法包衣中没有溶剂，衣膜的形成主要依靠沉积的干燥粉末受热后变形并与周围颗粒融合，随着越来越多的颗粒聚结，内部空隙不断减少，膜层变得更加平整，冷却后就形成了干燥、光滑均匀的衣膜。

第二节　滚动包衣

滚动包衣可分为普通包衣锅法、埋管式包衣法和高效包衣锅法。薄膜包衣常在有孔包衣锅中进行，包糖衣采用无孔包衣锅。滚动包衣法操作简单，对片剂等要求不高，但存在包衣时间长、影响产品质量的因素多等问题。

一、滚动包衣工艺流程

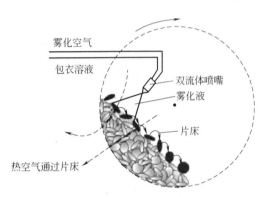

图 7.1　滚动包衣工艺过程

在包衣过程中，片剂随锅体转动，锅内片床顶部的片剂在重力的作用下呈瀑布状不断滑下，片心可均匀接受包衣液，并不断干燥，周而复始，直至包衣结束，如图 7.1 所示。

薄膜包衣的工艺简单，一般只需将包衣材料喷涂到片心上干燥即可。包衣的种类不同，工艺流程不同，包糖衣工艺流程一般分 5 个步骤，各个步骤的目的不同，所用材料也不同。滚动包衣工艺流程见图 7.2。

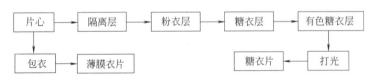

图 7.2　滚动包衣工艺流程

二、滚动包衣设备

（一）普通包衣机

普通包衣机由包衣锅、电机、调速装置、加热鼓风及吸粉装置等组成，主要用于包糖衣，生产上常用的尺寸 $\phi1000mm$、$\phi1200mm$ 等。锅体由不锈钢或紫铜等性质稳定且导热性能优良的材料制成，锅体形状有莲蓬型、荸荠型等，其中以荸荠型最常见。包衣锅一般倾斜安装于转轴上，包衣锅的转速和角度由锅体大小、片心/颗粒的形状和包衣材料的性质确定。调节锅体合适的转速和倾斜角（一般为 30°～45°）能够使片剂/颗粒具有一定的离心力，不断在锅内呈弧形滑落，促使片剂、颗粒上下前后充分翻动，以保证包衣材料喷涂均匀和及时干燥。包糖衣时，由人工间歇地向锅内加入包衣材料，热空气吹向片床表面，折返后经排气口排出，热交换仅限于表面层。必要时可启用辅助加热器，加快干燥速度。当片剂达到规定的质量要求后，即可出料。

由于普通包衣机具有费时、耗能多、粉尘飞扬等缺点，对其做了许多改进。如 Freund 式包衣机（图 7.3）是在普通包衣机内部安装特殊挡板，在锅壁上开数千个小孔（孔直径为几毫米大小），可增加片心在锅内的翻动，又能充分利用热量，缩短包衣时间，其干燥速度可比传统包衣锅法快约10倍。

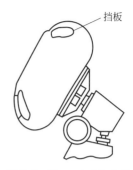

图 7.3 Freund 式包衣机

（二）埋管式包衣机

埋管式包衣机是在普通包衣机上增加了内装气流式喷头的埋管，包衣液经气流式喷头雾化喷出，同时干热空气从埋管吹出，穿透片床，促使溶剂随干燥空气从排气口排出。与普通包衣机相比，埋管式包衣机具有耗能低、缩短包衣时间短、可连续生产、适合包糖衣和薄膜衣等优点。

（三）高效包衣机

高效包衣机由主机、热风机、排风机、喷雾系统、微处理器可编程控制系统、电加热搅拌保温罐、空气压缩机等设备组成，主要用于片剂包有机薄膜衣、水性薄膜衣与糖衣。高效包衣机是使片心在全封闭的滚筒内，不停地作复杂轨迹运动，包衣材料经喷枪雾化均匀地喷洒到片心表面（包糖衣用滴洒工艺）。同时滚筒在封闭负压状态下，洁净热空气穿透片床，由吸风装置细孔排出，使片心衣膜得到快速均匀的干燥，形成坚固光滑的衣膜。高效包衣机具有片剂受热时间短、节约人力和生产成本、减少工作场所的粉尘飞扬、有利于环保和劳动保护、自动化程度高、操作方便等优点，因而得到广泛使用。

根据热交换形式，高效包衣机可分为全孔式包衣机、间隔式有孔包衣机和无孔式包衣机。全孔式包衣机的结构如图 7.4 所示，其锅体开有直径为 $1.8 \sim 3\text{mm}$ 的细孔。包衣时，热空气是从片床间隙中穿过，可与片心表面的溶剂充分接触而进行热交换，由锅底下部的网孔穿过再经排风管排出，由于整个锅体被包在一个封闭的金属外壳内，热气流不能从其他孔中排出。因此，干燥速度较快，生产周期短。

间隔式有孔包衣机结构如图 7.5 所示，其锅体开孔部分不是整个圆周，而是按圆周的几个等份分布。图中是 4 个等份，即沿着圆周每隔 90°有一个网孔区，并与 4 个风管联结。工作时 4 个风管与锅体一起转动。由于 4 个风管分别与 4 个风门连通，风门旋转时分别间隔地被出风口接通每一管路而达到排湿的效果。

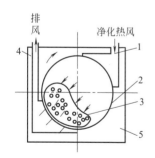

图 7.4 全孔式包衣机
1—进气管；2—锅体；3—片床；
4—出气管；5—外壳

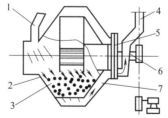

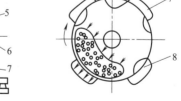

图 7.5 间隔式有孔包衣机
1—进风管；2—锅体；3—片床；4,7—出风管；
5—风门；6—主轴；8—网孔区

无孔式包衣机的结构如图 7.6 所示。其锅体圆周没有圆孔，一个布满小孔的 2～3 个吸气桨叶浸没在片心内，使加热空气穿过片心层，再穿过桨叶小孔进入吸气管路内被排出。进风管引入热空气，通过片床再穿过桨叶的网孔进入排风管并被排出机外。此结构具

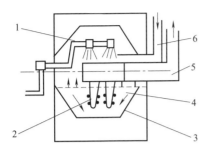

图 7.6 无孔式包衣机

1—喷枪；2—桨叶；3—锅叶；4—片床；

5—排风管；6—进风管

有降低能耗、提高包材利用率的优点。

三、滚动包衣技术要点

包衣过程影响因素复杂，滚动包衣的技术要点主要有包衣处方、片心或颗粒机械强度、包衣机参数、雾化系统、进风温度等几方面。

（一）薄膜包衣技术要点

1. 包衣处方

薄膜衣处方的基本组成包括成膜剂、溶剂、增塑剂、着色剂，还可以添加致孔剂、不溶性填料等，薄膜包衣处方组成对包衣质量起着关键的作用。薄膜衣处方中的成膜材料主要决定衣膜的功能，增塑剂可以增加衣膜的柔顺性，致孔剂调节释药部位和速度，包衣液的表面张力、黏度、相对密度影响其雾化行为和雾粒性质，从而显著影响薄膜衣的质量。包衣处方性质参数与喷雾粒径的关系如下：

$$D_{\text{VM溶液}} / D_{\text{VM溶剂}} = (\gamma_{溶液} / \gamma_{溶剂})^{0.5} \times (\mu_{溶液} / \mu_{溶剂})^{0.2} \times (\rho_{溶液} / \rho_{溶剂})^{0.3} \quad (7.1)$$

式中，D_{VM} 为雾滴的平均粒径；γ 为表面张力；μ 为黏度；ρ 为密度。

此外，包衣液的固含量也是影响衣膜质量的一个重要因素。固含量越高，包衣时间越短。但是，固含量过高容易造成包衣液黏度增大，出现雾化困难或堵枪，也会影响衣膜外观。因此，生产中需要根据实际情况，调整或优化包衣处方。

2. 片心的性质

片心的性质，如大小、形状、密度、孔隙率、硬度、脆碎度、表面粗糙度、表面亲水性等均影响包衣过程。片心的大小和形态影响包衣时的混合均匀性、包衣缺陷的发生。片心的圆整度越差，其在包衣锅的转动时越容易出现停滞区域，造成衣膜不均匀。因此，对于异形片，可能需要较长的包衣时间，消耗较多的包衣材料，才能达到质量要求。由于在包衣过程中存在片心间、片心与锅体之间的冲击和磨损，因而包衣片心的硬度应高于普通片剂，并且脆碎度小于 0.1%。另外，包衣小试工艺向大生产转移时，由于包衣批量的增加会显著增加片心受到的冲击力，应当注意包衣批量对片心的机械强度的影响。

3. 包衣锅

包衣锅直径、挡板形状与数量、转速和装量等明显影响片心的混合均匀性和衣膜质量。

（1）装量 片心合理的装量一般为锅缘体积的 50%～95%。如果片心装量较少，包衣液可能喷洒到锅体的侧面和挡板上，浪费包衣材料；而装量过大，热空气不能有效穿过片床，影响片心的干燥，片心甚至溢出锅外。

（2）锅体速度 锅体的转速明显影响片心的运动速度和衣膜的质量。锅体转速太低，片心易互相黏结而出现粘片。锅体转速太快，可因片心间、片心与锅体冲击力或摩擦力过大，导致片面过分磨损或者碎片。锅体速度应根据装量、锅体形状、导流板个数与形状、包衣处方、包衣过程的不同阶段等予以调整。锅体最佳的转速为既可保证片心的有效翻动又不会让片心飞出片床。最小的锅体转速应使片心均匀翻动，没有明显的停滞区。在此基础上，加大锅体速度，不应出现单个片心跳出片床雾化区域时的速度，即为最大锅体转速。包衣过程可分为雾化和干燥两个阶段，在雾化过程中，锅体应采用最小速度，使包衣材料有利于完整覆盖片心表面。而在干燥阶段，可采用最大速度，增加被包覆片心的运动速度或间隙，加快片心干燥速度，形成均匀的衣膜。

4.喷雾系统

喷雾系统的作用是将包衣材料均匀地喷涂到片心表面，喷雾系统参数包括喷雾速度、喷雾压力与模式、喷枪数等，它们决定喷雾液滴的粒径大小与分布、形态、速度和密度、喷雾面积形态等特点，是显著影响衣膜质量的主要因素之一。

喷雾是将包衣液撕裂成细小的液滴。雾化速度影响片床溶剂的蒸发和温度。喷雾速度过慢，雾滴在到达片心之前就已干燥，出现"喷雾干燥"现象，或者雾滴不能在片心表面充分铺展，造成表面粗糙，降低包衣效率。而喷雾速度过大，片心不能及时干燥，可能出现粘片、架桥等包衣缺陷；雾化压力影响雾滴的大小。较大的雾滴容易使易吸潮的片剂出现粘片，或者溶解片心表面的药物，导致药物迁移至衣膜，严重时出现片床过湿。而太小的雾粒则容易出现"喷雾干燥"现象。衣膜的质量与均匀性取决于包衣液被雾化的程度。雾化压力增加，雾滴的直径变小，雾化压力越小，雾粒的质量分布越均匀。实际生产时如何控制雾化压力应根据包衣设备、片心质量及包衣液的黏度、表面张力、密度等而定。

喷枪雾化的方法有超声雾化、液压喷雾、气压喷雾等。水性薄膜包衣通常选择气压喷雾法，当用非水溶剂包衣时，往往选择液压喷雾法。选用喷枪时要注意雾滴大小是否均匀，喷雾扇面大小是否合适。包衣过程中注意调节喷枪安装的位置与角度、片床与喷枪之间的距离、喷枪之间的距离。随着喷枪与片床距离增加，雾化面积增大，但雾化面积内雾滴均匀性减少，而距离过大，包衣液可能出现"喷雾干燥"，距离过近，雾滴较大，可能使片心过湿，出现粘片。片床接受包衣液雾粒的区域应在片床的顶部，已润湿的片心能够呈弧形滑落至片床的底部，使其有足够的时间干燥。合理的喷雾扇面能提高包衣效率，增加包衣材料的利用率，改善包衣的均匀度。在片床顶部，包衣液形成粒度均匀分布的椭圆形喷雾区有利于保证衣膜的均匀性。当喷雾扇面较窄时，能够接受喷液的片床面积较小，单位时间内包衣的均匀性较差；而当喷雾扇面较宽时，喷液所覆盖到的片床面积较大。如果生产中需要采用多把喷枪，喷枪之间的距离以雾化扇面不重叠和不能有明显的间隙为宜。

5.进出风性质

包衣锅内热空气的性质可用进风的温度、流速、含湿量与出风的温度、流量、含湿量等表示，是控制片心表面包衣液蒸发，形成均匀一致衣膜的关键因素。这些参数之间相互联系，改变其中一个参数可能引起其他参数的变化，需要及时调整其他参数才能保证包衣产品的质量。如包衣液喷入量增加，进风的干燥能力可能不足，使得片床的温度降低，应当提高进风温度或流量，才能维持干燥平衡。因此，包衣时要密切注意出风温度、片床温度的变化。进风流量、温度和湿度影响雾化液滴的干燥行为。进风温度过高，液滴不能很好地在片面铺展，甚至发生包衣液"喷雾干燥"现象，是造成衣膜粗糙的主要原因。而进风温度低，片心干燥不充分，容易出现粘片。

出风温度一般由工艺要求决定，出风性质能够代表包衣过程中进风、雾化、干燥、片心和包衣机的性质的总体变化。由于目前包衣过程中片床的变化情况缺乏直接表示方法，因此，常用出风温度表示。监测出风温度有助于了解包衣工艺参数是否变化，及时调整工艺参数，保证包衣过程顺利进行。

（二）糖包衣技术要点

虽然糖衣存在一些明显缺点，如辅料用量大、包衣程序多、操作时间长、生产环境的粉尘大、操作经验性强等。但是，由于包糖衣的原料价格便宜、设备简单，实际生产中还有少量片剂仍然包糖衣。以下简单介绍糖包衣的技术要点。

1. 包糖衣的工序

（1）隔离层　在片心外起隔离作用的衣层。一般片剂不需包隔离层，但含引湿性、酸性、油性成分等需包隔离层，防止药物吸湿变质或糖衣破坏。隔离层辅料有玉米朊、虫胶、醋酸纤维素酚酞酯、胶浆、滑石粉等。

（2）粉衣层　粉衣层的主要作用是消除片心表面的棱角，为包好糖衣层打下基础。辅料为糖浆和滑石粉。不需包隔离层的片剂直接包粉衣层。

（3）糖衣层　是由于糖浆的缓慢干燥形成的蔗糖结晶衣膜，以增加衣层甜味，使衣层结实、平滑。

（4）有色糖衣层　增加片剂美观，便于识别。使用辅料为糖浆和色素。

（5）打光　在片剂表面上一层薄虫蜡，具有美观和防潮作用。

2. 包糖衣的关键技术要点

① 每次加入液体或撒粉均应使其分布均匀，层层干燥。

② 采用混浆法包粉衣层时，包衣初期，糖浆和滑石粉逐层增加，待表面棱角消除后滑石粉用量逐渐减少。

③ 干燥温度控制符合各层工序要求。如包粉衣层温度一般控制在 $35\sim55℃$，且应逐渐提高，待片心棱角基本消除后温度开始下降。包糖衣层温度一般控制在 $40℃$ 左右以免水分蒸发过快，片面粗糙。

④ 控制胶浆、滑石粉加入时间。包粉衣层前几层时，加入胶浆或糖浆拌匀后应立即加入滑石粉，以免水分渗入片心。

四、薄膜包衣操作规程

（一）装机调试

打开蒸汽开关，控制蒸汽压力。接通电源。检查各接线插座、屏幕上各控制键是否正常及喷射紧急停止按钮等开关是否复位。开启操作屏下电源开关，待显示屏进入包衣操作界面，点击进入生产操作界面将包衣机主机按钮打开，排风风机开启，供风风机打开并查看进排风风量、负压及温度是否正常，蒸汽是否有堵塞。

按要求安装桨叶、喷枪喷嘴、枪帽、蠕动泵输液管，调整喷枪之间的距离。调节喷枪流量，使各喷枪的流量一致，用 75% 乙醇清洗管路，注意观察雾化效果。

（二）进料

启动包衣机，加入片心，调节锅速至最低转速，调节喷枪与片床至适当垂直距离。由举升器将片心装入包衣锅内，或人工投入素片，在上料过程中，手动旋转操作屏上的点动键并观察包衣锅内片心状态，当片心平均分散时停止点动，反复此操作直至片心全部进入包衣锅内，将片心装入包衣机后，装入喷枪及支架，关闭视窗。进入操作界面，将包衣机速度调至 $2r/min$ 并点开主机，预热至排风温度达到设定值或预定值（$42℃$），待片心周围飞边磨掉后，即可包衣。

（三）包衣

拆下搅拌罐底输送管，手动开启放料阀，用容器接住阀口，检查罐底有无沉淀，然后将放出的包衣液倒回搅拌罐内，再连接并检查溶液罐与蠕动泵连接是否紧密，调整包衣锅转数和蠕动泵转数，开始包衣（如果掌握了包衣各项参数规律，可使用自动包衣程序）。在包衣过程中根据批记录要求，用取样器从锅内取样，观察包衣状态。

（四）包衣完成

出料前开始停止加热，进入操作界面。供风机关闭，搅拌罐关闭，打开包衣机前门，并将包衣主机速度降至 2r/min。在操作界面上关闭自动包衣按钮，降温 10min 左右。

（五）出料

将 PLC 操作界面排风风机关闭或调低风量，打开视窗，枪架撤出，安装卸料装置，手动点动包衣锅点动键将出料装置安装到合适位置。接下料槽和料仓，在操作界面将包衣机速度调至 4r/min，进入 PLC 操作界面将包衣机主机点动试出料，没问题后开启包衣锅正转出料。

（六）关机

根据清洁 SOP 对车间及设备进行清场。在操作界面上，包衣锅点动键关闭后，依次将操作界面排风风机、供风机关闭，并将电控柜上电源开关关闭后，关闭压缩空气，冷水、热水、纯化水手动阀门，及主机后方主电源开关，然后关闭蒸汽手动阀。

五、包衣常见问题及解决措施

薄膜包衣常见的缺陷有衣膜开裂、架桥、剥落、橘皮、花斑、黏结、色泽差异、针孔及气泡等，以下分析上述包衣缺陷形成的原因或影响因素，并提供相应措施。

1. 开裂

衣膜开裂是指片剂周边薄膜衣破裂。产生原因可能为薄膜的机械强度差，片心硬度过低，片心受潮而产生膨胀，容易在片剂薄膜衣边缘部位发生破裂；包衣液雾化速度太慢，片心边缘磨损；包衣液中固含量选择不当、包衣滚筒转速过快、雾化速度太小；喷雾速度降低，进风气温增加能够增加边缘开裂的发生率。可采取的解决办法：调整片心辅料和压片工艺参数、包衣液处方（如增加或更换增塑剂）和包衣液的固含量；在包衣初期，适当降低锅体转速和增加包衣液的雾化速度。

2. 架桥

架桥是薄膜衣片上的字迹或图案标志模糊。造成衣膜架桥的主要原因：包衣液黏度过大，衣膜机械强度不好；标示设计不合理。解决的方法：重新设计、调整包衣处方和片心处方，改进标示设计，放慢包衣喷速，降低干燥温度，同时应注意控制好热风温度。

3. 橘皮

橘皮是指粗糙的衣膜，外观类似橘皮。主要是由于干燥不当、包衣液喷雾压力低，溶剂蒸发速度过快，使喷出的液滴受热浓缩程度不均匀造成。出现这种情况应降低进风温度，提高喷雾压力，减少喷枪与片床距离，控制蒸发速率。

4. 花斑

花斑是指衣膜颜色分布不均匀而引起的斑点。主要是由于包衣液配制时搅拌不均匀或固体状物质细度均匀性差，水溶性染料在干燥过程中色素迁移，含油性物质渗出衣膜。解决的方法有配制包衣液时应充分搅拌均匀，提高固体状物质的颗粒大小均匀性，增加衣膜厚度，调整片心处方等。

5. 粘片

粘片是指片剂包衣过程中短暂的黏附在一起，而后又分开，使粘连处薄膜破裂，主要是由于雾化速度太快，片剂过湿而相互粘连。出现这种情况时，应适当降低包衣雾化速度、提高热风温度、加快锅的转速、优化包衣配方等。

6.色差

色差主要是由于喷枪或者喷枪间雾化角度和扇面大小不一致、包衣溶液中固含量过高或包衣滚筒转速慢、衣膜厚度不够等原因造成片剂间颜色的明显差异。可以通过调节喷枪雾化的角度与扇面大小或增加喷枪数，降低包衣溶液中的固含量，提高包衣滚筒的转速、延长包衣时间等方法予以解决。

7.气泡

气泡是指薄膜衣层中可见小气泡。可以适当降低温度，缩短喷枪与片床之间的距离，提高雾化效果。

第三节　流化床包衣

流化床最先用于制粒，可在一台设备内进行混合、制粒、干燥，显著提高了制粒效率。颗粒具有粒度较均匀，流动性、压缩成形性好的优点，是片剂制粒的常用工艺。在流化过程中，所有颗粒悬浮在空气中，能够充分暴露其表面，便于喷涂各种包衣材料，溶剂快速蒸发，形成各种功能的衣膜。流化床已成为颗粒包衣的首选包衣方法。

一、流化床包衣工艺流程

流化床包衣是一个复杂的过程，主要包括物料流化、包衣液雾化喷入和溶剂蒸发、干燥形成衣膜 3 个过程，基本工艺流程见图 7.7。

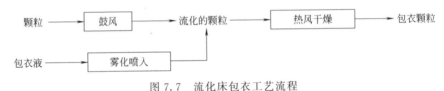

图 7.7　流化床包衣工艺流程

二、流化床包衣设备基本结构

流化床包衣设备由空气压缩系统、加热系统、喷雾系统及控制系统等组成。主要结构有容器、空气分流板、喷嘴、过滤袋、空气进出口、物料排出口等。流化床按喷嘴位置可为顶喷型流化床、底喷型流化床和切向喷雾型流化床，三种喷雾方式如图 7.8 所示。它们的结构稍有不同，功能则具有较大差别。

（一）顶喷型流化床

通常物料槽是圆锥形，喷嘴安装在物料以上，雾化液粒方向与颗粒流化方向相反。雾粒与颗粒接触前需要经过一定时间，期间部分溶剂蒸发，影响液滴的黏性、铺展性和衣膜的形成。颗粒呈不规则流化，衣膜质量均匀性差，故顶喷包衣的辅料用量大、效率低、时间长、衣膜厚薄不均匀、颗粒易粘连，不适宜颗粒的包衣。

（二）底喷型流化床

底喷型流化床结构如图 7.9 所示。在流化床包衣设备分布板中央设置喷嘴、导流管，分布板在导流管区域内具有较大的开孔率，包衣时有大流量空气通过，导流管与分布板之间有一定间隙。喷嘴向上喷出的包衣液，流化的颗粒、微丸等在导流管内接受包衣液，随热气流呈喷泉状冲出导流管，由于风速急剧下降，冲出的颗粒会坠落至导流管外部的分布

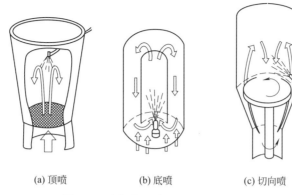

(a) 顶喷　　　　　(b) 底喷　　　　　(c) 切向喷

图 7.8　流化床三种不同的喷雾方式

板。由于导流管外部区域较内部区域的分布板开孔率低，空气流速慢，导流管内部流速快，迫使颗粒通过分流板与导流管间的空隙，进入导流管内，如此重复，直到颗粒包衣质量符合要求。其特点是颗粒呈现规则流化态，雾粒与颗粒同向运动，能够较好地与雾粒均匀、充分接触，溶剂蒸发少，包衣液黏度变化小，容易在颗粒上较好地铺展，形成连续平整、均匀牢固的衣膜，其辅料利用率和包衣效率较高，是目前颗粒的常用包衣方法，如果在分布板上设置多个导流筒，可以满足流化包衣工业化生产要求。

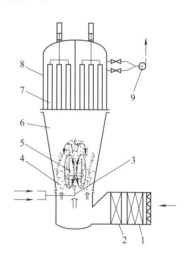

图 7.9　底喷型流化床
1—进风过滤器；2—加热器；3—底喷式喷枪；
4—流化床；5—导向筒；6—沉降室；
7—过滤网；8—顶塔；9—引风机

（三）切向喷雾型流化床

将喷嘴安装在流化床的一侧，其结构与前两种流化床明显不同。喷雾液滴切向喷入作旋转运动的颗粒床层内。切向喷雾设备具有可调速的旋转盘。操作时颗粒受圆盘旋转产生的离心力、空气通过圆盘间隙产生的举升力和重力，进行移动、混合和造粒。由于切向喷雾制得的颗粒较顶喷制得的颗粒质地致密、粒径大、圆整度好，可用于微丸的制备和包衣。

三、流化床包衣技术要点

（一）物料的流化

粉体的流化主要控制气料比，使物料呈现喷泉状的流化状态，一般根据物料的密度和粒度进行调节。气料比是进入导流管内的气流量与进入导流管内的物料量之比。

（二）雾化系统

流化床包衣要获得均匀的颗粒衣膜主要取决于包衣液的均匀输送和雾化。

1. 雾化器喷嘴

雾化器喷嘴有多种类型，如双流喷嘴、超声雾化喷嘴或离心雾化喷嘴等。流化床包衣常用双流雾化喷嘴，其原理是利用高压气体将包衣液撕裂成细小的雾粒。实验结果表明，雾粒的直径应小于微丸、粉末等直径的 10 倍，才能基本均匀包覆其表面。雾粒粒径小，有利于液滴的铺展，可以减少粒子间的凝聚，形成均匀的衣膜。因此，应当根据包衣颗粒粒径大小、雾化粒度与分布特点选择喷嘴。另外，包衣液的雾化性能还与包衣处方的黏度、表面张力、密度等有关，具体请参考滚动包衣方法的有关内容。

2. 雾化压力

雾化压力是决定包衣液雾滴粒径大小的主要因素。包衣前首先要进行喷雾测试，调节喷雾状态至连续均匀，喷雾液滴必须小于颗粒的直径。但要注意，如果雾滴粒径过小，容易出现"喷雾干燥"现象，若雾滴粒径过大，有可能引起粒子的黏结。

3. 喷液速度

喷液速度大，即进入导流管内的包衣液量大，能够减少包衣时间。但是喷液速度过快，容易引起颗粒的黏结，甚至塌床。所以，喷液速度是以颗粒润湿而不粘连为度，包衣时，应密切观察颗粒的流化状态，如出现颗粒粘连，应立即减慢流速，调整风量、提高进风温度。

（三）干燥条件

干燥条件包括进风温度、流量和湿度。热空气既可作为颗粒流化的动力源，又可为颗粒提供足够的热量。在进风压力确定时，包衣温度需通过调节进风温度来控制。衣膜的质量是进风温度、流量、湿度综合作用的结果。雾滴的密度较小、干燥速度较慢，衣膜则更平整结实。进风温度过高，雾滴在颗粒表面铺展性差，浪费包材；温度太低，颗粒不及时干燥而粘连，因而生产时应严格控制进风温度。

四、流化床底喷包衣操作规程（FBW30 多功能流化床）

（1）设备启动前的检查与准备　检查设备状态，接通电源、气源和蒸汽。

（2）开机　启动设备进入底喷包衣界面。

（3）包衣前准备　安装底喷包衣专用捕集袋，检验底喷喷枪是否堵塞。

（4）选择分布板　按照颗粒直径选择合适的底喷气流分布板。根据分布板下降区开孔率的不同，气流分布板有 4 种类型，其适合的颗粒粒径范围：A0.1～0.25mm，B0.25～0.75mm，C0.75～3mm，D3～10mm。

（5）确定批量　根据流化床底喷料仓有效工作容积和颗粒堆密度确定。最大批量＝有效工作容积×微丸成品堆密度。最小批量＝有效工作容积×微丸成品堆密度×（20%～25%）。最小投料量（有效容积 20%～25%）的采用主要适合于上药工艺，功能性包衣的投料量建议大于 50% 工作容积。

（6）确定导流筒高度　根据批量，确定导流筒的高度。导流筒的高度决定了导流筒有没有足够的颗粒，颗粒太少容易造成包衣液"喷雾干燥"而损失，颗粒太多，不能与包衣液接触，造成颗粒磨损，降低包衣效率。本机导流桶高度调节到 30～40mm 为宜。

（7）上料　该流化床上料有，人工加料和正空上料两种。底喷包衣上料建议采用人工上料即用人力将物料倒入包衣锅内。这样可以有效避免上料过程中微丸与微丸之间的碰撞，微丸与锅壁之间的碰撞造成微丸的破坏。

（8）启动风机　推入底喷料仓，开启顶升气缸，打开风机，调节风机频率确保物料不会接触到捕集袋。

（9）包衣　开启加热，将进风温度调节到 70～80℃（具体温度根据工艺而定），开启雾化气、开枪气，将雾化压力控制在 0.2～0.3MPa，开枪压力 0.4MPa。待物料温度升到 60℃ 以上的时候开启蠕动泵，按照喷液速率的放大规律设定蠕动泵开启转速，如果没有小试的实验数据可将蠕动泵的转速设定为 5r/min。观察物料温度，缓慢增加蠕动泵转速，确保物料温度不低于 45℃。

（10）出料 喷浆结束后首先关掉蠕动泵，30s 以后再关掉雾化气，关闭电加热，待进风温度低于 50℃后关掉风机。

（11）清场 FBW 系列多功能流化床制粒机系统可以实现在位清洗。在位清洗前应检查单元中有无可以回收的物料，卸下捕集袋，然后接上带清洗球的进水卡箍清洗接头，打开基座排水阀，按设定的程序，先打开捕集室两个清洗控制阀门清洗捕集室；再关闭捕集室控制阀阀门，打开基座清洗阀门清洗基座，洗毕关闭排水阀结束清洗。

五、流化床包衣常见问题及解决措施

1. 静电

颗粒在流化床内不停地运动，相互摩擦，容易产生静电，导致颗粒相互吸引，或筒壁吸附，使颗粒不能正常流化。颗粒间产生静电提示流化床内已经相当干燥，如果使用有机溶液包衣，或在冬天包衣更容易出现。提高进风相对湿度，降低包衣温度，使用增湿装备，或适当增加水性包衣液的流量等方法，可消除静电。

2. 粘连

包衣过程中少数颗粒间粘连，或者更多的颗粒相互黏结成块，不易干燥。造成前一种情况可能是喷液速度过快；而出现后一种情况是喷嘴上粘有物料，不能正常雾化，或喷嘴部件渗出少量包衣液。前一种情况不严重时，可停止喷液，继续流化，促使粘连的颗粒分开。然后减少喷流速度，继续包衣。而出现后一种情况，则应停机，筛除大块颗粒，分析原因，采取相应措施。

3. 颗粒流动不畅

包衣时颗粒流化时好时坏，可能是颗粒过干，出现静电，或包衣液流速太大，颗粒表面过湿。解决办法是调整喷雾速度、提高进风温度等。

4. 喷嘴堵塞

包衣时喷嘴黏附包衣材料或颗粒等，喷嘴不能正常喷出包衣液，应立即停机，清洗喷嘴。包衣时应加强包衣液搅拌，采用超细不溶性辅料或调整包衣处方等。

第四节 压制包衣

一、概述

湿法包衣技术已广泛用于固体制剂的研发和生产。但是，存在有机溶剂环境污染、制剂中残留、生产安全、回收和劳动保护等问题。虽然以水为溶剂能较好地克服使用有机溶剂带来的弊端，但存在水蒸发耗能大、干燥时间长、生产成本高、不适合水不稳定的药物包衣等缺点。压制包衣方法是一种不使用溶剂，将包衣材料在片心表面压制成膜的包衣技术，从环境污染、生产时间和能量消耗的角度看，干法包衣技术与湿法包衣技术相比具有明显的优势。

最初的干法包衣是指压制包衣。压制包衣是采用压制的方式对片心进行包衣。压制包衣包括直接压制片心、包衣及在预压片心的基础上压制包衣两种。压制包衣片常用于缓控释、脉冲制剂等，外层衣是确保药物到达预定吸收部位和释药特点的关键。通过加入各种辅料，或者增加外层衣的厚度，使得外层破裂、溶胀或溶蚀，调节水渗入片心的速度，以控制药物的释放。外层衣也可以含有缓释制剂的初始剂量。外层衣的常用辅料有乙基纤维

素等不溶性辅料；低分子量羟丙基纤维素、羟丙基甲基纤维素、聚氧乙烯等溶蚀性辅料；高分子量羟丙基甲基纤维素、瓜尔胶等膨胀性辅料；聚丙烯酸酯类、醋酸羟丙甲纤维素琥珀酸酯（HPMCAS）等不同 pH 值溶解的辅料。

随着高分子材料科学和制药设备的发展，陆续开发了其他不加溶剂，直接将成膜材料、增塑剂等在片心、颗粒表面包衣的技术，如静电包衣、增塑剂干法包衣、光固化包衣等干法包衣技术。至今为止，除压制包衣技术已有一些应用，其他技术和设备尚处在探索阶段，本节只对压制包衣技术进行简单介绍，其他干法包衣技术请参考相关文献。

二、压制包衣工艺流程

压制包衣片的压制方法和设备与普通片剂基本相同，为了满足压制包衣的特殊要求，对压片设备做了许多改进。目前压制包衣流程主要有如下两种。

（一）普通压制包衣法

采用普通压片机压制，首先压制片心；填充半数外层包衣辅料于冲模中，预压成片，加入片心，再加入剩余的外层辅料，压制成片剂，如图 7.10 所示。普通压制包衣法工艺流程如图 7.11 所示。

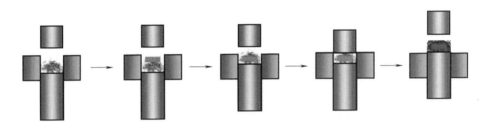

图 7.10　普通压制包衣过程示意

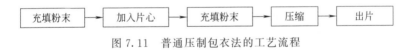

图 7.11　普通压制包衣法的工艺流程

（二）一步压制包衣法

在同一台压片机上完成压制包衣过程。冲头不同于普通冲头。在压制第一外包衣层时，下内冲 b_1 首先下降，在 b_1 和下外冲 b_2 的内壁之间形成一个空间，包衣粉末充填进入这个空间。上内冲 a_1 下降，对包衣粉末进行预压。外包衣层预压完成之后，b_1 再次向下移动，a_1 向上移动，填充含药粉末，a_1 下降对含药辅料进行预压。随后，b_2 下降，与 b_1 平齐，装填剩余的包衣粉末压制成包衣片，如图 7.12 所示。一步压制包衣法工艺如图 7.13 所示。

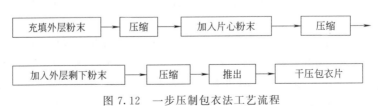

图 7.12　一步压制包衣法工艺流程

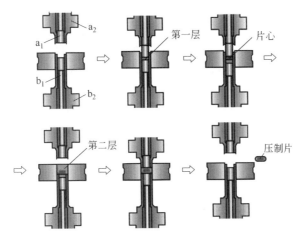

图 7.13 一步压制法冲头压缩过程示意

a_1—上内冲头；b_1—下内冲头；a_2—上外冲头；b_2—下外冲头

三、压制包衣设备

（一）普通压制包衣机

普通压制包衣机是将两台旋转式压片机用单传动轴配成一套机器，其结构如图 7.14 所示。压制包衣操作时，先用一台压片机将物料压成片心后，内传动装置将片心传递到另一台压片机的模孔中，在传递过程中由吸气泵将片外的余粉吸除，在片心到达第二台压片机之前，模孔中已填入了部分包衣物料作为底层，然后片心置于其上，再加入包衣物料填满模孔，进行第二次压制成包衣片。

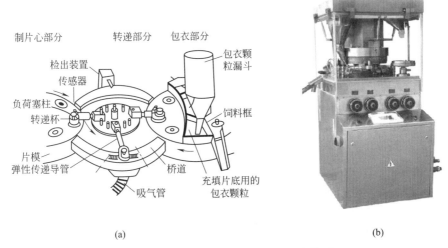

图 7.14 普通压制包衣机结构（a）和实物图（b）

普通压制包衣机采用普通冲模即可完成压制，价格便宜；通过调整片心的大小和包衣层冲模大小达到调节包衣厚度，对于处方固定的情况下可以通过调节包衣厚度达到调整释放曲线。但是，需要预先压制片心，再转入另一压片机中进行第二步压制，步骤繁琐/成本较高；并且，该法在高速压片过程中，可能出现无心片、双心片、心片偏离中心等问题。因此，普通压制法没有广泛地应用。

（二）一步压制包衣机

此压片机具有套管式双冲结构（中心冲和外周冲），内冲压制片心，外冲包衣，通过调节内外冲的高低，确定衣膜的厚度。该机解决了传统压制包衣机由于片心位置不一而导致衣膜厚薄不均匀，释药行为重现性差的问题。且无需单独压制片心，片剂一次成形，生产效率较高，通过改变冲模结构能压制各种形状的包心片和多层片，适用性较为广泛。但是，冲模结构复杂、昂贵，且片剂侧边包衣厚度固定时，不能通过调整包衣厚度控制释药曲线，套管式冲模长时间运行可能涩冲。

四、压制包衣技术要点

压制包衣的关键技术点与普通片剂基本相同，但有以下特点。

（1）压力 压制片心和外层包衣的压力是显著影响成形和释药行为的关键因素。其中，外层包衣压力的控制更为重要。对于水不溶性或溶蚀性外层辅料的外层，压力越大，延迟释药的时间越长，而对于膨胀性辅料则影响不明显。外层压制压力也会影响片心与包衣层之间的黏结。

（2）粉体粒径与流动性 对于不溶性高分子辅料的外层，其粒径越小，包衣层越结实，孔隙率小，延迟药物释放的时间长。粉体的流动性影响片重差异。流动性差，容易引起片重差异。外层颗粒或粉末流动性差，可引起外层厚薄不均匀，甚至不能很好地包裹片心。

（3）片心的位置 片心居于压制包衣片的中间是压制包衣的基本要求。普通压制包衣机容易出现空心、双心等问题。片心位置的偏离，是造成压制衣层厚度不均匀而释药行为重现性差的主要原因。

五、压制包衣操作规程（天祥牌 ZPW22A 型旋转式包芯机）

（1）冲模的安装与调试 冲模安装前，须切断电源，拆下料斗、加料器、右罩座，打开侧门，装上试车手轮，擦净转台工作面、模孔及冲模。按要求安装中模、上冲、下冲。冲模安装完毕，转动手轮，使转台旋转 2～3 周，观察上下冲进入中模孔及在轨道上的运行情况。然后启动电机空运转 5～10min，无异常现象才可进入正常运行。

（2）加料器的安装和调整 旋转两根调节支柱，调整其水平位置，安装加料器。

（3）充填量的调整 由充填调节手轮控制调节充填深度。当充填调节手轮顺时针方向旋转时，充填量增大及片重增大。根据片重调节充填量，一般应由小到大调节，应和片剂的上下半厚度、硬度等同步调整。

（4）颗粒流量的调整 颗粒流量通过可调节料斗出口处与转台工作面的距离或料斗下部蝶阀按钮的开启大小来控制。旋转斗架上方旋钮可调节料斗的高低。颗粒流量大小以工作时加料器内的粉子积储量勿溢出为宜。

（5）包心片下层厚度的调节 当片厚调节手轮顺时针方向旋转时，包心片下层片厚增大，反之减小。下层片厚一般应由小到大，逐步进行，直至合格。

（6）片剂总厚度的调节 当片厚调节手轮逆时针方向旋转时，片厚增大，反之减小。片厚调节根据充填量、压缩比及硬度要求确定，一般应由大到小，逐步进行，因注意与下层片厚一致，直至合格。

（7）压力的调整 压力调整可通过操作面板上的压力显示仪进行。

（8）转速的调整 本机采用 PLC 变频调速，通过电器箱触摸屏上的速度调节来改变转台运动速度。

（9）初次试车应将充填量减少　片厚放大，将颗粒和心片分别加入料斗和振荡给料器内，用手转动试车手轮，同时调节充填和压力，逐步增加到片剂的重量和硬软程度符合成品要求，然后开电动机，进行正式运转生产。生产过程中，须定时抽验片剂的质量，是否符合要求，必要时进行调整。

（10）心片偏离度调整　包心盘上有一个微调装置，用于调节芯片偏离度。

（11）气源进口过滤减压压力　调节不得大于 8bar（800kPa），出厂一般设定值为 6bar（600kPa）左右。

（12）本机压力开关为机械式压力开关，其压力大小可调节，数值由过滤减压阀压力而定，调节时只要略低于过滤减压阀压力（机械式压力开关本身性能决定）即可。压差大小范围由用户自定，出厂时定在 1kgf（1kgf＝9.8N）。

六、压制包衣常见问题及解决措施

压制包衣片生产过程中存在的问题除了与普通压片类似，还有下列特殊情况。

（1）片芯偏离片剂的中心位置，或无心、双心等　检查设备运行情况，调整设备参数，采用高速成像系统、脉冲回波超声波技术、CT 技术等在线检测技术对片心位置进行检测，发现不合格片剂自动剔除。

（2）片剂分层或开裂　片剂推出冲模后开裂、分层，或者片心与外层黏结不紧。可调整压片压力、制剂处方、含水量等，改进片剂的成形性。

（3）压制包衣片释药行为重现性差　释药行为与颗粒流动性、压制包衣机的结构、压片压力、片心在在片剂中位置等有关，应改进制剂处方、调整工艺参数、采用在线检测技术等予以克服。

参考文献

［1］ Agrawal A，Pandey P. Scale up of pan coating process using quality by design principles ［J］. Journal of Pharmaceutical Sciences，2015，104：3589-3611.

［2］ Prasad L K，McGinity J W. Electrostatic powder coating：Principles and pharmaceutical applications ［J］. International Journal of Pharmaceutics，2016，505（1-2）：289-302.

［3］ 翰林航宇（天津）实业有限公司. 高效包衣锅薄膜包衣操作规程.

［4］ 翰林航宇（天津）实业有限公司. FBW30 多功能流化床包衣操作规范.

［5］ 上海天祥・健台制药机械有限公司. ZPW22A 型旋转式包芯机使用说明书.

习题

1. 简述口服固体制剂包衣的方法。
2. 简述高效包衣机、流化床的基本组成及用途。
3. 试述滚动包衣、流化包衣的影响因素。
4. 薄膜包衣中容易出现的问题及其解决措施有哪些？

第八章

透皮给药技术

第一节　透皮给药的生理学基础

透皮给药系统是指药物以一定的速率透过皮肤经毛细血管吸收进入体循环的一类制剂。

透皮给药的特点在于：①直接作用于靶部位发挥药效；②避免肝脏的首过效应和胃肠因素的干扰；③避免药物对胃肠道的副作用；④长时间维持恒定的血药浓度，避免峰谷现象，降低药物毒副反应；⑤减少给药次数，而且患者可以自主用药，特别适合婴儿、老人及不宜经口给药的患者，提高患者的用药依从性；⑥发现副作用时可以随时中断给药。

一、皮肤的构造

皮肤覆盖人体的表面，是人体的第一大防线。皮肤可被分为三层：表皮层、真皮层和皮下组织（图 8.1）。

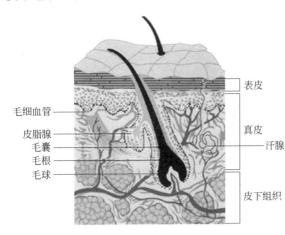

图 8.1　皮肤结构

（毛细血管、皮脂腺、毛囊、毛根、毛球、表皮、真皮、汗腺、皮下组织）

1.表皮层

（1）角质层　主要作用是帮助阻挡外界事物的侵袭和自然水分的流失。正常皮肤的水分保持在 70% 左右，角质层的含水量一般是 10%～15%。

角质层包含有脂质双分子层和天然保湿因子。脂质双分子层主要包括 40% 神经酰胺、25% 胆固醇、10% 胆固醇硫酸脂及 25% 脂肪酸。天然保湿因子主要包括 40% 氨基酸、12% 吡咯烷酮羧酸、12% 乳酸钠、7% 尿素及 29% 其他成分。

（2）透明层　只存在于脚、手掌，主要增强耐磨性。

（3）颗粒层　是由 1～2 层无核细胞构成的薄膜，是肌肤的防御带，含有晶体角质，其作用主要是折射紫外线，使肌肤免受伤害，它的厚度随角质层的薄厚而变化，薄的角质层基本没有颗粒层。太热和碱性强的刺激都会伤害到晶体角质。

（4）棘层　由 10 层左右的有核细胞构成。棘层中有棘管，充满着流动着的淋巴液，可以把养分输送给表皮，是表皮的营养供应站。

（5）基底层 是表皮的最下层，由单层的有核细胞构成，具有不断产生和分裂新细胞的功能。正常表皮基底细胞的分裂至脱落的时间一般在 28 天左右，其中分裂到颗粒层的最上层一般需要 14 天，形成角质层到最后脱落的时间一般为 14 天。

2.真皮层

真皮层位于表皮深层，决定了皮肤的弹性和张力，属于支撑系统。厚度是表皮的 7 倍，含有神经和血管，一旦损伤是不能被修复的。其与皮下组织层无明显界限。

3.皮下组织

皮下组织又称为皮下脂肪组织，对外来的压力和冲击有缓冲作用，能保持体温，供给能量。除了脂肪以外还含有丰富的血管、淋巴管、神经、汗腺、皮脂腺和毛囊。汗腺主要是排泄汗液，帮助人体排除毒素，并且有调节体温的作用；皮脂腺主要是分泌油脂，滋润表皮，防止水分蒸发，且具有吸收脂溶性物质的作用，是皮肤吸收营养物质的主要通道。

二、药物透皮吸收途径

药物的透皮吸收主要有两个途径。

（1）完整的表皮途径 是药物透皮吸收的主要途径。完整表皮的角质层细胞及其细胞间隙具有类脂膜性质，有利于脂溶性药物以非解离型透过皮肤，而解离型药物较难透过。

（2）皮肤附属器途径 即通过皮脂腺、毛囊及汗腺吸收。在吸收初期药物穿透皮肤附属器比完整表皮快，但当吸收达到稳态后，则附属器途径可忽略，且其所占面积只有皮肤总面积的 1% 左右，故不是主要的吸收途径。大分子和离子型药物可能主要通过转运途径转运。

三、影响药物透皮吸收的因素

影响透皮吸收的因素可以用式（8.1）说明：

$$\mathrm{d}Q/\mathrm{d}t = KCDA/T \tag{8.1}$$

式中，$\mathrm{d}Q/\mathrm{d}t$ 为达到稳定时的药物透皮速率；K 为药物皮肤/基质分配系数；C 为溶于基质中的药物浓度；D 为药物在皮肤屏障中的扩散系数；A 为给药面积；T 为有效屏障厚度。

分配系数 K 是药物在皮肤与基质中相对溶解度的指数。当 A、D、T 不变时，C 为透皮药物最重要的理化性质。K、C 的乘积可代表药物的热力学活性，即药物与基质亲和力越弱，在基质中浓度越高，透皮速率越大。影响药物经皮吸收的因素如下。

（一）皮肤生理因素

（1）种属与个体差异 不同动物、动物与人之间皮肤的渗透性差异很大。同种动物性别、年龄不同，其渗透性也有较大差别。

（2）皮肤的部位 药物的穿透吸收速度与皮肤角质层的厚度、附属器密度等有较大关系。一般角质层薄、毛孔多的部位药物较容易透入。不同部位的皮肤通透性大小顺序为：耳郭后部＞腹股沟＞颅顶盖＞脚背＞前下臂＞足底。对于全身作用的透皮吸收制剂宜选择角质层薄、施药方便的部位。

（3）皮肤的健康状况 当皮肤患湿疹、溃疡或切伤、烧伤时，皮肤角质层屏障作用下降或丧失，药物易于穿透，吸收速度和吸收程度大大增加（溃疡皮肤渗透性为正常皮肤的3~5 倍），但可能产生毒副作用。而硬皮病、牛皮癣及老年角化病等皮肤病使角质层致密硬化，药物的渗透性降低。

（4）皮肤的温度和湿度 皮肤温度增加，血液循环加快，吸收增加。皮肤湿度大，有利于角质层的水合作用，引起角质层肿胀、细胞间隙疏松、药物渗透性增加。

（5）皮肤的结合与代谢作用　药物与皮肤蛋白质或脂质等的结合是可逆性结合，可延长药物渗透时滞，也可能在皮肤内形成药物的贮库。酶代谢对多数药物在皮肤吸收不产生明显的首过效应。

（二）药物理化性质

（1）油水分配系数　角质层具有类脂质特性，非极性强，一般脂溶性药物比水溶性药物易穿透皮肤，但组织液是极性的，因此既有一定脂溶性又有一定水溶性的药物（分子具有极性基团和非极性基团）更易穿透。有机弱酸或有机弱碱性药物的分子型比离子型脂溶性大，故较易透过皮肤吸收。

（2）分子大小　药物的扩散系数与分子量的平方根或立方根成反比，分子量超过 600 的药物较难透过角质层。

（3）熔点　熔点较高的药物和水溶性或亲水性药物，在角质层的渗透速率较低。

（三）基质性质

（1）基质的种类与组成　直接影响药物在基质中的理化性质及贴敷处皮肤的生理功能。油脂性强的基质封闭性强，如中药膏药能阻止皮肤内水分与汗液蒸发，有利于角质层的水合作用，从而降低药物穿透阻力，透皮吸收效果较好。而水溶性的基质如聚乙二醇对药物释放虽快，但几乎不能阻止水分的蒸发，不利于药物穿透与透皮吸收。

（2）基质对药物的亲和力　若两者亲和力大，药物的皮肤/基质分配系数小，药物难以从基质向皮肤转移，不利于吸收。

（3）基质的 pH　pH 影响弱酸性和弱碱性药物的分子形式，当基质的 pH 值小于弱酸性药物的 pK_a 或大于弱碱性药物的 pK_a 时，这些药物的分子型（非解离型）增加，脂溶性加大，有利于穿透。故可根据药物的 pK_a 值来调节基质的 pH，增加解离型药物的比例，提高渗透性。

四、药物透皮吸收的促进方法

（一）表面活性剂

自身可以渗入皮肤并与皮肤成分相互作用，促进药物渗透。通常非离子表面活性剂的作用大于阴离子表面活性剂，且刺激性较小，但表面活性剂的用量与药物的渗透不一定成正比，一般以 1%～2% 为宜。用量过高，药物被增溶在胶团中，不易释放。

（二）透皮促进剂

透皮促进剂是指能加速药物穿透皮肤的一类物质。它们能可逆地降低皮肤的屏障性能，增加药物的渗透性而不损害皮肤的其他功能。促渗机制包括溶解角质层类脂、干扰脂质分子的有序排列、增加其流动性，或提高皮肤的水和作用等。常用的透皮吸收促进剂有表面活性剂、有机溶剂类、月桂氮酮及其同系物、有机酸、角质保湿剂及萜烯类。

月桂氮酮又称氮酮（Azone），化学名为 1-正十二烷基氮杂环庚烷-2-酮，是一种新型透皮促进剂。对皮肤、黏膜的刺激性小，毒性小。Azone 对亲水性药物的渗透作用强于亲脂性药物。处方中的乙醇、丙二醇、油酸等能增强其促渗透作用。Azone 的促渗透作用具有浓度依赖性，有效浓度常在 1%～6%，但促渗透作用常不随浓度提高而增加，最佳浓度应根据实验确定。

其他透皮促进剂尚有丙二醇、甘油、聚乙二醇等多元醇，以及角质保湿剂尿素、吡咯酮类等，一般单独应用效果差，常配伍使用。中药挥发油经实验证明具有较强的透皮促进能力，如薄荷油、桉叶油、松节油等。

（三）其他

制剂中药物浓度、用药面积、应用次数及应用时间等一般与药物的吸收量成正比。其他如气温、相对湿度、局部摩擦、脱脂及离子导入应用等均有助于药物的透皮吸收。

第二节 促透技术

皮肤的屏障作用是透皮给药制剂疗效发挥的最大障碍。因此，如何改善药物的皮肤渗透性，克服皮肤角质层屏障，是透皮给药制剂研究开发的关键与难点。目前，物理、化学及药剂学促渗方法在改善药物的透皮渗透特性促进药物透皮吸收中应用广泛。促透机制为通过溶解皮肤脂质或使皮肤蛋白变性，增加类脂质骨架的无序性，可逆地改变皮肤角质层的屏障功能，但又不损伤任何活细胞，从而促进药物在角质层扩散，达到增加药物在皮肤的溶解度，使药物透皮吸收速率增加的目的。目前常用的促透技术可分为化学促透技术、物理促透技术及药剂学促透技术。

一、化学促透技术

（一）概述

药物透皮吸收主要是通过角质层和活性表皮浸润真皮，经毛细血管进入体循环。皮肤对大多数药物来说是透皮给药的屏障，许多药物透皮给药后，渗透速率达不到治疗要求。因此，研究者在制剂开发中开始有意识地应用渗透促进剂。

化学促透法主要是选择各种渗透促进剂改善皮肤的渗透性。

（二）促透机制

使用化学方法，即在制剂中添加一些特殊的化学成分，通过使角质层细胞内蛋白质变性、破坏角质层细胞间脂质的有序排列、脱去角质层脂质与脂蛋白、增加角质层含水量等方式促进药物的渗透。

（三）理想促渗剂的质量要求

① 无药理活性；

② 无毒，无刺激性，无致敏性；

③ 作用迅速、适宜，且可以预见；

④ 当移去时，皮肤的穿透性应立即恢复；

⑤ 不导致身体水分、电解质以及内源性物质丢失；

⑥ 与药物和其他辅料无配伍禁忌；

⑦ 为药物的良溶剂；

⑧ 皮肤感受良好且容易在皮肤上铺展开；

⑨ 能够加到局部用的制剂中；

⑩ 无色、无味、无臭、价廉。

（四）常用化学促渗剂

常用的化学促渗剂见表 8.1。

表 8.1　常用的化学促渗剂

类型	品名	应用药物	作用机制
水	自由水	氢化可的松、水杨酸、茶碱等	使角质层水化,角质层细胞内蛋白质变性
吡咯烷酮类	2-吡咯酮、5-甲基-2-吡咯烷酮	咖啡因、正辛醇、苯甲酸倍他米松、甲芬那酸	低浓度时分配进入角质白区,高浓度影响角质层脂质流动性并促进药物在角质层的分配,增加角质层的水含量
软渗透促进剂	N,N-壬基-二噁烷(SE-PA)	罂粟碱、雌二醇、布洛芬、酮洛芬	增加角质层的流动性质(增加流动性),提高药物在角质层的分配系数,能够提取皮肤内质且能改变组织内水的有序排列,改变角质层内蛋白质的排列结构,从而有利于亲水性和亲脂性药物的穿透
脂肪酸及其酯	油酸、肉豆蔻酸异丙酯、丙二醇二壬酸酯	水杨酸、雌二醇、芬太尼、硝酸甘油、肝素、吲哚美辛	渗入角质层脂质,影响其有序排列;降低角质层脂质双分子层的相转变温度;引起角质层脂质固-液相分离和晶型转变;增加药物在角质层的分配
表面活性剂	月桂醇硫酸钠、泊洛沙姆	氟芬那酸、水杨酸	使角质层脂质排列无序化;乳化皮肤表面脂质,改善药物在角质层分配
醇类	乙醇、异丙醇、正十二醇、正辛醇	水杨酸、雌二醇、纳洛酮、左旋-18-甲基炔诺酮	作为溶剂增加药物在角质层的溶解度;脱去角质层脂质;渗入角质层脂质,影响其排列的有序性
多元醇类	丙二醇、丙三醇	水杨酸、5-氟尿嘧啶	使角蛋白溶剂化,占据蛋白质的氢键结合部位,减少药物与组织间结合;增加并用的其他穿透促进剂在角质层的分配
萜烯类	桉树脑、D-苎烯、橙花叔醇	普鲁卡因、吲哚美辛、5-氟尿嘧啶、肝素	促进药物在角质层的扩散,破坏角质层细胞间脂质屏障;提高皮肤组织电导率,打开角质层极性孔道,增加药物从基质向角质层的分配
胺类	尿素、十二烷基-N,N-二甲氨基乙酯	5-氟尿嘧啶	促进角质层水化,在角质层形成亲水性通道,破坏角质层脂质结构

(五) 具有透皮促渗作用的中药成分

近年来,天然透皮促渗剂以快速、高效和低毒等优点,日益引起人们的重视。研究者可以通过其在自然界物种中的分布规律,或者对已知结构进行修饰,得到更安全有效的透皮促渗剂。因此,从天然产物中寻找透皮促渗剂,具有广阔的应用前景。

萜类以及脂肪酸类化合物为最常见的天然透皮促渗剂。薄荷醇是萜类中最常用的一种,其安全性已被 FDA 认可,并且还能产生冷觉反射,具有防腐、清凉的效果。油酸也称十八烯酸,存在于天然动植物油脂中,是含有一个双键的不饱和脂肪酸,也是一种常用的透皮促渗剂,但用量过大可致皮肤损伤。

目前发现含有促进透皮吸收成分的中药包括薄荷、肉桂、冰片、川芎、丁香、豆蔻、当归、杜香、桉叶、辛夷等,活性成分多为植物挥发油,具体见表 8.2。

此外,中药生物碱类成分如吴茱萸、白芥子、黄连、川乌等中药中分别含有的生物碱成分吴茱萸总生物碱、芥子碱硫氰酸盐、盐酸小檗碱和乌头生物碱等,均具有一定促渗作用。

从动物体内也得到了一些新的透皮促渗剂,如各类胆酸盐和动物脂肪酸。

表 8.2 具有透皮促渗作用的中药挥发油

挥发油	主要促渗成分	应用药物
高良姜油	1,8-桉叶素、桂皮酸甲酯、丁香油酚、蒎烯、高良姜酚	葛根素、5-氟尿嘧啶
肉桂油	桂皮醛、桂皮醇	黄芩苷、葛根素、苯甲酸
白芥子油	白芥子苷、白芥子油苷、芥子碱	黄芩苷、麻黄
杜香油	杜香萜烯	丹参酮
细辛油	甲基丁香油酚、细辛醚、黄樟醚	大黄藤素、5-氟尿嘧啶、
小茴香	茴香脑、茴香醛	葛根素、5-氟尿嘧啶
花椒油	柠檬烯、1,8-桉叶素、月桂烯	蛇床子、川芎嗪、葛根素、阿魏酸
丁香油	丁香酚、异丁香酚、石竹烯	葛根素、川芎嗪、布洛芬
干姜油	桉叶油醇、冰片、莰烯、柠檬醛	葛根素、罗通定
当归油	藁本内酯、正丁烯基苯酞内酯、反式-罗勒烯、α-蒎烯	白藜芦醇、阿魏酸
薄荷油	薄荷醇、薄荷酮、胡椒酮、异薄荷酮	蛇床子、川芎嗪、葛根素、阿魏酸
川芎油	藁本内酯、丁基苯酞、丁烯基酞内酯、α-蒎烯、胡萝卜烯醇	丹皮酚、布洛芬
豆蔻油	桉油精、α-律草烯、β-蒎烯、α-蒎烯、α-荜澄茄烯、百里香素	川芎嗪、马钱子总碱
桉叶油	α-蒎烯、β-蒎烯、水芹烯、P-伞花烯、桉叶油醇、松油烯	青蒿琥酯、尼莫地平
辛夷油	α-蒎烯、β-蒎烯、柠檬烯、1,8-桉叶素、樟脑	川芎嗪、罗通定

（六）技术要点

1.透皮促渗剂的选择

透皮促渗剂应具有以下特点：①无色、无臭；②应用时能很快起作用，但去除后不影响皮肤的正常生理功能；③具有良好的生物相容性，即对皮肤及人体无毒、无刺激性、无过敏反应及无药理作用，在生理上可接受的理想透皮促渗剂，应该与透皮体系和谐共存并且互补。

2.透皮促渗剂与促渗药物和基质的相容性

与药物及其他附加剂的相容性，包括不产生物理化学作用、不影响药物活性并可与药物性质相匹配。

3.透皮促渗剂的使用浓度

在促渗效果上，应具有用量少、起效快，作用时间可预测，适合于多种药物，但在具体某一制剂中又有专一性等特点。

4.透皮促渗剂的联合使用

透皮促渗剂按理化性质分为极性类和非极性类两大类，按作用机理分为亲脂性溶剂类、表面活性剂类和两组分系统类三大类。透皮促渗剂单独使用效果不佳时，可联合使用，一般由一种亲水性分子和一种亲油性分子共同组成。

（七）应用实例：少林风湿跌打膏

【处方】 生川乌 16g、生草乌 16g、乌药 16g、白及 16g、白芷 16g、白蔹 16g、土鳖虫 16g、木瓜 16g、三棱 16g、莪术 16g、当归 16g、赤芍 16g、肉桂 16g、大黄 32g、连翘 32g、血竭 10g、乳香（炒）6g、没药（炒）6g、三七 6g、儿茶 6g、薄荷脑 8g、水杨酸甲酯 8g、冰片 8g。

【制法】　以上 23 味，除薄荷脑、水杨酸甲酯、冰片外，血竭、乳香、没药、三七、儿茶粉碎成粗粉，用 90％乙醇制成相对密度为 1.05 的流浸膏；其余生川乌等 15 味加水煎煮 3 次，第一、二次各 3h，第三次 2h，合并煎液，滤过，滤液浓缩至相对密度为 1.25～1.30（80℃）的清膏。与上述流浸膏合并，待冷却后加入薄荷脑、水杨酸甲酯、冰片，混匀，另加 8.5～9.0 倍重的由橡胶、松香等制成的基质，制成涂料，进行涂膏，切段，盖衬，打孔，切成小块，即得。

【分析】　处方中，薄荷脑和冰片除本身具有的药理作用外，也起化学促渗作用。

二、物理促透技术

物理促透技术可通过控制外部能量，达到精密控制经皮吸收的目的。包括离子导入法、微针、电致孔、超声导入、无针注射递药系统等。

（一）离子导入给药

1. 概述

离子导入给药技术是在外加电场作用下，将药物离子通过皮肤生物膜转运的一种透皮给药物理促渗方法。药物离子经直流电导入体内的主要通道是皮肤上的汗腺管口，其次是毛孔和皮脂腺管口。

2. 原理

（1）电场力的作用　皮肤的角质层是由角蛋白、脂质及皮肤附属器如汗腺、毛囊、皮脂腺等组成，其中脂质不导电，角蛋白为不良导体，附属器可导电；角质层下的细胞外液和血液中含有电解质，导电性能很好，因此，角质层相对属于非导电性屏障。当施加电场于皮肤上，皮肤的电压降主要存在于角质层两侧，此电压降即为药物通过皮肤转运的主要动力。在电场的作用下，离子型药物通过导电性通道转运进入皮下微循环系统。在药物溶液中，一部分药物离解成离子，在直流电的作用下，利用电学上"同性相斥，异性相吸"的原理，通电后，阴离子和阳离子就会反方向移动，使药物中阳离子从阳极，阴离子从阴极导入体内，达到治疗疾病的目的。

（2）电渗作用　在一荷电的多孔膜上施加一定电压，膜两侧的液体将会产生定向移动，这种现象叫做电渗。在生理 pH 值下，皮肤相当于一个带负电荷的多孔膜，施加电压后即会产生电渗现象。由于在溶液与膜之间的界面处存在迁移数的不连续性，从而产生浓度极化现象，引起诱导渗透压，产生渗透流；同时，电场与离子氛中离子相互作用产生的电体积力效应，根据皮肤的渗透选择性，在生理 pH 值下，外加电压时，水化阳离子比水化阴离子获得更多的动量，因此，在阳离子移动方向引起净体积流。这二者的综合作用称为对流溶剂流，由于它们与膜所带电荷和所加电场有关，因此又称之为电渗流。

电渗流具有方向性，与皮肤所带的电荷、电极极性和所转运分子的性质有关。当介质 pH 值大于皮肤等电点时，皮肤荷负电，电渗流方向与电流方向一致，从阳极到阴极。对于中性分子，电渗流有利于中性分子的阳极转运，不利于中性分子阴极转运。对于阳离子，电渗流有利于它的阳极转运，在电场作用下的电迁移具有协同作用，流量增加比率最大；电渗流不利于它的阴极转运，与电场作用下的电迁一致，所以，阳离子不能在阴极转运。对于阴离子，当阳极转运时，电场作用为负性效应，尽管电渗流作用呈正性效应，但由于电渗作用小，不足以抵消电场的负性作用，流量增加的比率为零，如果是大分子量的阴离子，电渗流作用很大，可以抵消甚至超过电场作用的负性效应，流量增加比率不为零；当阴极转运时，电场作用为正性效应，电渗流作用呈负性效应，将抵消一部分电场作用引起的流量增加。

当介质 pH 值小于皮肤等电点时，皮肤荷正点，电渗流反向，从阴极到阳极，电渗流作用情况正好相反。

（3）电流诱导引起的皮肤渗透性增加　离子导入过程中，施加于皮肤的电流密度可能很低，但由于皮肤存在孔道，孔道处的电流密度可以相当大，能够引起皮肤结构的改变，导致皮肤穿透性增加。

Ag/AgCl 电极系统的离子导入过程如图 8.2 所示。

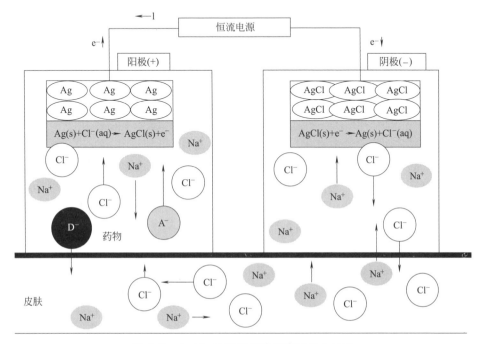

图 8.2　Ag/AgCl 电极系统的离子导入过程

3.离子导入透皮系统基本途径

① 在电场存在下，离子型药物通过皮肤的主要途径是汗腺和毛囊等附属器组成的支路途径。

② 细胞间转运。

③ 在电场作用下角质层形成的人工"支路"。电能可能改变皮肤成分的分子排列，形成可逆性孔道。也有可能是离子导入时皮肤局部温度升高所致。

4.离子导入影响因素

影响药物透皮离子导入转运的因素是多样的，主要有电流、应用时间、药物性质、剂型因素、生理因素和渗透促进剂等。一般来说，电流强度越大，药物透过量越多；电流应用时间越长，离子导入效果越好；药物分子质量越小、浓度越高、表面电荷越多，离子导入量越大。药物分子量的大小、油/水分配系数、药物熔点、浓度、解离性质等因素和不同部位皮肤的生理因素是影响电致孔-离子导入联合促渗技术的主要因素。

5.应用

离子导入与经典的被动扩散的透皮转运相比，尤其适用于离子型和大分子多肽类药物的透皮给药。近年来对大分子及蛋白质的离子导入的研究包括胰岛素、血管加压素、促甲状腺素释放激素、人生长激素、干扰素和寡聚核苷酸等。已上市（认证）的药品列举如下。

① Vyteris 公司采用 Vyteris 离子导入给药系统开发的用于局部麻醉的利多卡因/肾上腺素复方离子导入药剂 Iontocaine 已被美国 FDA 批准。该产品由产生电流的电池、药液（2％盐酸利多卡因、0.001％肾上腺素）和带电极的水凝胶三部分组成，临床研究证实，该药可迅速、有效地产生局部麻醉效应，适用于儿科的治疗。

② Alza 公司的经皮贴片 E-TRANS 于 2003 年 9 月在美国获得了认证。这套装置能被编程用来定量转运药物，患者还可在需要的时候通过按按钮的方式向体内渗透药物，减轻剧烈疼痛。

③ Birch Point Medical 公司研究开发了一次性离子导入贴片 WEDD，该贴片设计的核心是有固定输出的电容和超薄电池。这种贴片的材料是柔软透气的织品，厚度不超过 2mm。WEDD 第一代贴片 IontoPatch 已经在美国和欧洲市场上销售用于治疗某些疾病，如肌腱炎和滑囊炎的局部治疗。目前该公司正在开发地塞米松 WEDD 贴片。

（二）微针透皮给药技术

1. 概述

1998 年，自从 Henry 将微针运用于透皮给药以后，微针就受到越来越多学者的关注。由于微针既具有注射给药的优点，又具有经皮给药的优点，同时相对注射给药而言，微针对皮肤造成的创伤是极小的，且患者无痛感，再加上微针在使用时能够达到精确定位、安全高效的效果，受到了越来越多患者的青睐。

2. 原理

微针是通过其对皮肤进行穿刺，使皮肤形成微小的间隙或者通道，药物通过这个接近微米级的通道而进入皮肤深层，从而发挥药效。其过程如图 8.3 所示。

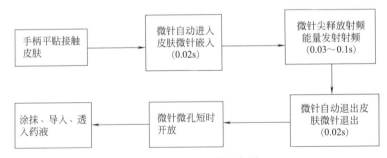

图 8.3　微针透皮示意图

根据有无中心孔腔，微针可分为实心微针和空心微针（图 8.4），实心微针现常用 PLGA、PGA、PLA 等材料，空心微针常用聚合物作为材料。

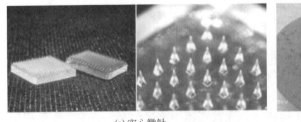

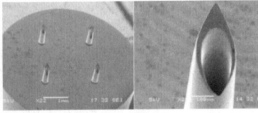

(a) 实心微针　　　　　　　　　　　　　(b) 空心微针

图 8.4　实心微针和空心微针制品

从外形结构角度，微针可分为同平面微针与异平面微针。同平面微针的轴与基底平面平行，加工工艺相对简单，且针体长度可以精确控制，但不能形成多维阵列，微针密度较小。异平面微针的轴与基底平面垂直能够形成多维阵列，微针密度较大，但加工工艺相对复杂，微针长度受到限制且相对成本较高。

3. 技术要点

（1）材料的选择　所使用的材料不同，其性能也各不相同，实际应用中会根据需要使用合适的材料来制备适宜的微针。如硅、聚合物、金属等材料。

（2）临床应用需求　根据临床需要及给药途径的不同，所使用的微针类型也不同，微针种类的多样性也给如何给药带来了更多的选择，使给药更加准确。如实心微针针体主要是依赖药物在皮肤中的扩散作用输送药物。空心微针针体中间具有空的腔体，贯穿于微针尖部和基板下表面，允许液体分子药物通过空腔流入皮肤，可实现药物直接输送，同时，空心微针可通过集成注射器或者微泵等药液驱动装置，实现定量、精确控制药物输送速率。但空心微针加工难度相对大，且针体内通孔严重影响针体强度，已成为制约其发展的关键问题之一。

4. 应用案例

多烯紫杉醇（DTX）在临床上被广泛应用于乳腺癌、非小细胞肺癌等的治疗。多烯紫杉醇水溶性略大于紫杉醇，但也基本不溶于水，临床上只有注射针剂。有研究人员综合运用弹性脂质体和微针透皮给药技术改善 DTX 的经皮渗透性，围绕 DTX 弹性脂质体的研制及其与微针透皮给药技术结合的体内外药物动力学等方面开展了一系列研究。

实验首先建立了两种 DTX 弹性脂质体的制备方法并确定了两种脂质体（F1 和 F2）配方（表 8.3）；然后将弹性脂质体和微针透皮给药技术结合以改善药物的经皮渗透性。实验发现，微针作用后的所有制剂经皮渗透量均高于微针作用前，并且时滞也明显缩短，见表 8.4。结果表明，微针作用可促进载有 DTX 的弹性脂质体的经皮传递，从而进一步改善 DTX 的经皮渗透。

表 8.3　F1 和 F2 的脂质体配方

制剂	成分/mg					超声(＋/－)
	DTX	卵磷脂	胆固醇	乙醇	磷酸盐缓冲液	
F1	4	170	30	500	1800	＋
F2	4	170	30	500	1800	－

表 8.4　经皮渗透量

制剂	时滞/h		稳态速率/[$\mu g/(cm^2 \cdot h)$]	
	无微针作用	微针作用	无微针作用	微针作用
F1	13.9(±1.4)	3.8(±0.5)	0.38(±0.08)	1.4(±0.2)
F2	14.1(±1.3)	4.5(±2.5)	0.32(±0.06)	1.3(±0.1)

（三）电致孔给药技术

1. 概述

电致孔现象最初是应用于细胞生物学和生物工程研究，将一些大分子物质如质体和DNA 等导入细胞，实现细胞融合和基因转染。20 世纪 90 年代初，由美国麻省理工学院化工系和电气与计算机科学系人员组成的联合研究小组首次将电致孔法应用于药物的透皮转运。近年来有关方面的研究异常活跃，尤其对大分子药物电致孔透皮吸收，引起人们极大的关注。

2. 促透机制

电致孔法是采用瞬间的高电压脉冲电场，在细胞膜、皮肤等脂质双分子层形成暂时的可逆的亲水性孔道（或局部转运区），而增加细胞、组织膜及皮肤的渗透性。与离子导入法相比，电致孔法可更广泛地应用于多肽和蛋白质类生物大分子药物的透皮给药，其传递量更多，药物分子质量可以更大。

3. 电致孔装置基本结构

电致孔仪的基本元件包括高电压电源、电容、高电压开关、可对参数进行设定的控制系统和电极。

电致孔实验使用的脉冲波形主要有指数衰减波和方波，前者较常用。产生指数衰减波的装置主要有 Easyject Plus、Electro Cell Manipulator 600（ECM600）和 Gene Pulser 等。

4. 电致孔影响因素

影响电致孔促进药物经皮渗透的因素较多，如脉冲电压、脉冲电流、脉冲波形、脉冲频率和脉冲数等。

5. 应用

有研究者应用 Transpharma Medical 公司的 Viaderm 系统对双氯芬酸钠的透皮吸收进行了研究。以猪耳部皮肤为模型，进行体外透皮吸收实验，无线电频率处理可产生数目较多和孔径适宜的亲水性小孔，显著提高双氯芬酸钠的体外经皮通透性。大量报道表明不同分子量和理化性质的药物分子都可以在电致孔技术的帮助下透过皮肤，例如亲脂性的药物分子（如环孢素-A），亲水性的药物分子（如 LHRH），大分子药物（如肝素），中等大小分子药物（如美多心安），小分子药物（如 Na^+、Cl^-）；中性分子药物（如甘露醇），荷电分子药物（如钙黄绿素），蛋白、多肽类药物也可以在电致孔作用下通过皮肤进入机体，实现透皮给药。此外，还有中药复杂成分如苦参碱等。

三、药剂学促透技术

近年发展起来的药剂学促透技术，即通过对药物分子或微粒进行包封从而改变药物的外在物理特性，便于药物透过皮肤。目前研究较多的包封技术主要有脂质体、柔性脂质体（传递体、醇质体）、微乳等。

（一）脂质体促透技术

1. 概述

脂质体（liposomes）是由脂质双分子层组成的，内部为水相的闭合囊泡，一般由磷脂和胆固醇形成。脂质体以其低毒性、相对易制备、可避免药物降解和可实现靶向给药等优点，被广泛用作药物载体，特别是在透皮给药制剂中。

2. 促透机制

脂质体透皮给药系统是基于皮肤角质层的特点而设计的。在皮肤角质层中，富含蛋白质而少脂质的角质细胞包埋于叠层状脂质双分子层，非常有利于脂溶性分子和两亲性化合物透过。而脂质体是由脂质双分子层膜包封而成的中空球状体，又称为脂质双层膜小泡，直径在 $100 \sim 1000nm$ 之间，这种特性使其非常容易穿透皮肤角质层，将分子直径为

100~300nm 的药物包封其中，顺利透过皮肤。包封有药物的脂质体能透皮吸收的机制假说有以下几种。

（1）水合作用　脂质体能增加角质层湿化和水合作用，使角质细胞间结构改变。脂质双层中疏水性尾部排列紊乱，药物通过扩散等作用进入细胞间质。如磷脂酰胆碱含量很高的脂质体，深入皮肤后可使湿度增加 40%，而水分本身就是很好的促透剂。

（2）融合作用　脂质体的磷脂（LP）与表皮脂质屏障中的脂质层融合，使角质层脂质组成和结构改变，形成一种扁平的颗粒状结构，使其屏障作用发生逆转，包封有药物的脂质体可顺利通过这些脂质颗粒的间隙，而促进药物透皮吸收。还有观点认为，脂质体的 LP 与表皮脂质屏障产生融合作用时形成小泡结构，药物通过小泡结构间隙向皮肤内部渗透。

（3）穿透作用　脂质体外在特殊结构能直接穿透皮肤角质层，而且能穿透到皮肤深层，甚至达到血管。

脂质体可经皮脂腺、汗腺甚至毛囊直接进入皮肤下层，达到透皮作用。

3. 工艺

制备脂质体最传统的方法是薄膜分散法，如今已经发展出多种制备脂质体的方法，如超声分散法、逆向分散法等，其特点见表 8.5。

表 8.5　脂质体制备方法

制备方法	载药方式	特　点
薄膜分散法	被动载药	多室脂质体，对水溶性药物有较高的封包率
超声分散法	被动载药	小单室脂质体，但易引起药物的降解
逆向蒸发法	被动载药	大单室脂质体，适用于包封水溶性药物、大分子生物活性物质
溶剂注入法	被动载药	大单室或多室脂质体，操作方便，重现性好，但易使生物大分子变性，包封率较低
pH 梯度法	主动载药	具有很高的包封率
前体脂质体法	被动载药	单室或多室脂质体，具有良好流动性能的颗粒状产品。加水水合后可得脂质体混悬液，稳定性提高

4. 应用案例：马钱子总碱脂质体的制备

【处方】马钱子总碱、卵磷脂、胆固醇、无水乙醇。

【制法】马钱子总碱脂质体采用乙醇注入法结合硫酸铵梯度法制备。精密称取卵磷脂 300mg、胆固醇 50mg，加入 5mL 无水乙醇超声溶解，注入磁力搅拌的 10mL 的硫酸铵（0.2mol/L）溶液中，减压蒸发约 10min 除去乙醇（无醇味），过 0.22μm 的偏氟膜，用 20 倍 pH7.4 的缓冲溶液（PBS）透析除去外水相硫酸铵，每次 2h，透析 4 次，即得空白脂质体；取空白脂质体加入适量马钱子总碱，磁力搅拌载药，制得 1mg/g 马钱子总碱脂质体。

（二）柔性脂质体促透技术

1. 概述

传统脂质体大多仅能滞留在皮肤表层，无法进入血液循环。随着对脂质体处方的不断改良，设计出了柔性脂质体——传递体（transfersomes）、醇质体（ethosomes）等新型载体，这些载体与传统脂质体相比可显著提高局部药物浓度，并可将药物穿透至皮肤深层，甚至进入血液循环，从而达到增强疗效的作用。

传递体是由普通脂质体经处方改进而来，即在脂质体的磷脂成分中不加或者少加胆固醇，同时加入了表面活性剂如胆酸钠、去氧胆酸钠、吐温、司盘等作为膜软化剂，传递体具有以下特点：①传递体透皮吸收的驱动力是渗透压差；②传递体膜具有高度变形性，能高效穿透仅为其自身几分之一（1/5～1/10）的孔道；③传递体通过角质层是多次变形的；④传递体和水分子具有相同的透皮效率；⑤传递体穿透皮肤后其组成不变；⑥传递体主要在角质细胞间的孔道转运；⑦传递体透皮转运无种属间及部位差异。

2. 促透机制

传递体促进药物经皮通透是角质层水合梯度与传递体变形的作用。传递体混悬液非封闭性应用于皮肤表面，角质层吸收外部水分而发生水合，水合力使角质细胞间隙增宽，形成 20～30nm 的孔道，在水合梯度而非药物浓度梯度的驱动下，使传递体粒子膜弹性变形而"挤入"角质层增宽的细胞间隙，从而穿透皮肤。当其使用后刚开始是到达真皮，随后是更深的组织，当周边区域饱和后，再经由淋巴系统进入血液。

醇质体，或称乙醇脂质体、含醇脂质体，含有高浓度的醇 20%～50%，是一种多层囊泡结构，其双分子层流动性较高，易于变形可穿透皮肤屏障，增加药物传递至深层皮肤的量，甚至进入血液循环。醇质体的处方主要含有磷脂（2%～5%）、高浓度醇（乙醇、丙二醇 20%～50%）和水。

醇质体具有以下特点：①外观多为单室或多室囊泡，在高浓度乙醇中膜结构仍保持屏障功能；②乙醇、磷脂浓度对醇质体的粒径及粒度分布均有影响，一般随乙醇浓度的升高而减小，随磷脂浓度升高而增大；③醇质体膜相变温度为 $-15.2℃$，膜流动性较强，囊泡柔软可变形；④制备工艺简单，无须除去乙醇等有机溶剂，无成膜、水化等过程；⑤包封率高，醇质体对亲脂性、两亲性、亲水性物质都有很高的包封率；⑥经皮通透性高，优于普通脂质体；⑦稳定性好，醇质体室温保存 2 年，平均粒径、粒径分布和囊泡结构保持不变。

醇质体的促透机制和乙醇以及囊泡结构有关，乙醇一方面改变角质层脂质分子的紧密排列，增加了脂质流动性；另一方面增强了醇质体膜的柔性和流动性，更易于变形，通过比其粒径小的间隙到达皮肤深层。另外，醇质体可与角质层脂质甚至细胞膜发生融合而释放药物，从而增强透过性。

3. 工艺

采用乙醇注入法与超声法结合的新方法。卵磷脂置于玻璃瓶中用乙醇溶解，药物用双蒸水溶解，用磁性搅拌器搅拌均匀。玻璃瓶与注射器密封连接，允许加入乙醇而避免乙醇蒸发。药物溶解后，卵磷脂乙醇溶液以 $200\mu L/min$ 的流速加入含药水溶液中，采用探头式超声仪超声 5min 进行精细匀质化。用 $0.45\mu m$ 一次性过滤器过滤即得醇质体。所有过程在氮气及室温下操作。调节药物加入量使达到最终药物浓度。

4. 应用案例

（1）马钱子碱传质体的制备

【处方】 马钱子碱、大豆磷脂、司盘-80、硫酸铵。

【制法】 精密称取 170mg 大豆磷脂，30mg 司盘-80 加入 5mL 无水乙醇超声溶解，注入到 5mL 的浓度为 0.2mol/L 的硫酸铵溶液中，60℃磁力搅拌挥去乙醇，用纯水定容至 5mL，探头超声匀化，用 pH 7.4 PBS （10 倍体积，透析 4 次，每次 1mL）透析除去外水相硫酸铵，即得空白脂质体。按 1：13 药脂质量比，取马钱子碱与空白脂质体混合，37℃

恒温水浴振荡 20min 载药,即得。

【注解】　与脂质体相比,传递体可以提高马钱子碱的透皮速率,空白传递体对马钱子碱的透皮吸收有很好的促进作用。

（2）苦参碱醇质体的制备

【处方】　$10\sim30$g/L 卵磷脂、体积分数为 $0.30\sim0.45$ 的乙醇、苦参碱、双蒸水。

【制法】　卵磷脂置于玻璃瓶中用乙醇溶解,苦参碱用双蒸水溶解,用磁性搅拌器搅拌均匀。玻璃瓶与注射器密封连接,允许加入乙醇而避免乙醇蒸发。药物溶解后,卵磷脂乙醇溶液以 200μL/min 的流速加入含药水溶液中,采用探头式超声仪超声 5min 进行精细匀质化。用 0.45μm 一次性过滤器过滤即得醇质体。所有过程在氮气及室温下操作。调节药物加入量使最终药物浓度为 10g/L。

【注解】　与其他脂质体相比,醇质体能更有效地运送药物通过角质层进入皮肤更深层甚至血液循环,也能为亲水性和亲脂性药物提供有效的细胞内传递,能使抗菌肽方便地渗透进成纤维细胞。

（三）微乳促透技术

1. 概述

微乳（microemulsion）又称纳米乳,是由表面活性剂、助表面活性剂、水相和油相按适当比例自发形成的透明或半透明、低黏度、各向同性的热力学稳定的液-液分散体系。从结构上,可分为 O/W 型、W/O 型和双连续相结构型。微乳的粒径一般为 $10\sim100$nm,其对水溶性及脂溶性药物均具有良好的溶解性,可增大难溶性药物的溶解度、提高易溶性药物的稳定性。

2. 促透机制

微乳在透皮给药时有很多独特的特性:①增溶及提高渗透浓度梯度;②增加角质层脂质双层流动性;③破坏角质层水性通道等。这些性能使微乳更易于透过角质层被吸收。

微乳能同时改变皮肤角质层的脂性和极性。一方面微乳中的油相作为亲脂区能以多种方式与角质层相互作用,溶解在脂性区的药物能直接进入角质层的脂质中,或脂质载体本身插入角质层的脂质区,破坏角质层的双分子层结构,从而促进药物的渗透;另一方面,微乳的亲水区能与角质层发生很大程度的水合作用,对药物有很强的促吸收作用。

3. 工艺

（1）处方筛选　确定微乳的处方组成及其配比的过程,是制备微乳的关键环节。通常微乳形成所需的外加功小,主要依靠体系中各组分的匹配,寻找这种匹配关系的主要办法有 PIT（相转换温度）、HLB 值（亲水-亲油平衡值法）和盐度扫描等方法。在制剂学中,研究微乳的常用方法是 HLB 值法。HLB 值是微乳处方设计的一个初步指标。一般而言,体系 HLB 值在 $4\sim7$ 间易形成 W/O 型微乳,在 $8\sim18$ 间易形成 O/W 型微乳。

微乳多由油、水、乳化剂和助乳化剂 4 个组分组成。处方筛选主要选择适当的油相、乳化剂和助乳化剂的种类,并确定各组分的最佳比例,一般可通过实验对比并结合相图绘制来进行。

绘制相图时,一般可将乳化剂及其用量固定,水、油、助乳化剂 3 个组分占正三角形的 3 个顶点,滴定法恒温制作相图（图 8.5）,即将一定组成的油、乳化剂、助乳化剂混合液用水滴定,每次加水后达到平衡时,用肉眼观察呈透明或浑浊,或是半固态凝胶。在

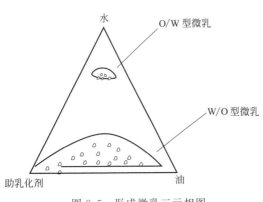

图 8.5   形成微乳三元相图

图 8.5 中，有两个微乳区，一个为 O/W 型微乳区，范围较小；另一个为 W/O 型微乳区，范围较大，形成微乳较为容易。对于四组分及四组分以上的体系，也可采用变量合并法，如固定两组分的配比，使实际变量不超 3 个，从而仍可用三元相图来表示，这样所得的相图称为伪三元相图或拟三元相图。当研究如何制备含乳化剂量较少，且稳定的 O/W 型纳米乳时，常以乳化剂/助乳化剂、水、油为三组分绘制经典的三元相图，但必须先确定乳化剂/助乳化剂比例（K_m）的最佳值。

（2）乳化剂

① 天然乳化剂：多糖类的阿拉伯胶、西黄芪胶及明胶、白蛋白、酪蛋白、大豆磷脂、卵磷脂及胆固醇等。

② 合成乳化剂：分为离子型和非离子型。纳米乳常用非离子型乳化剂，如脂肪酸山梨坦（亲油性）、聚山梨酯（亲水性）、聚氧乙烯脂肪酸酯（亲水性）、聚氧乙烯脂肪醇醚类、聚氧乙烯聚氧丙烯共聚物类、蔗糖脂肪酸酯类和单硬脂酸甘油酯等。

（3）助乳化剂   助乳化剂可调节乳化剂的 HLB 值，并形成更小的乳滴。助乳化剂应为药用短链醇或适宜 HLB 值的非离子表面活性剂。常用的有正丁醇、乙二醇、丙二醇、甘油、聚甘油酯等。

4. 应用案例：苦参总碱微乳的制备

【处方】   苦参总碱提取物、IPM、无水乙醇、聚氧乙烯（35）蓖麻油、去离子水。

【制备】   将苦参总碱溶于 IPM，加入聚氧乙烯（35）蓖麻油和无水乙醇，溶解混合为含药内相，在室温下采用磁力搅拌器搅拌至均匀。然后边搅拌边缓慢滴加去离子水到含药内相中，并恒速搅拌至澄清透明，即得苦参总碱微乳。

【注解】   苦参总碱既溶于水又溶于油，将苦参总碱制备成 O/W 型微乳，同时加入亲油性表面活性剂，使油相对苦参总碱的溶解能力大于水相，从而显著提高苦参总碱的透皮效果。

第三节   制剂技术

制剂技术是研究药物制剂的制备理论、生产技术、质量控制与合理应用等内容的综合性应用技术科学。

一、中药透皮给药乳膏剂设计与生产工艺

（一）概述

乳膏剂是指原料药物溶解或分散于乳状液型基质中形成的均匀半固体制剂。由于基质不同，可分为水包油型乳膏剂和油包水型乳膏剂。乳膏剂常用的乳化剂可分为水包油型和油包水型。水包油型乳化剂有钠皂、三乙醇胺皂类、脂肪醇硫酸（酯）钠类和聚山梨酯类；油包水型乳化剂有钙皂、羊毛脂、单甘油酯、脂肪醇等。

乳膏剂具备以下特点。

① 乳膏剂选用基质应根据各剂型特点、原料药物的性质、制剂的疗效和产品的稳定性。基质也可由不同类型的基质混合组成。

② 乳膏剂基质应均匀、细腻，涂于皮肤或黏膜上应无刺激性。

③ 乳膏剂根据需要可加入保湿剂、抑菌剂、增稠剂、稀释剂、抗氧剂及透皮促进剂。除另有规定外，加入抑菌剂的乳膏剂在制剂确定处方时，该处方的抑菌效力应符合抑菌效力检查法（《中华人民共和国药典》2015 版通则 1121）的规定。

④ 乳膏剂应具有适当的黏稠度，应易涂布于皮肤或黏膜上，不融化，黏稠度随季节变化应很小。

⑤ 乳膏剂应无酸败、无异臭、无变色、无变硬等变质现象，不得有油水分离及胀气现象。

⑥ 除另有规定外，乳膏剂应避光密封置 25℃ 以下贮存，不得冷冻。

⑦ 乳膏剂所用内包装材料，不应与原料药物或基质发生物理化学反应，无菌产品的内包装材料应无菌。乳膏剂用于烧伤治疗如为非无菌制剂的，应在标签上标明"非无菌制剂"；产品说明书中应注明"本品为非无菌制剂"，同时在适应证下应明确"用于程度较轻的烧伤（Ⅰ度或浅Ⅱ度）"；注意事项下规定"应遵医嘱使用"。

（二）透皮给药乳膏剂生产设备

乳膏剂生产设备由胶体磨、真空乳化机与自动灌装封尾机组成。其中胶体磨用于个别主药的细化处理，真空乳化机用于乳膏的配制，自动灌装封尾机用于膏体的灌装和封尾。

1. 胶体磨

由电动机通过皮带传动带动转齿（或称为转子）与相配的定齿（或称为定子）作相对的高速旋转，其中一个高速旋转，另一个静止，被加工物料通过本身的重量或外部压力（可由泵产生）加压产生向下的螺旋冲击力，通过定、转齿之间的间隙（间隙可调）时受到强大的剪切力、摩擦力、高频振动、高速旋涡等物理作用，使物料被有效地乳化、分散、均质和粉碎，达到物料超细粉碎及乳化的效果。

2. 真空乳化机

物料在水锅、油锅内通过加热、搅拌进行混合反应后，由真空泵吸入乳化锅。通过乳化锅内上部的中心搅拌，聚四氟乙烯刮板始终迎合搅拌锅形体，扫净挂壁粘料，使被刮取的物料不断产生新界面，再经过叶片与回转叶片的剪断、压缩、折叠，使其搅拌、混合而向下流往锅体下方的均质器处，物料再通过高速旋转的切割轮与固定的切割套之间所产生的强力的剪断、冲击、乱流等过程，物料在剪切缝中被切割，迅速破碎成 $200nm \sim 2\mu m$ 的微粒。由于乳化锅内处于真空状态，物料在搅拌过程中产生的气泡被及时抽走。

真空乳化机具有以下特点。

① 乳化均质及冷却集成设计，配备真空、加压及梯度控温设备，满足不同工艺要求。

② 釜盖模块化设计，可连接多种工艺过程参数测定仪器。

③ 设备参数与中试、大生产设备匹配性强，工艺参数放大可操作性强。

3. 全自动灌装封尾机

其是采用容积（柱塞）式压力计量灌装、热压式封口和卷边相协调的方式来实现灌装物的全自动软膏灌装封尾。

（三）透皮给药乳膏剂的生产工艺

将处方中的油脂性和油溶性成分一起加热至 80℃ 左右成油溶液（油相），另将水溶液组分溶于水中并一起加热至80℃成水溶液（水相）。油相与水相混合时，一般将外相逐渐加入内相，如制备O/W型乳膏时，将水相加入油相中。水相和油相均不溶的药物，先研成过100～120目筛的粉末，待基质形成后分散于其中。其工艺流程如图8.6所示。

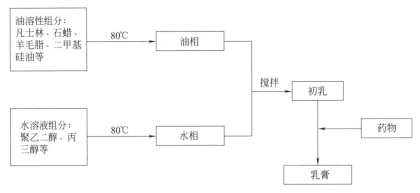

图8.6 透皮给药乳膏剂工艺流程

（四）应用案例：黄连皮炎乳膏

【处方】 黄连80g，黄柏60g，黄芩60g，枯矾10g，冰片10g；十六十八醇160g，液体石蜡100g，白凡士林20g，单硬脂酸甘油酯40g，司盘-80 14g，吐温-80 36g，丙三醇80g，山梨酸钾5g，丁羟基茴香醚（BHA）0.1g。

【制法】 黄连、黄柏药材，按8倍量、60%乙醇，提取2次，每次1h，滤过，合并滤液，浓缩，制得黄连黄柏浓缩液。黄芩药材，分别加入10倍、8倍、6倍量水回流提取（水沸腾后再加入黄芩药材），每次1h，滤过，合并滤液，浓缩，制得黄芩浓缩液。

丙三醇、水为水相，冰片和BHA加1mL乙醇溶解，黄芩浓缩液、山梨酸钾加入水相，黄连、黄柏浓缩液，十六十八醇，液体石蜡，白凡士林，单硬脂酸甘油酯，司盘-80，吐温-80作为油相，与水相分别加热到80℃。将水相缓慢加入油相中并高剪切搅拌（10000r/min），同温乳化5min，冷却，待温度降至40℃时，加入冰片乙醇溶液及枯矾，边加边搅拌，制成1000g，继续搅拌至冷凝即得。

【注解】本品为黄棕色的膏体，属于O/W型乳膏。可清热解毒、除湿止痒，主治风、湿、热阻于肌肤所致的湿疹。吐温-80为O/W型乳化剂；司盘-80为W/O型乳化剂，与单硬脂酸甘油酯为较弱的W/O型乳化剂，起稳定与增稠作用。

（五）常见问题与解决措施

1. 辅料

中药乳膏是由较多的辅料构成的载药体系，而目前许多外用制剂辅料仅有化工级标准，加快外用制剂药用辅料的研究迫在眉睫。

2. 工艺

① 油相和水相加热后应分别搅拌均匀后再进行均质。

② 采用高速剪切机乳化乳膏的过程中，切割速度不宜过快，以免产生大量的气泡。

③ 乳膏在冷却过程中不宜搅拌过快；若处方中含有易挥发的成分，应在冷却过程中边搅拌边加入。

3. 膏体成品不够细腻

大量生产时，因油相温度不易控制均匀冷却，或两相搅拌不均匀，常致成品不够细腻。可在乳膏冷至 30℃ 左右时再用胶体磨或软膏研磨机使其更均匀细腻。

二、中药透皮给药凝胶剂设计与生产工艺

（一）概述

凝胶剂是指由药材提取物加适宜基质制成的具凝胶特性的半固体或稠厚液体制剂。按分散介质不同，凝胶剂可分为水性凝胶与油性凝胶。水性凝胶基质由纤维素衍生物、卡波姆和海藻酸盐、西黄芪胶、明胶、淀粉等加水、甘油或丙二醇构成。油性凝胶基质由聚氧乙烯、胶体硅、铝皂、锌皂、脂肪油和油状石蜡组成。临床上应用以水性凝胶居多。

水性凝胶具备以下特点：①高分子基质以物理交联形成的网状结构，网络中充满不能自由流动的溶剂，表现出弹性或者黏弹性的半固体性质；②对温度等外界条件敏感，温度升高呈液体，冷至一定温度又会可逆地形成凝胶；③具有溶胀性、脱水收缩性、触变性、黏合性，利用凝胶的这些性质控制药物的释放和对皮肤或黏膜的黏附；④具有易涂展、舒适感、无油腻易洗除，能吸收组织渗出液，不妨碍皮肤的正常生理作用，具有一定的保水作用而促进药物透皮作用，但润滑作用差，易失水和霉变。

（二）透皮给药凝胶剂生产设备

凝胶剂生产设备主要有水浴式双向搅拌化胶罐、自动灌装封尾机等。

水浴式双向搅拌化胶罐的搅拌形式为双向多层分流式搅拌，其结构紧凑，传动平稳，性能稳定，具有物料搅拌均匀、加速胶液溶化等优点。其加热形式采用水浴式热水循环加热，具有加热速度快、均匀，温度控制稳定，能达到最佳的化胶温度，提高胶液质量，缩短化胶时间。

采用容积（柱塞）式压力计量灌装、热压式封口和卷边相协调的方式来实现灌装物的自动灌装封尾。

（三）透皮给药凝胶剂的生产工艺流程

水性凝胶的制备可先制备凝胶基质，再将药物加入基质中。水溶性药物可以先溶于水或甘油中，水不溶性药物粉末与水或甘油研磨后，再与基质搅拌混匀。制备工艺流程如图 8.7 所示。

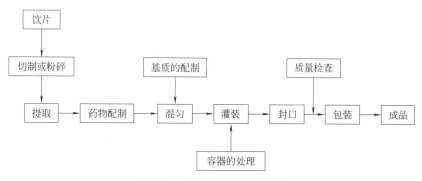

图 8.7　凝胶剂制备工艺流程

（四）应用案例：肿痛凝胶

【处方】　七叶莲 18g，滇草乌 18g，三七 18g，雪上一枝蒿 18g，金铁锁 18g，金叶子 18g，八角莲 18g，葡萄根 18g，白及 18g，灯盏细辛 18g，披麻草 18g，白芷 18g，栀子 18g，火把花根 18g，重楼 18g，薄荷脑 18g，甘草 18g，冰片 6g，麝香 0.08g，药膜树

脂-40 188g，甘油47g，制成1000g。

【制法】 以上19味饮片，麝香、冰片、薄荷脑加乙醇溶解，其余七叶莲等16味粉碎成粗粉，混匀，用65%～70%的乙醇作溶剂渗漉，收集流液960mL，冷藏48h，滤过，备用。用药膜树脂-40，加入上述备用药液，搅拌均匀，室温溶胀24h，水浴加热使溶解，冷至4℃时，加入薄荷脑等乙醇溶液及甘油，搅拌均匀，分装，即得。

【注解】

① 本品为棕色熟稠液体；采用TLC鉴别薄荷脑；GC法测定薄荷脑含量，本品含薄荷脑（$C_{10}H_{20}O$）不得少于0.33%；pH值应为4.5～6.5。

② 本品为含醇凝胶剂，方中贵重药麝香与冰片、薄荷脑不用提取，宜单独处理。

③ 其余药味的65%～70%乙醇渗液不经浓缩，过滤后直接作为药膜树脂-40的分散介质制成凝胶；低温加入挥发性的薄荷脑等乙醇溶液；甘油为保湿剂。

【注意事项】 凝胶剂在生产与贮藏期间应符合下列有关规定。

① 药材应按各种品种项下规定的方法进行提取、纯化，以半成品投料制备成品。

② 可根据主要的性质选用适宜的基质。水性凝胶基质一般由水、甘油或丙二醇与纤维素衍生物、卡波姆和海藻酸盐、西黄芪胶、明胶、淀粉等构成；油性凝胶基质由油状石蜡与聚氧乙烯或脂肪油与胶体或铝皂、锌皂构成。必要时可加入保湿剂、防腐剂、抗氧剂、透皮促进剂等附加剂。

③ 凝胶剂应均匀、细腻，在常温时保持胶状，不干涸或不液化。

④ 凝胶剂一般应检查pH值。

⑤ 凝胶基质不应与药物发生理化反应。

⑥ 除另有规定外，凝胶剂应遮光、密闭，置阴凉处贮存，并应防冻。

（五）常见问题与解决措施

① 凝胶基质材料种类较少，无法满足日益多样化的需求。

解决措施：积极引进或开发新型凝胶基质材料，拓宽中药凝胶剂的应用范围。

② 中药所含成分复杂，中药成分和基质相容性的考察以及透皮吸收机制研究不充分，难以分析检测且难以进行制剂微生物限度的测定。

解决措施：首先，注重各种基质或混合基质对中药复杂成分相容性的影响，优选出最合适的基质种类，使制剂具有良好的黏性、透皮性以及稳定性；其次，建立先进合理的提取工艺，最大限度地获取有效成分或部位，除去杂质，减少药物体积和用量，有利于与相关辅料配伍；针对主要有效成分建立精确的定性鉴定和含量测定方法，同时广泛运用现代成熟检测技术，完善中药凝胶剂的质量标准。

三、中药透皮给药贴膏剂设计与生产工艺

贴膏剂是指将原料药物与适宜的基质制成膏状物、涂布于背衬材料上供皮肤贴敷、可产生全身性或局部作用的一种薄片状制剂。贴膏剂包括凝胶贴膏剂（原巴布膏剂或凝胶膏剂）和橡胶贴膏剂（原橡胶膏剂）。贴膏剂常用的背衬材料有棉布、无纺布、纸等；常用盖衬材料有防粘纸、塑料薄膜、铝箔-聚乙烯复合膜、硬质纱布等。

（一）凝胶贴膏剂

1. 凝胶贴膏剂的特点及分类

凝胶贴膏剂是指原料药物与适宜的亲水性基质混合后涂布于背衬材料上制成的贴膏剂。常用基质有聚丙烯酸钠、羧甲纤维素钠、明胶、甘油和微粉硅胶等。

凝胶贴膏剂具有如下特点：①与皮肤生物相容性好，亲水高分子基质具透气性、耐汗性、无致敏性、无刺激性；②载药量大，尤其适合中药浸膏；③释药性能好、有利于药物透皮吸收，与皮肤亲和性强、角质层的水化作用；④采用透皮吸收控释技术，使血药浓度平稳，药效持久；⑤使用方便、不污染衣物、易洗除、反复揭贴仍能保持黏性。

2. 凝胶贴膏剂的工程技术原理

凝胶膏剂主要由背衬材料、盖衬材料和膏体三部分组成。膏体是由基质和药物构成。一般采用亲水性高分子材料作为骨架材料，加入保湿剂、填充剂和透皮吸收促渗剂等。通过分子间的氢键和高分子所形成的网状结构，控制膏体黏性和内聚力，制备理想膏体。

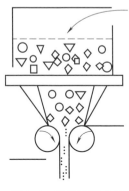

涂布与压合通过调整恒温料斗、复合压辊、封边压辊和刀具的位置；启动电机，基布和覆膜紧贴并做相对转动，一方面恒温料斗中的物料从出料口排出并紧贴基布和覆膜的内侧面上；另一方面，由于物料黏度的作用将阻止物料向下运动，经过挤压排出气体的物料被基布和覆膜加紧，形成基布-物料-覆膜涂布与压合的复合层（图 8.8）。

图 8.8 凝胶膏剂成型机压合原理

3. 凝胶贴膏剂的生产工艺流程

凝胶膏剂的生产工艺流程如图 8.9 所示。基质原料类型及比例、基质与药物的比例、配制程序等均影响凝胶膏剂的成型。

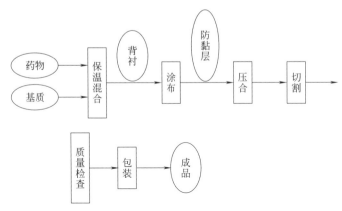

图 8.9 中药凝胶贴膏剂工艺流程

4. 中药凝胶贴膏常见问题与解决措施

目前，中药凝胶膏剂主要存在以下问题：①有的中药凝胶膏剂黏弹性不好，与皮肤追随性差，容易脱落，特别是关节部位；②基础实验研究不够深入，缺乏系统性和较深层次的技术研究，某些技术关键如膏面气泡、涂布厚度不均匀、切割精度不准等问题尚待解决；③尚无国家标准的大型生产设备。

解决措施：①针对黏弹性差的问题，将新材料应用与制备工艺结合，优选最佳配方和工艺条件。②对于基础实验研究不够深入的问题，需要多方面的共同努力，政府应加大对工艺基础研究的投入；企业应针对品种，解决具体技术问题，促进技术的进步。③对于生产设备不足的问题可以尝试将现有的橡皮膏的生产设备进行改造，用于凝胶膏剂的涂布，同时制药企业可以与机械制造企业联合，根据中药凝胶膏剂的膏体特点设计制造。

5. 应用案例：止痛凝胶贴膏剂

【处方】 唐古特乌头 30g，川芎 30g，蜀椒 15g，乳香 15g，没药 15g，麝香 3g，冰片 3g。

A 相：甘油 22g，无水乙醇 25g，PEG400 4g，NP700 4g，CMC-Na 0.9g。

B 相：甘羟铝 0.7g，柠檬酸 1.5g，水 65g。

【制法】 称取处方量的 A 相、B 相辅料，其中 B 相的水用挥发油微乳、唐古特乌头提取液 15mL、川芎提取液 15mL 代替；A 相中无水乙醇溶解处方量的冰片和人工麝香。将 B 相倒入 A 相搅拌至出现凝胶状即可，涂布于无纺布上，于 40℃烘箱干燥 4h，即得。

【注意事项】 处方中唐古特乌头和川芎以提取液形式加入，蜀椒、乳香、没药以挥发油微乳形式加入，麝香和冰片可直接加入。

A 相中无水乙醇只能溶解部分麝香，加之前尽量搅拌，让部分未溶解的麝香分散均匀。

B 相倒入 A 相时，开始会出现米糊状，继续搅拌后这种现象会消失，继而出现凝胶状。

烘干时，用手触摸基质，手指不粘基质即烘干完成。

（二）橡胶贴膏剂

橡胶贴膏剂是指原料药物与橡胶等基质混匀后涂布于背衬材料制成的贴膏剂。橡胶贴膏剂的制备方法常用的有溶剂法和热压法。常用溶剂为汽油和正己烷，常用基质有橡胶、热塑性橡胶、松香、松香衍生物、凡士林、羊毛脂和氧化锌等。也可用其他适宜溶剂和基质。

1. 橡胶贴膏剂的特点

橡胶贴膏剂黏附性强，与黑膏药相比可直接贴于皮肤，对衣物污染较轻，携带使用均方便。橡胶贴膏剂层较薄，容纳药物量少，维持时间相对较短。

2. 橡胶贴膏剂的工程技术原理

橡胶贴膏剂常用制法有溶剂法与热压法。

溶剂法主要是利用橡胶基质在汽油中易膨胀和溶胀的性能，将溶胀后的胶料与药物或药材提取物及其他基质混合后，将膏料置于装好背衬材料的涂布机上，通过上下滚筒均匀涂布膏料，或调节两滚筒间的距离来控制涂膏厚度与涂膏量（图 8.10）。

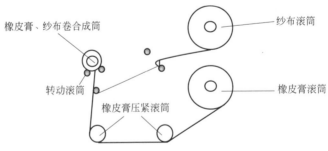

图 8.10 橡胶贴膏剂纱布卷筒装置原理

热压法主要是利用橡胶基质的热塑性，通过挤压、摩擦和剪切力等将胶料、药物或药材提取物及其他基质材料混匀后，加热软化，再施加压力以涂布于裱褙材料上制备。

3. 橡胶贴膏剂的生产工艺流程

（1）溶剂法 工艺流程如图 8.11 所示。

① 药料处理：将药料用适当的有机溶剂和方法提取、滤过、浓缩后备用。能溶于橡胶基质中的药物如薄荷脑、冰片、樟脑等可直接加入。

② 制备胶浆：胶浆由药物和基质混合而成，一般制法如下。

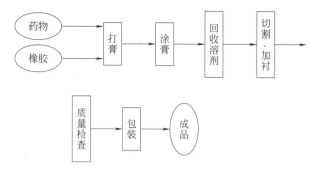

图 8.11 溶剂法生产橡胶贴膏剂工艺流程

a.压胶：取生橡胶洗净，干燥后切成大小适宜的条块，在炼胶机中塑炼成网状胶片，摊开放冷，去静电。

b.浸胶：将网状胶片浸入适量汽油中，浸泡 18~24h，至完全溶胀成凝胶状。浸泡时需密闭，以防汽油挥发引起火灾。

c.打膏：将胶浆移入打膏机中搅拌 3~4h 后，依次加入凡士林、羊毛脂、松香、氧化锌等制成基质，再加入药物浸膏或细粉，继续搅拌成均匀胶浆，在滤胶机上压过筛网，即得膏浆。

③ 涂膏：将膏料置于装好背衬材料的涂布机上，通过上下滚筒均匀涂布膏料，或调节两滚筒间的距离来控制涂膏厚度与涂膏量。

④ 回收溶剂：涂上膏料的胶布，以一定速度进入封闭的溶剂回收装置，回收溶剂。

⑤ 切割加衬与包装：将膏布在切割机上切成规定的宽度，再移至纱布卷筒装置上，使膏面覆盖上脱脂硬纱布或塑料薄膜等以避免黏合，最后切成小块后包装。

（2）热压法　该方法是将胶片用处方中的油脂性药物等浸泡，待溶胀后再加入其他药物和立德粉或氧化锌、松香等，炼压均匀，涂膏盖衬。此法不用汽油，无需回收装置，但成品欠光滑。

4.中药橡胶膏剂存在问题及解决措施

橡胶膏剂具有适中的黏性是制剂成形的关键。制备方法、添加剂的种类以及加入量、药物与基质的比例、干燥方法等均会影响橡胶膏剂的黏性。因此，在橡胶膏剂开发过程中，"黏性"是需要重点考虑的问题。

由于目前中药橡胶膏剂仍采用天然橡胶和天然松香，因而难以克服对皮肤的过敏性。在制浆过滤时往往因氧化锌粒子的储存不当吸附水或溶剂汽油桶中有水带进罐内造成过滤困难，且机器设备清洁较困难。中药橡胶膏剂的含膏量少，含水量直接影响橡皮膏剂的黏度，难于控制到最佳水平也是一大缺点。

针对过敏性问题，橡胶膏中的天然橡胶和松香已经由高分子基质所取代，避免了对皮肤的刺激和致敏。对于设备较难清理，一般在搅拌罐内加溶剂反复浸泡用来清洁卫生死角。对于橡皮膏剂难于控制最佳水平的困难，可以通过改变基质和工艺，增加载药量和含水量，加入药物透皮促透剂来克服。

5.应用案例：伤湿止痛膏

【处方】　伤湿止痛流浸膏 50g，水杨酸甲酯 15g，薄荷脑 10g，冰片 10g，樟脑 20g，芸香浸膏 12.5g，颠茄流浸膏 30g。

【制法】　以上 7 味，伤湿止痛流浸膏系取生草乌、生川乌、乳香、没药、生马钱子、丁香各 1 份，肉桂、荆芥、防风、老鹳草、香加皮、积雪草、骨碎补各 2 份，白芷、山奈、干姜各 3 份，粉碎成粗粉，用 90% 乙醇制成相对密度约为 1.05 的流浸膏；按处方量称取各药，另加 3.7～4.0 倍重的由橡胶、松香等制成的基质，制成涂料。进行涂膏，切段，盖衬，切成小块，即得。

【注意事项】 贴膏剂在生产与贮藏期间应符合下列有关规定。

① 贴膏剂根据需要可加入表面活性剂、乳化剂、保湿剂、抑菌剂或抗氧剂等。

② 贴膏剂的膏料应涂布均匀，膏面应光洁、色泽一致，贴膏剂应无脱膏、失黏现象；背衬面应平整、洁净、无漏膏现象。涂布中若使用有机溶剂的，必要时应检查残留溶剂。

③ 采用乙醇等溶剂应在标签中注明过敏者慎用。

④ 根据原料药物和制剂的特性，除来源于动、植物多组分且难以建立测定方法的贴膏剂外，贴膏剂的含量均匀度、释放度、黏附力等应符合要求。

⑤ 除另有规定外，贴膏剂应密封贮存。

四、中药透皮给药贴剂设计与生产工艺

贴剂是指原料药物与适宜的材料制成的供粘贴在皮肤上的可产生全身性或局部作用的一种薄片状制剂。贴剂有背衬层、药物贮库、粘贴层及临用前需除去的保护层。其种类可分为 3 种，即黏胶分散型、储库型和周边黏胶型，见图 8.12。

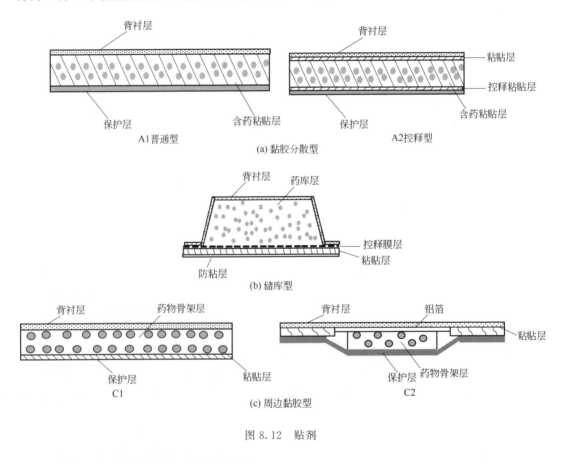

图 8.12 贴剂

(一) 中药贴剂的特点及适用范围

与传统给药方式相比，贴剂具有一定的优势：①可以通过恒定速率持续释放药物来延长有效作用时间，减少给药频率，维持最佳血药浓度，并减少峰谷所引起的不良反应；②避免经口给药可能发生的肝首过效应，从而提高生物利用度并减少药物的相互作用；

③贴剂还可以解决某些给药过程中的实际问题，如使用方便，无疼痛，可随时撤消或中断治疗，提高患者的顺应性。

贴剂仅适合于药理作用强、剂量小、分子量小、在水和油中溶解度均较大的药物；对皮肤有刺激性、过敏性的药物不宜制成贴剂。

（二）制备工艺

贴剂的类型与结构不同，其生产工艺也不相同。已上市的贴剂类型主要为黏胶分散型和储库型贴剂。

1.黏胶分散型

黏胶分散型贴剂是将药物分散在压敏胶中，铺于背衬材料上，加防黏层而成，与皮肤接触的表面都可以输送药物。其工艺流程如图8.13所示。

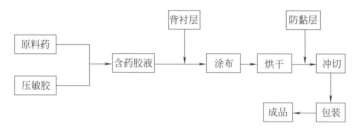

图 8.13　黏胶分散型贴剂生产工艺流程

2.储库型

储库型贴剂是利用高分子包裹材料将药物和透皮吸收促进剂包裹成储库，主要利用包裹材料的性质控制药物的释放速率。其工艺流程如图8.14所示。

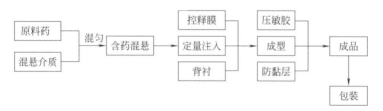

图 8.14　储库型贴剂生产工艺流程

（三）常见生产设备

中药贴剂常见的生产设备有涂布机（图8.15）、切膜机等。大型贴剂生产设备如图8.16所示。

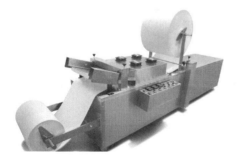

图 8.15　中药贴剂涂布机

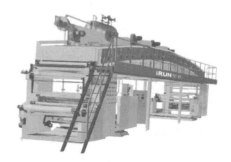

图 8.16　大型贴剂生产设备

（四）中药贴剂常见问题及解决措施

中药贴剂常见问题主要包括：①用于贴剂基质的高分子化合物以溶液型为主，水乳型胶体与中药提取物容易发生反应，产生破乳现象；②新型基质脂溶性热熔压敏胶在应用上还有一定的局限性；③贴剂产品的刺激性过敏性问题较为突出；④临床使用的中药多为复方制剂，有效成分量低，载药量大，渗透速率和渗透量难以达到治疗要求；⑤目前我国还没有专门生产药用高分子辅料的厂家，严重制约了中药透皮贴剂的研制和开发。

针对以上问题，应借鉴成熟的化学药透皮制剂的理论来开发传统中药透皮贴剂，并从中药中寻找安全有效的挥发油作为天然透皮吸收促进剂；加大对新型药用高分子辅料的研究投入；了解中药透皮贴引起皮肤刺激反应的发病机制及预防治疗措施，降低皮肤反应，充分发挥透皮贴剂的优势。

（五）案例：雷公藤贴剂

【处方】　雷公藤提取物 24.85%，氮酮 6.1%，丙二醇 3.9%，硬脂酸镁 0.38%，DURO-TAK 87-2852 型号压敏胶 64.77%。

【制备】　精密称定处方量的 DURO-TAK 87-2852 型号压敏胶、氮酮、丙二醇，搅拌并混合均匀后，加入用适量无水乙醇分散好的硬脂酸镁，继续搅拌均匀呈均一乳白色液体，最后加入处方量的雷公藤提取物，搅拌均匀后静置以除去气泡；采用涂布机以 0.5mm 的厚度、0 挡的速度将其涂布到防黏纸（离型纸）上，室温静置 3h 后，70℃ 干燥 20min，冷却后压上背衬，即得。

【注意事项】　贴剂在生产与贮藏期间应符合下列有关规定。

① 贴剂所用的材料及辅料应符合国家标准有关规定，无毒、无刺激性、性质稳定、与原料药物不起作用。常用的材料为铝箔-聚乙烯复合膜、防黏纸、乙烯-醋酸乙烯共聚物丙烯酸或聚异丁烯压敏胶、硅橡胶和聚乙二醇等。

② 贴剂根据需要可加入表面活性剂、乳化剂、保湿剂、抑菌剂、抗氧剂或透皮促进剂。

③ 贴剂外观应完整光洁，有均一的应用面积，冲切口应光滑无锋利的边缘。

④ 原料药物可以溶解在溶剂中，填充入贮库，贮库应无气泡和泄漏。原料药物如混悬在制剂中则必须保证混悬和涂布均匀。

⑤ 粘贴层涂布应均匀，用有机溶剂涂布的贴剂，应对残留溶剂进行检查。

⑥ 采用乙醇等溶剂应在标签中注明过敏者慎用。

⑦ 贴剂的黏附力等应符合要求。

⑧ 除另有规定外，贴剂应密封贮存。

⑨ 贴剂应在标签中注明每贴所含药物剂量、总的作用时间及药物释放的有效面积。

第四节　评价技术

评价技术是对某种技术可能带来的社会影响进行定性定量的全面研究，从而对其利弊得失作出综合评价的技术。

一、性状评价

（一）物理性状评价

《中国药典》2015 版四部附录制剂通则中对软膏剂、乳膏剂、凝胶剂、贴剂、贴膏剂的制剂质量要求进行了相应的要求，具体如下。

1. 软膏剂、乳膏剂

要求如下：①软膏剂、乳膏剂基质质量应符合规定；②软膏剂、乳膏剂应有适宜的黏稠度，应易于涂布于皮肤或黏膜上，不融化，黏稠度随季节变化应很小；③软膏剂、乳膏剂应无酸败、异臭、变色、变硬等变质现象，乳膏剂不得有油水分离及胀气现象；④除另有规定外，混悬型软膏剂、含饮片细粉的软膏剂照粒度和粒度分布测定法测定不得大于 $180\mu m$ 的粒子；⑤其他如包装材料、装量、无菌及微生物限度等应符合规定。

2. 凝胶剂

要求如下：①混悬型凝胶剂中胶粒应分散均匀，不应下沉、结块；②凝胶剂应均匀、细腻，在常温时保持胶状，不干涸或液化；③凝胶剂根据需要可加入保湿剂、抑菌剂、抗氧剂、乳化剂、增稠剂和透皮促进剂等；④凝胶剂一般应检查 pH 值；⑤除另有规定外，混悬型凝胶剂应照粒度和粒度分布测定法测定，均不得检出大于 $180\mu m$ 的粒子；⑥其他如包装材料、装量、无菌及微生物限度等应符合规定。

3. 贴剂

要求如下：①贴剂所用的材料及辅料应符合国家标准有关规定，无毒、无刺激性、性质稳定、与原料药物不起作用；②贴剂根据需要可加入表面活性剂、乳化剂、保湿剂、抑菌剂、抗氧剂或透皮促进剂；③贴剂外观应完整光洁，有均一的应用面积，冲切口应光滑无锋利的边缘；④粘贴层涂布应均匀，用有机溶剂涂布的贴剂，应对残留溶剂进行检查；⑤采用乙醇等溶剂应在标签中注明过敏者慎用；⑥贴剂的黏附力等应符合要求；⑦贴剂应在标签中注明每贴所含药物剂量、总的作用时间及药物释放的有效面积；⑧除另有规定外贴剂应进行含量均匀度、释放度、微生物限度等检查。

4. 贴膏剂

要求如下：①贴膏剂根据需要可加入表面活性剂、乳化剂、保湿剂、抑菌剂或抗氧剂等；②贴膏剂的膏料应涂布均匀，膏面应光洁、色泽一致，贴膏剂应无脱膏、失黏现象，背衬面应平整、洁净、无漏膏现象，涂布中若使用有机溶剂的，必要时应检查残留溶剂；③采用乙醇等溶剂应在标签中注明过敏者慎用；④根据原料药物和制剂的特性，除来源于动、植物多组分且难以建立测定方法的贴膏剂外，贴膏剂的含量均匀度、释放度、黏附力等应符合要求；⑤除另有规定外，贴膏剂应进行含膏量、耐热性、赋型性、黏附力、含量均匀度、微生物限度等检查。

（二）流变学在透皮给药制剂中的应用

1. 流变学定义

流变学主要是研究物质的变形和流动的一门学科。所谓变形是指对某一物体施加压力时，其内部各部分的形状和体积发生变化的过程。对固体施加外力，则固体内部存在一种与外力相抗的内力使固体保持原状。此时在单位面积上存在的内力称为内应力。对于外部应力而产生的固体形变，当除去其应力时恢复原状的现象称为弹性。把这种可逆性变形称为弹性变形，而非可逆性变形称为塑型。

变形是固体的固有性质，流动是液体的固有性质。流变学的研究对象是具有固体和液体两方面性质的物质。在药剂学领域里，把握乳剂、混悬剂等微粒分散系制剂的黏性流动，或软膏、硬膏等半固体制剂的塑性流动，粉体压缩过程中的弹性变形与塑性变形等流变学性质，对制剂设计和制备以及质量控制具有重要意义。

2. 流体的基本性质

流体的剪切速率和剪切应力的关系反映了其流变学性质，根据二者的变化关系可将流体分为牛顿流体（或理想流体）和非牛顿流体。在没有屈服力的情况下，牛顿流体的剪切应力和剪切速率是线性变化的，纯液体和低分子物质的溶液均属于此类。

非牛顿流体的剪切应力和剪切速率是非线性变化的，高聚物的浓溶液、混悬液、乳剂和表面活性剂溶液均属于此类。在测定温度恒定时，牛顿流体的动力黏度为一恒定值，不随剪切速率的变化而变化。而非牛顿流体的动力黏度值随剪切速率的变化而变化，此时，在某一剪切速率条件下测得的动力黏度值又称为表观黏度。

运动黏度为牛顿流体的动力黏度与其在相同温度下密度的比值，单位是 m^2/s。因 m^2/s 单位太大，常使用 mm^2/s。

溶剂的黏度 η_0 常因高聚物的溶入而增大，溶液的黏度 η 与溶剂黏度的比值（η/η_0）称为相对黏度（η_r），通常用乌氏黏度计中流出时间的比值（t/t_0）表示；当高聚物溶液的浓度较稀时，其相对黏度的对数比值与高聚物溶液浓度的比值，即为该高聚物的特性黏数 $[\eta]$，根据高聚物的特性黏数可以计算其平均分子量。

3. 在凝胶剂中的应用

凝胶具高度弹性力特征，应力在低于屈服值以下的凝胶经受较大的弹性形变，当应力撤除，则形状恢复。常见凝胶的弹性形变可达 $10\%\sim30\%$，尤其是聚合物凝胶其弹性形变更大。

胶态黏土凝胶，如皂土（bentonite）是一种具有药用价值的凝胶。其粒子呈扁平状，弹性变形有限。弹性模量或刚度以及屈服值对温度的变化并不特别敏感，然而絮凝剂或反絮凝剂的存在将会明显影响其参数，当切变应力超过屈服值时，凝胶破坏并自由流动。

另一种具有药用价值的凝胶是水凝胶，如明胶、琼脂、果胶、甲基纤维素、高分子量聚乙二醇等。明胶的水溶液或甘油溶液，加热时熔化，冷却后成凝胶。明胶的胶化是一可逆过程，其胶化温度及熔化温度十分接近，一般在 $20\sim40℃$ 之间。

4. 在软膏剂中的应用

理想的软膏剂的物理性质应具有含量均匀、易于涂布、较好的附着性和易于洗除等特点，而这些要求往往与软膏剂的流变学性质有较密切的关系。

软膏剂的流变学性质，主要取决于基质的性质和软膏处方的组成。

目前常用的软膏基质是烃类基质（脂溶性基质）和乳剂基质。凡士林仍是目前常用的脂溶性基质，但是凡士林较黏稠，在凡士林中加入白蜡等可改变凡士林的流变学性质，因此在制备软膏剂时，常需要加入一些辅助物质，如白蜡、液体石蜡等来调整流变性以适应各种用途。

5. 案例

利用 MCR101 流变仪对制得的卡波姆凝胶进行流变研究。选用 CP50 转子于 25℃、剪切速度 $0\sim100s^{-1}$，对各凝胶进行流变测试，主要考察其表观黏度 η 与剪切速率 γ 关系及药物的加入对凝胶体系流变行为的影响。其结果如图 8.17 所示。

实验结果表明，卡波姆 934 形成的凝胶体系的流变行为不服从牛顿定律而呈非牛顿的假塑性流动，且随卡波姆浓度增加，凝胶体系的表观黏度增大。

（三）热分析法在透皮给药制剂中的应用

1. 热分析法的定义

热分析法是利用温度和（或）时间关系来准确测量物质理化性质变化的关系，研究物

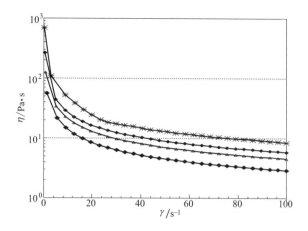

图 8.17　25℃时不同浓度卡波姆凝胶表观黏度随剪切速率变化趋势

⁎ 5% 卡波姆 06131，CP50-1-SN10433，$d = 0.053$mm；

2% 卡波姆 0626（2）1，CP50-1-SN10433，$d = 0.053$mm；

3% 卡波姆 0627（2）1，CP50-1-SN10433，$d = 0.053$mm；

1% 卡波姆 0701（2）2，CP50-1-SN10433，$d = 0.053$mm

质受热过程所发生的晶型转变、熔融、蒸发、脱水等物理变化或热分解、氧化等化学变化以及伴随发生的温度、能量或重量改变的方法。

2.适用范围

热分析法可广泛应用于物质的多晶型、物相转化、结晶水、结晶溶剂、热分解以及药物的纯度、相容性与稳定性等研究中，包括热重分析、差热分析等。

（1）热重分析　热重分析是在程序控制温度下，测量物质的重量与温度关系的一种技术。记录的重量变化与温度或时间的关系曲线即热重曲线（ＴＧ曲线）。由于物相变化（如失去结晶水、结晶溶剂，或热分解等）时的温度保持不变，所以热重曲线通常呈台阶状，重量基本不变的区段称平台。利用这种特性，可以方便地区分样品中所含水分是吸附水（或吸附溶剂）还是结晶水（或结晶溶剂），并根据平台之间的失重率可以计算出所含结晶水（或结晶溶剂）的分子比。

通常，在加热过程中，吸附水（或吸附溶剂）的失去是一个渐进过程，而结晶水（或结晶溶剂）的失去则发生在特定的温度或温度范围（与升温速率有关），在此温度由于失重率发生了突跃而呈台阶状。

热重法可用于某些药物的干燥失重或水分测定。当选择热重法作为样品中的水分测定方法时，应确保样品中不含有其他挥发性成分。

仪器应根据操作规程，定期使用标准物质（高纯铟或锌等）对温度进行校准，以及专用标准物质对天平（一水草酸钙等）进行校准，以保证检测结果的准确性。

（2）差热分析与差示扫描量热分析　在对供试品与热惰性的参比物进行同时加热（或冷却）的条件下，当供试品发生某种物理或化学的变化时，将使热效应改变，供试品和参比物质之间将产生温度差（ΔT）。这种在程序控制温度下，测定供试品与参比物之间温度差与温（或时间）关系的技术称为差热分析（DTA）。而测量输给供试品与参比物热量差（dQ/dT）与温度（或时间）关系的技术称差示扫描量热分析（DSC）。

差示扫描量热分析仪可分为功率补偿型和热流型。功率补偿型差示扫描量热分析仪可自动调节输给供试品的加热功率，以补偿供试品发生变化时的热效应，从而使供试品与参比物之间的温度始终保持不变（$\Delta T = 0h$）。由于 $\Delta T = 0$，所以供试品与参比物之间没有附加的热传导。热流型差示扫描量热分析仪是在输给供试品与参比物相同的功率条件下，测定供试品与参比物两者的温度差（ΔT），通过热流方程将温度差（ΔT）换算成热量差（dQ/dT）。热流型差示扫描量热分析仪应用较为广泛。差示扫描量热分析的定量测定准确度通常好于差热分析。

DTA 曲线与 DSC 曲线的形状极为相似，横坐标均为温度 T（或时间 t），不同之处仅在于前者的纵坐标为 ΔT 而后者为 dQ/dT。在两者的曲线上，随样品不同而显示不同的吸热峰或放热峰。

在差热分析或差示扫描量热分析中，可使用 α-氧化铝作为惰性参比物，通常可以采用氧化铝空坩埚或其他惰性空坩埚作为参比物应用。

仪器应根据操作规程，定期使用标准物质（高纯铟或锌等）对温度进行校准，以保证检测结果的准确性。

（3）热载台显微镜分析　热载台显微镜可观测供试品的物相变化过程，通过光学显微镜或偏光显微镜直接观测并记录程序温度控制下供试品变化情况。热载台显微镜的观察结果可对热重分析、差热分析、差示扫描量热分析给予更直观的物相变化信息，其温度控制部分需要校准。

3. 注意事项

热重分析、差热分析、差示扫描量热分析、热载台显微镜分析的测定方法，应按各仪器说明书操作。为了尽可能得到客观、准确、能够重现的热分析曲线或相变规律，首先应在室温至比分解温度（或熔点）高 10～20℃的宽范围内做快速升温或降温速率（10～20℃/min）的预试验，然后在较窄的温度范围内，以较低的升温或降温速率（必要时可降至 1℃/min）进行精密的重复试验，以获得准确的热分析结果。

4. 应用案例

热重技术（TG）可以定量表征乳膏在不同温度阶段的水分分布。Junginger 认为含液晶胶网结构的 O/W 乳膏以亲水凝胶相和亲脂凝胶相为主，前者主要通过氢键作用力结合水分，在 70～100℃失去，而后者可通过范德华力和毛细管作用力固定住一部分水，在 50～70℃失去，另外自由水在亲脂凝胶相融化之前，即 20～50℃失去。在乳膏组分类似的情况下，内部自由水越多，其电导值越大。越少的水以自由水、亲水凝胶相水形式存在，越多的水以亲脂凝胶相水形式存在，则乳膏微观结构强度越强，乳膏越稳定性。

采用 TG/DTA6300 热重差热综合热分析仪，测量乳膏在不同温度范围内失去的水分，用于研究其水分分布情况。取不同处方乳膏 5～7mg，置于铝坩埚内，将样品从 25℃加热到 100℃，设置升温速率为 5℃/min，平衡 5min，降温速率为 20℃/min，每份乳膏至少平行 3 次，然后测量乳膏的电导值，以反映膏体内自由水及自由离子的分布。处方组成见表 8.6。

由表 8.7 可知，在 APG1618-APG1214/APG1618-APG0810 复配体系中，随着 APG1618 比例减少，乳膏在 50～70℃失去的水分有明显降低的趋势，即乳膏亲脂凝胶相逐渐减弱，这可能是因为十六十八烷基葡糖苷和十六十八醇碳链的长度接近，所形成的亲脂凝胶相更强，能固定住更多的水分。乳膏处方 8、9 的总含水量明显低于 70%，说明其已处于油水分层的状态，极为不稳定，这与宏观观察到的现象相符。

表 8.6　9 个乳膏处方组成

处方	APG1618/%	APG1214/%	APG0810/%	十六十八醇/%	IPM/%	GPL/%	水/%
1	7	0	0	13	10	0.2	70
2	5	2	0	13	10	0.2	70
3	3	4	0	13	10	0.2	70
4	1	6	0	13	10	0.2	70
5	0	7	0	13	10	0.2	70
6	5	0	2	13	10	0.2	70
7	3	0	4	13	10	0.2	70
8	1	0	6	13	10	0.2	70
9	0	0	7	13	10	0.2	70

表 8.7　不同乳膏在各温度阶段的水分分布及电导率值（$n=3$）

处方	WL20-50℃/%	WL50-70℃/%	WL70-110℃/%	总含水量/%	电导率/(μS/cm)
1	19.43±0.58	44.27±1.94	7.45±1.33	71.18±1.51	7.26±0.25
2	12.47±2.16	41.85±1.74	11.90±2.00	67.03±0.51	29.07±2.98[①]
3	15.98±1.13	42.85±1.57	9.35±1.39	68.30±1.26	72.03±1.21[①]
4	29.42±3.68[①]	31.18±4.92[①]	10.03±6.06	70.57±1.45	126.73±3.72[①]
5	36.28±5.57[①]	26.78±5.51[①]	10.88±2.44	71.77±0.64	151.72±5.80[①]
6	23.91±1.71	40.33±2.25	3.81±1.91	68.01±1.65	72.11±1.93[①]
7	40.42±3.54[①]	23.68±3.89[①]	1.43±0.49[①]	68.63±2.58	418.11±41.43[①]
8	33.13±3.71[①]	13.48±3.71[①]	10.53±5.27	57.15±2.19	485.11±15.09[①]
9	33.55±3.25[①]	22.30±0.07[①]	8.93±0.88	66.78±4.14	1084.56±30.17[①]

①以处方 1 为基准,后面各处方的数据与其相应列的数据比较,$P<0.05$。

二、体外经皮渗透性评价

体外透皮实验是透皮药物开发的关键研究，可模拟体内条件，预测药物透皮吸收的药动学过程。体外渗透实验在处方筛选、新剂型研究及透皮促透剂筛选等研究中具有重要作用。

体外透皮实验是将动物皮肤或透析袋夹在扩散池中，将药物应用于皮肤角质层，在一定的时间间隔内测定接收液中药物的浓度，考察药物透过皮肤的药动学。

（一）实验装置

体外透皮实验装置为扩散池，扩散池主要由供给室、给药系统、接收室、磁力搅拌子及取样口组成。常用的扩散池有三种类型：单室、双室和流通扩散池。

1.单室扩散池

Franz 扩散池为单室扩散池，如图 8.18 所示。常用于透皮给药制剂的透皮速率测定，如乳膏、凝胶等外用制剂。给药池可以根据实验要求进行密封或敞口。

2.双室扩散池

双室扩散池是使用两个固定容积的半池，池内充满液体介质，薄膜或皮肤夹于两半池中间。膜的一侧加药物，另一侧加接收液，定时取样补充同体积的新鲜介质，以药物累计渗透量对时间作图，进行渗透参数的计算。双室扩散池可用来研究药物溶液、气态药物或

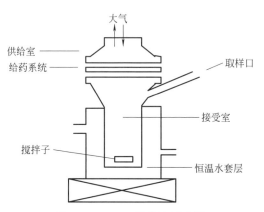

图 8.18 Franz 扩散池示意图

者可挥发性药物的透皮扩散特性。Valia-Chien 扩散池为双室扩散室，如图 8.19 所示，其为全封闭状态，底部平底凹陷处放搅拌子，温度由水浴控制，容积为 3.5mL，有效扩散面积为 $0.64cm^2$。

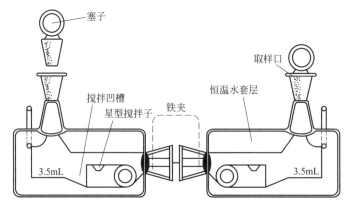

图 8.19 双室扩散池

3. 流通扩散池

Reifenrath 流通扩散池是 Reifenrath 于 1994 年设计的一种小容量流通扩散池（图 8.20）。其流速为 $0.9\sim1.0mL/h$，有效扩散面积为 $0.785cm^2$，接收池容量为 0.3mL。此类扩散池不需要电磁搅拌，能连续性地自动收集样品，大大减少了人工接样的繁琐操作。

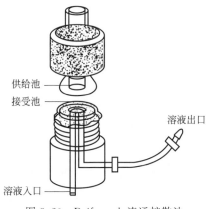

图 8.20 Reifenrath 流通扩散池

（二）皮肤的选择

经皮渗透性研究最好是用人体皮肤，但人体皮肤来源有限，且考虑到实验经费及伦理道德，不能长期用人体皮肤进行药动学实验。所以实验研究中常用动物皮肤代替人体皮肤，常用的动物皮肤有大鼠、小鼠、猪、豚鼠、无毛鼠、兔、狗、猩猩、蛇蜕等。由于种属不同，皮肤结构存在着一定差异，在不同物种间，皮肤的皮脂、角质层厚度和毛囊都存在差异。大多数动物角质层介于 $15\sim30\mu m$ 之间，且随着动物体积增大而增厚，大鼠角质层厚度约为 $20\mu m$，而猪和人的角质层厚度约为 $30\mu m$。

Tregear、McGreesh、Marzull 三个研究者对不同类别的动物体外皮肤渗透性进行了排序见表 8.8，研究结果表明大鼠、兔、豚鼠的皮肤渗透性大于人体皮肤，而小猪和猴的皮肤渗透性接近于人体皮肤。

表 8.8 不同种类动物皮肤渗透性大小排序

研究者	渗透性排序
Tregear	兔＞大鼠＞豚鼠＞人
McGreesh	兔＞大鼠＞豚鼠＞猫＞山羊＞猴＞狗＞猪
Marzull	小鼠＞豚鼠＞羊＞兔＞马＞猫＞狗＞猴＞人＞黑猩猩

（三）接收液的选择

接收液应具有接收透过皮肤的药物的能力，应保证渗透实验中的漏槽条件。理想的接收介质应可以模拟体内透皮吸收条件，其中药物浓度不能超过其饱和溶解度的 10%，适宜 pH 为 $7.2\sim7.3$，且应有一定的渗透压。最常用的接收液有生理盐水、林格试液和磷酸盐缓冲溶液。

接收液接收药物的能力与药物的溶解度有关，对于一些脂溶性药物，由于难溶于水需要在接收液中加入一些成分增加药物的溶解度，如醇类和非离子表面活性剂等。

（四）经皮渗透性试验

1. 用药剂量

FDA/AAPS 指导原则推荐，一般药物制剂的用量为 $5mg/cm^2$。欧洲化妆品和香水协会（COLIPA）建议液体制剂为 $5\mu g/mL$，半固体制剂为 $2mg/cm^2$（如与液体制剂比较时使用 $5mg/cm^2$）。

2. 实验持续时间

一般实验采样时间为 24h 或 48h，欧洲实验方法认证中心建议加入抗菌药的情况下可将实验时间延长至 72h。

3. 取样间隔

一般时间间隔以 2h 为宜。

4. 体外透皮实验注意事项

① 动物皮肤处理时应注意用弯的眼科剪剪毛，且应注意不要将皮肤剪破，否则影响实验结果。

② 做实验前应将冰冻的皮肤解冻，用生理盐水洗去冰碴，然后用滤纸吸干皮肤表面的水分。

③ 半固体药物给药时，可先将小药铲预先称重，在小铲子上装上药物后称重，在皮肤上涂布后再称重，前后之差即为用药的准确量。

④ 每次取样时要排气泡。

（五）案例

对马钱子总碱-白芍总苷（简称马白）配伍凝胶剂的透皮吸收性能进行考察。

【实验方法与装置】 垂直式改善 Franz 扩散池为透皮扩散装置，接收液为 20％乙醇的生理盐水，转速为 $150r/min$，扩散面积为 $1.85cm^2$，接受池的总体积为 12mL，水浴温度（37 ± 0.5）℃。药物的累积透皮量 Q_n 可由下式计算：

$$Q_n = \frac{V\rho_n + \sum_{i=1}^{n-1}\rho_i V_i}{A}$$

式中，A 为有效扩散面积；V 为接受液总体积；ρ_n 为第 n 次取样时接受液中药物的质量浓度；ρ_i 为第 i 次取样时接受液中药物的质量浓度；V_i 为取样体积。

以药物的累积透过量 Q_{24}（g/cm^2）对取样时间 t 作曲线，并对曲线中的直线部分进行线性回归，求出的直线斜率即为稳态透皮速率 J_s [$g/(cm^2 \cdot h)$]。利用 t 检验进行差异显著性比较，结果表明马钱子碱和士的宁的 24h 累积透皮量为马钱子总碱凝胶＞1∶1 马白凝胶＞1∶3 马白凝胶＞1∶6 马白凝胶（图 8.21、图 8.22）。马白配伍后，马钱子碱和士的宁的皮肤渗透量均有一定程度上的减少；由马钱子碱与士的宁的渗透动力学参数可知，1∶3、1∶6 马白凝胶中马钱子碱透皮量显著减少。

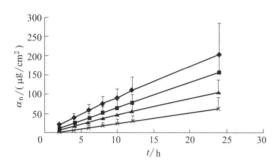

图 8.21　马钱子总碱凝胶和马白凝胶
中马钱子碱的累积透皮量（$n=5$）
◆ 马钱子总碱凝胶；■ 1∶1 马白凝胶；
▲ 1∶3 马白凝胶；✕ 1∶6 马白凝胶

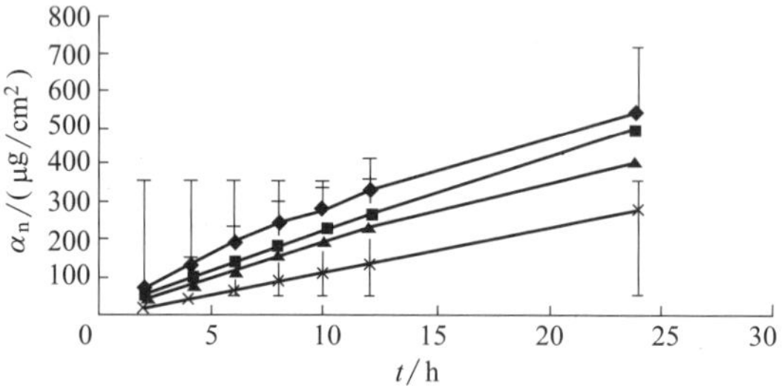

图 8.22　马钱子总碱凝胶和马白凝胶
中士的宁的累积透皮量（$n=5$）
◆ 马钱子总碱凝胶；■ 1∶1 马白凝胶；
▲ 1∶3 马白凝胶；✕ 1∶6 马白凝胶

三、体内经皮渗透性评价

微透析技术是一种在体取样技术，是在线微渗析技术的一个分支。这一技术 20 世纪 80 年代初逐步发展成熟起来，首先成为实验精神药理学和神经生理学的一个有力的实验工具，并为世界所公认。目前微透析技术已被广泛应用于药物研发中，主要涉及药物动力学、药物代谢、组织分布、临床药物检测以及药物经皮微透析的研究。

（一）微透析技术原理

微透析技术是以透析原理为基础的在体取样技术（图 8.23），是在非平衡条件下，即流出的透析液中待测化合物的浓度低于它在探针膜周围样品基质中的浓度，灌注埋在组织中的微透析探针，组织中的待测化合物沿浓度梯度扩散进入透析液，被连续不断地带出，从而达到从活体组织中取样的目的。

（二）微透析系统组成

微透析系统主要由微量注射泵、探针、微量收集器、灌注液、连接管和分离检测装置组成。探针是整个采样系统的核心部件，微透析探针由导入管、导出管、中空纤维管、半透膜组成。目前国际上有瑞典 CMA 公司、美国 BAS 公司及日本的 EICOM 公司等生产微透析探针，其中 CMA 和 BAS 公司生产的微透析产品，性能较优，是目前应用最广泛的微透析产品。

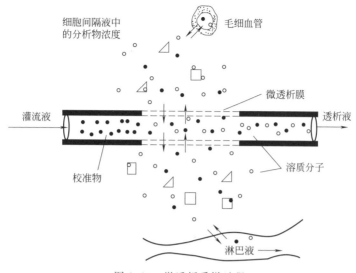

图 8.23　微透析采样过程

根据连接方式的不同，微透析探针可分为并联式探针、串联式探针和分流式探针 3 类。其中并联式探针又分为同心圆式和套管式两种；串联式探针又可分为线性探针和环形探针，串联式探针主要应用于皮肤、肌肉和肿瘤组织的微透析；分流式探针主要用于血液和胆汁的微透析。

根据材料不同，微透析探针分为刚性探针（如脑微透析使用的探针）和柔性探针（如血液微透析使用的探针）。

部分微透析探针种类如图 8.24 所示。

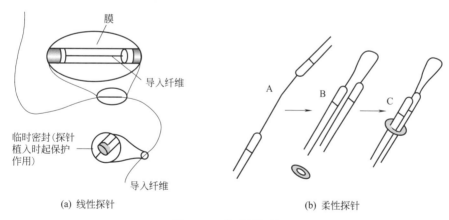

(a) 线性探针　　　　　　　　　　　　　(b) 柔性探针

图 8.24　微透析探针

（三）微透析探针回收率的测定

在微透析试验中，由于灌流液是以一定的流速流动，灌流液流经探针半透膜有效部位的时间短，灌流液和待测部位细胞外液的药物浓度未能达到完全的平衡，只有一部分药物进入到探针内部，所以透析液中的药物浓度并不等于测定部位药物的真实浓度，透析液中药物浓度与细胞外液真实药物浓度的比值称为回收率（recovery），因此需要对体内回收率进行校正才能得到真实的药物浓度。药物的真实浓度为药物的测定浓度与体内回收率的比值，探针回收率的校正方法有正向微透析法、反向微透析法、零净通量法、动态零净通量法、内标法等。透析校正法简单易行，但仅适用于体外，其他方法多用于体内校正。

1. 正向微透析法（增量法）

此方法是将探针放入某种已知浓度的待测物的标准溶液中，以一定的速度（同体内实验流速）灌流，至稳定之后测定透析液的浓度。测定的透析液浓度与标准溶液浓度之比即是体外回收率。该方法假定探针置入其中的标准溶液等似于体内的待测部位的组织液，并将体外测得的回收率用于探针在体内取样浓度的校正。

2. 反向透析校正法（减量法）

将探针设于不含药的介质中，用含药的灌流液灌注，灌流液流入和流出的浓度变化与灌流液的初始浓度之比为相对损失率。

3. 内标法

在灌流液中加入一已知浓度且性质与待测物质相似的另一种物质（一般为结构类似或同位素）作内标物，通过体外实验求得待测物和内标物的回收率比，并且假设体内实验中，两者的回收率比不发生变化，通过测定内标物在体内的相对回收率来计算待测物的回收率。该方法的优点在于每一取样时间均可测得活体回收率，回收率在实验期间的变化易于发现，常用于病理生理状态。缺点是内标物不仅要在扩散性质上与待测物一致，在体内代谢过程中也要尽可能一致，内标物与待测物在体内的动力学情况不可能完全相同，而且能否寻找到合适的内标物也是该方法的关键。

4. 零净通量法

零净通量法是指保持灌流液流速恒定，分别测定不同浓度的灌流液达到稳态时的待测物浓度。当灌流液中待测物的浓度低于探针外介质中的浓度时，扩散的方向是由介质到探针，反之，则从探针到介质。零净通量点时，探针内外浓度相等，达到一个动态平衡，此时绘制灌流液不同浓度与透析液中待测物浓度的直线回归图，x 轴为灌流液中待测物的不同浓度，y 轴为透析液和灌注液中待测物浓度差，斜率即为回收率，x 轴上的截距即为探针外样品浓度。值得注意的是每次浓度更换重新采集前，应使透析系统稳定一段时间再进行。

5. 动态零净通量法

动态零净通量法是零净通量法的改进形式，在不同的时间点将其近似视为稳态从而连续进行零净量法测定，多次反复求得探针回收率。

（四）影响微透析探针回收率的因素

影响微透析探针回收率的因素很多，如探针的几何形状、探针透析膜的材料及探针的膜长等，探针的膜越长，扩散面积就越大，进而扩散速率就越快，探针的回收率就越大。其次，灌流流速也是影响因素之一，当灌流流速越慢时，灌流液和透析膜接触的时间就越久，药物在透析膜之间的扩散就越完全，回收率就越高。

根据 Stokes 扩散速率方程可知，灌流液的温度越高，物质的扩散系数增大，扩散速率提高，因而回收率增高。但是由于微透析是活体采样，灌流液温度太高会对动物产生影响，因此一般是将灌流液温度设为室温或者体温。

此外，探针植入手术会在不同程度上造成动物体损伤进而影响到探针的回收率，例如将探针植入在皮下时，可能产生炎症反应、组织中小分子物质浓度和组织血液灌流量的改变，影响物质回收率。因此探针植入后应平衡一段时间再开始接液。

（五）微透析技术的应用

1. 经皮微透析

自 20 世纪 90 年代起经皮微透析已被广泛应用到药物经皮吸收的研究领域，用于研究药物的体内经皮渗透性以及局部用制剂使用后皮肤内药物浓度的测定。经皮微透析具有以下几个特点：①可实现同时检测皮肤内生化物质的变化和皮肤的生理状态，并且对皮肤的刺激性小；②直接测定药物在靶部位的游离浓度，与药效学相关联，不存在体内外相关性问题；③操作简单，可准确控制其插入的位置。目前经皮微透析技术也被广泛应用于中药外用制剂的研究中，见表 8.9。

表 8.9　经皮微透析技术在中药外用制剂中的应用

待测物	剂　型	设备型号	取样部位
青藤碱及雷公藤甲素	巴布剂	线性探针（MD2005）	背部皮肤
雷公藤甲素	微乳凝胶	线性探针（CMA30MD）	腹部皮肤
乌头碱	凝胶	线性探针（实验室自制）	腹部皮下
马钱子总碱	囊泡凝胶	线性探针（CMA30）	腹部皮肤
芥子碱	穴位贴敷	线性探针（CMA30）	腹部皮下
淫羊藿苷	巴布剂	线性探针（CMA20）	腹部真皮层
苦参碱	传递体	线性探针（CMA20）	腹部真皮层
延胡索乙素	穴位贴敷	线性探针（CMA30）	腹部皮肤
吴茱萸碱及吴茱萸次碱	贴剂	线性探针（CMA30）	腹部皮肤

2. 血液微透析

血液微透析技术与 HPLC 或 LC 联用可用于动物血液中药物动力学的在线测定，可测定血液中游离药物的浓度。与传统动物取血方法相比，微透析技术应用于药物制剂的药动学和药效学研究中有如下特点：①在同一动物上进行连续取样，能反映药物在某一时间段内的药动学特征，减少动物的使用量从而减少由于动物间个体差异带来的误差；②取样量少，损伤小，可避免因体液的减少产生的实验误差，同时提高动物适应性；③由于半透膜的滤过作用，只有小分子药物和游离型药物才能透过半透膜，所以接收液中的样品无需处理可直接检测；④可在清醒、活动的动物体上取样，能得到接近真实生理条件的实验结果。

3. 脑部微透析

微透析技术最初主要用于脑部的药动学研究。微透析用于测定脑内药物浓度具有独特的优点：只要将微透析探针植入脑组织实体，即可获得同一个体从给药至药物消除全过程数据，较少的实验动物即可获得详尽的游离的药动学信息，并可考察在生理及病理状态下的脑内药动学特征。

4. 其他组织器官中的应用

微透析可以同时用于测定同一动物不同组织器官中游离药物的浓度，这是其他取样技术不可实现的。微透析技术的应用还包括以下组织和器官：眼睛、肌肉、心脏、肺、肝脏以及中枢神经系统等组织中内源性物质的测定，见表 8.10。

表 8.10　微透析在各组织中的应用

取样部位	应用举例	实验对象	探针类型	分析方法
脑	谷氨酸盐、甘氨酸、氨基乙磺酸浓度	鼠	同心圆	HPLC-FLD
	研究血脑屏障	鼠	同心圆	HPLC-UV/LIF
	脑中不同部位利福平的浓度	人	同心圆	生物测定
	金刚烷胺和美金刚的测定	鼠	同心圆	GC-MS
眼	玻璃体液取样测定阿昔洛韦	兔	同心圆	HPLC-FLD
	普萘洛尔在眼部的药代动力学	兔	同心圆	TLC
皮肤	甲基尼古丁透皮吸收	人	线性	HPLC-UV
	聚合物对依诺沙星透皮吸收的影响	鼠	线性	HPLC
肌肉	头孢曲松在肌肉中的浓度	鼠	线性	HPLC-UV
血液	血中头孢曲松的浓度	鼠	柔性	HPLC(微柱)-UV
	曲匹西隆的测定及其药代动力学研究	鼠	柔性	HPLC-UV
肿瘤	SR4 233 在肿瘤中的分布和代谢	鼠	线性	HPLC(微柱)-CE
胆汁	胆汁中酚及其代谢物	鼠	分流	LC-UV/VIS
肝脏	肝的代谢	鼠	线性	HPLC
同一器官多探针	对肝中叶(前、中、后三个部位)取样,研究代谢及分布	鼠	线性	LC-UV/VIS
不同器官多探针同时取样	胆汁、血液和肝中酚的分布	鼠	分流	柔性 LC-UV/VIS

(六) 应用案例

实验名称:雷公藤甲素 (TP) 微乳凝胶局部药物动力学研究。

仪器与材料:微透析设备与系统 (MD1001 灌注器推进泵,MD0100 灌注器,MD1002 灌注器支架,MD1000 流速控制器,均为美国 BAS 公司),线性探针 (CMA30MD,膜长 10mm,截留分子量 6000,瑞士 CMA 公司)。

取样参数:灌流液 30% 乙醇/生理盐水;灌流速度 $1\mu L/min$;平衡时间 40min;取样间隔 0.5h,取样时长 11h。

实验过程:实验前一天将动物给药部位进行脱毛处理,以 $1\mu L/min$ 灌流体积灌探针并放在超纯水中浸泡过夜。实验当天将动物麻醉后,植入探针,探针提前在肝素钠中浸泡 20min,用空白灌流液以 $1\mu L/min$ 灌流平衡 40min 后,在探针皮肤上方涂雷公甲素微乳凝胶或雷公藤甲素乳膏并开始计时接液,连续取样 11h,每次取样 0.5h。采用 LC-MS/MS 对不同时间段的样品进行含量测定,并以取样的中间时间点和样品浓度做药-时曲线,实验结果如图 8.25、图 8.26 所示。

TP 微乳凝胶和 TP 乳膏在大鼠皮下组织中 TP 累计释放量对时间的最佳拟合方程符合零级和 Higuchi 方程,在两个方程中 TP 微乳凝胶中 TP 的经皮吸收速率分别为 1.3945ng/h、3.7191ng/h,TP 乳膏中 TP 的经皮吸收速率为 0.6715ng/h、5.3926ng/h,这说明两种制剂中 TP 的释放均较缓慢,且 TP 微乳凝胶透皮率比 TP 乳膏透皮吸收速率较快。

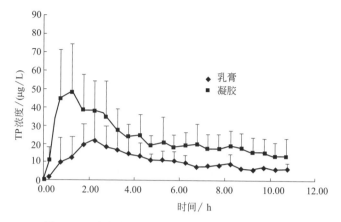

图 8.25 大鼠皮下 TP 浓度经时变化曲线 （$n=4$）

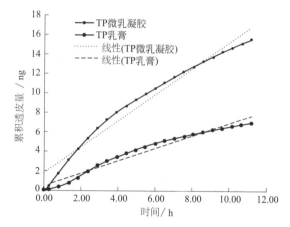

图 8.26 TP 微乳凝胶和 TP 乳膏中 TP 累积透皮量-时间曲线

注意事项：

① 应保证实验温度在 25℃，温度过低会使微量注射器漏液。

② 灌流液需进行超声排气泡，微量注射器需进行清洗和润洗，且吸入过程尽量避免气泡的吸入。

③ 探针植入后需使机体达到平衡状态后，方可开始接液。

④ 探针植入动物体内因先用肝素钠进行浸泡，防止凝血现象。如果探针需要反复使用，接液结束后应先放在肝素钠中浸泡，后放入超纯水中清洗。

四、透皮给药制剂的药物动力学研究

（一）药物动力学研究概念

药物动力学研究是通过动物体内和体外的研究方法，揭示药物在体内的动态变化规律，获得药物的基本药动学参数，阐明药物的吸收、分布、代谢、排泄的过程和特点。

（二）药物动力学研究作用

药物动力学研究在新药研究开发的评价过程中起着重要作用。在药效学和毒理学评价中，药物或活性代谢物浓度数据及其相关药物动力学参数是产生、决定或阐明药效或毒性大小的基础，可作为药物对靶器官效应（药效或毒性）的依据；在药物制剂学研究中，药物动力学研究结果是评价药物制剂特性和质量的重要依据。

（三）透皮给药药代动力学的基本原理

由浓度差推动的被动扩散，是透皮给药的最基本方式。一般认为，这一过程可用 Fick 扩散定律来描述。它将皮肤看作是一个均质膜，药物通过皮肤很快被毛细血管吸收进入体循环，因此药物在皮肤内表面的浓度很低，即符合扩散的漏槽条件。

（四）透皮给药药代动力学的特点

局部用药后的药物动力学，与其他用药途径完全不同。药物的透皮吸收不同于其他的吸收过程，药物从给药部位进入到体循环要经过一系列的动态过程，因此它的吸收不属于一级动力学，不会出现明显的"峰谷"现象。药物透皮吸收后，在低血药浓度峰值之后，由于角质层有很大的贮库作用和较低的运输能力，常出现一个长时期的非常低的血药浓度扩散期，这一扩散期可持续数日之久。

（五）透皮给药药代动力学研究的影响因素

（1）药物的性质 药物的性质决定其在皮肤内的转运速度。通常，药物通过角质层的扩散速率与相对分子量之间存在反比关系。透皮吸收之所以选用相对分子量小、药物作用强的小剂量药物，是因为脂溶性大的药物比脂溶性小的药物易于通过角质层。

（2）药物剂型 制剂中所含药物除单一化学药品外，还有多组分药物、中药有效粗提物、前体药物等。给药系统的性能能极大地影响药物的释放性能，药物从给药系统释放得越容易，则越有利于药物的透皮渗透。

（3）基质 溶解或分散药物的介质或基质影响药物的溶解度、药物由给药系统中的释放以及药物在给药系统与皮肤之间的分配等。不同的基质对药物的亲和力不一样，一般来说，对药物的亲和力不宜太大，否则将影响药物从基质中释放，从而影响药物的透皮吸收。另外由于离子型药物的渗透系数小，分子型药物渗透系数大，基质的 pH 条件也能影响有机酸类和有机碱类药物的解离程度，从而影响药物的透皮吸收。

（六）药物动力学研究的基本要求

（1）试验药品 对药物动力学研究试验药品的基本要求是：质量稳定且与药效学或毒理学研究所用试验药品一致。用于揭示新药的药动学特征为目的的药动学研究，必须保证试验药品具有稳定的质量。因而，处方与制备工艺确定后提供的试验药品才能满足试验要求。

（2）实验动物及受试动物数 一般采用成年和健康动物。常用的有犬、小鼠、大鼠、兔和豚鼠等。选择实验动物的基本原则有：首选动物应与药效学或毒理学研究一致；动力学研究应从同一动物多次采样，尽量避免合并样本的研究方法。所需受试动物数可根据以血药浓度-时间曲线的每个采样点不少于 5 个数据为限进行计算。如由多只动物的数据共同构成一条血药浓度-时间曲线，应相应增加动物数。建议受试动物采用雌雄各半，如发现药物动力学存在明显的性别差异，应增加动物数以便认识受试物的药物动力学的性别差异。对于单一性别用药，可选择与临床用药一致的性别。与通常的药理实验一样，实验动物实验前应该在实验室饲养 3～5 天。

（3）给药途径和给药剂量 药物动力学研究所用的给药途径和方式，应尽可能与临床用药一致。药物动力学研究至少应设 3 个剂量组，其中一个剂量应相当于药效学试验有效剂量，高剂量一般接近于最大耐受量，中、小剂量根据动物有效剂量的上下限范围选取，以了解药物在体内的动力学过程是否有非线性动力学特征。

（4）取样时间点安排　取样点的设计应兼顾吸收相、分布相和消除相。根据研究样品的特性，取样点通常可安排 9～13 个点不等，一般在吸收相至少需要 2～3 个采样点，对于吸收快的血管外给药的药物，应尽量避免第一个点是最大浓度；在最大浓度附近至少需要 3 个采样点；消除相需要 4～6 个采样点。整个采样时间至少应持续到 3～5 个半衰期，或持续到血药浓度为最大浓度的 1/10～1/20。

（5）药时曲线数据处理　根据血药浓度-时间数据，可采用适宜的房室模型或非房室模型方法进行数据处理，计算药物动力学参数。

（七）案例

对雷公藤微乳凝胶中雷公藤甲素的药物动力学进行研究。

【实验方法】　以雷公藤片剂为对照，采用 LC-MS/MS 测定不同给药途径给药后雷公藤甲素的血药浓度，采用药动学软件 DAS 处理得药物动力学参数。

【方法学考察】　在血浆中雷公藤甲素在 $1\sim200\mu g/L$ 与峰面积呈良好的线性关系（$r=0.9967$），最低检测限为 $0.5\mu g/L$。该雷公藤甲素属一级动力学过程，3 个浓度血样中雷公藤甲素的提取回收率分别为 82.1%、78.4%、81.1%，RSD（$n=5$）分别为 3.0%、4.4%、2.1%。日内日间精密度均小于 10%。

【药代动力学参数分析】　雷公藤甲素透皮给药和口服给药的浓度变化如图 8.27 所示，主要药物动力学参数见表 8.11。

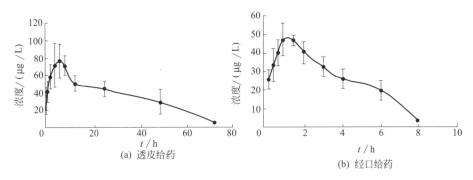

图 8.27　雷公藤甲素透皮给药和经口给药后的血药浓度变化

表 8.11　主要药动学参数（$\bar{x}\pm s$，$n=6$）

参数	透皮给药	经口给药
$t_{1/2}/h$	2.4±3.00	0.6±0.36
$t_{1/2\alpha}/h$	18.4±10.25	2.2±1.18
$t_{1/2\beta}/h$	22.0±3.49	2.63±0.90
t_{max}/h	6.7±1.63	1.08±0.20
MRT/h	23.9±3.35	3.0±0.16
$C_{max}(\mu g/L)$	82.9±17.63	49.8±4.61
$AUC_{0-1}/[\mu g/(L\cdot h)]$	2595.3±551.15[①]	209.9±25.34

①与经口给药比较 $P<0.01$。

雷公藤微乳凝胶透皮给药及雷公藤片经口给药在大鼠体内均为二室模型，其中透皮给药与经口给药相比，透皮给药的雷公藤甲素的达峰时间较长，达峰浓度较高，分布半衰期较长，根据 2 种方式给药后的平均药时曲线可知，雷公藤微乳凝胶透皮给药后药物浓度的峰谷均不明显，在 12h 内血药浓度趋于平稳，且能维持稳定血药浓度时间较长，能达到持效、长效的目的，这也体现了局部给药的优点。

 习题

1. 透皮给药的特点是什么？
2. 药物的透皮吸收主要途径有哪些？
3. 影响药物透皮吸收的因素有哪些？
4. 理想促渗剂的质量要求有哪些？
5. 脂质体的透皮机制假说有哪些？
6. 简述透皮给药乳膏剂的生产工艺。
7. 简述中药橡胶贴膏剂的组成与特点。
8. 简述中药凝胶贴膏剂存在的问题与解决措施。
9. 软膏剂、乳膏剂的评价要求有哪些？
10. 透皮微透析的特点是什么？
11. 透皮给药药代动力学的特点是什么？

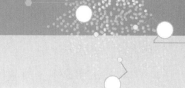

第九章
包装技术

第一节　概　　述

一、药品包装的基本概念

药品包装是指选用适当材料或容器，采用包装技术对药物半成品或成品分（灌）、装、封、贴标签等操作，为药品在贮运、管理和使用过程中提供保护、注明商标和介绍说明的加工过程的总称。

药品包装根据是否直接与药品接触可分为内包装和外包装。内包装是指直接与药品接触的包装，有单剂量包装和多剂量包装两种形式。多剂量包装又分为中包装、大包装，中包装是指将一个或数十个内包装集中于一个容器（纸、塑料或金属盒）内形成的包装，而大包装是指将中包装装入箱、袋、桶、罐等大容器，标记、封印后形成的包装。

通过包装主要达到三个方面的作用：一是保护药品。通过选择适宜的包装，使药物不能穿透、逸漏出去，并能阻隔外界空气、光线、水分、微生物等与药品的接触，缓冲运输、贮存过程中振动、冲击和挤压等对药品的损伤。二是标示药品。通过包装中标签、说明书、包装标志等内容设计，科学准确地标示药品的注册商标、品名、批准文号、主要成分及含量、装量、主治、用法用量、生产厂家、生产批号等基础信息，详细介绍药品的作用、功能、使用范围、使用方法、不良反应、注意事项、使用禁忌、贮存方法等基本内容，并起到便于分类、识别、安全贮运、防伪等作用。三是便于药品的使用与携带。通过单剂量包装、配套包装、儿童安全包装等多种结构的精心设计，便于患者安全、方便地使用药品。

二、药品包装材料的分类、选用原则及性能要求

（一）药品包装材料的分类

药品包装材料有多种分类方式，按化学组成可分为 6 类：玻璃、塑料、橡胶、金属、复合材料及其他类（陶瓷、纸、布等）；按使用形状可分为 4 类：容器类（如药用高密度聚乙烯瓶），片、膜、袋、塞和盖；按照使用方式，可分为Ⅰ类、Ⅱ类和Ⅲ类包装材料。Ⅰ类药品包装材料是直接接触药品且直接使用的药品包装材料、容器；Ⅱ类是直接接触药品，经清洗后需要消毒灭菌的药品包装材料、容器，多为玻璃材料，如玻璃输液管、玻璃管制抗生素瓶、玻璃管制口服液瓶、玻璃药瓶、安瓿瓶、玻璃滴眼液瓶、输液瓶、天然胶塞等；Ⅲ类是间接使用或者非直接接触药品的包装材料、容器，如铝盖、铝塑组合盖。

（二）药品包装材料的选用原则

（1）相容性原则　选用的药品包装材料必须与药物制剂相容，不能与所包装的药品之

间有物理、化学和生物反应。

（2）适应性原则　选用的药品包装材料应与流通条件，包括气候、运输方式、流通对象与流通周期等相适应，能对抗外界气候、微生物、理化作用的影响，密封性好、防篡改、防替换、防儿童误用。

（3）对等性原则　药品包装材料除保证药品质量外，还应根据药品的物流或相应的商品价值，选择包装材料。

（4）美学原则　药品包装材料的选用应符合美学标准，主要需考虑包装材料的颜色、透明度、挺度、种类等，这方面设计是否合理在一定程度上会显著影响药品的市场命运。

（三）药品包装材料的性能要求

（1）物理性能　药品包装材料应具备适宜的密度、吸湿性、阻隔性、导热性、耐热性和耐寒性等物理性能，以满足药品包装的功能需要。密度小、质轻的包装材料易于流通，较适应现代医药生产需求。吸湿性是指材料在一定温度和湿度条件下从空气中吸收或放出水分的性能。阻隔性是指材料对氧气、水蒸气等气体阻隔能力。导热性是指材料对热量的传递性能。耐热性和耐寒性是指材料耐温度变化的性能。耐热性取决于材料的种类、配比和均匀性，晶体材料耐热性大于非晶体材料，无机材料耐热性大于有机材料，金属耐热性最佳，依次为玻璃、塑料。材料在低温下变脆，韧性和冲击强度降低，变化程度取决于聚合物的种类、结构、增塑剂种类及其他添加剂等。

（2）力学性能　药品包装材料应具备适宜的弹性、强度、可塑性、韧性和脆性等力学性能，以满足保护药品的功能需要。弹性是指材料发生弹性形变后可恢复原来状态的性质，弹性越好，则其缓冲性能越理想。可塑性是指材料在外力作用下发生形变，外力撤除后不能恢复原来形状的性质，可塑性越好，则其抵抗外力所致包装破损的能力越强。

（3）加工成型性　药品包装材料应能够适应工业生产的加工处理，可根据包装对象的需要，加工成不同形状的容器，并具备可印刷和可着色的性质。

（4）生物安全性　药品包装材料必须无毒，即不含或不溶出有害物质、与药物接触不产生有害物质，无菌或微生物限度控制在合理的范围内，无放射性，具有一定的生物安全性。

（5）化学稳定性　药品包装材料应能在外界环境影响下，不易发生老化、锈蚀等化学变化，具有较高的化学稳定性。

（6）可回收性　为尽量降低包装导致的环境污染，可回收性能是药品包装材料研究开发和使用时亟待关注的重要方面。

三、药品包装技术

药品包装技术是指采用的包装方法、机械仪器等各种操作手段及其包装操作遵循的工艺措施、检测监控手段和保证包装质量的技术措施等的总称。其中，形成一个药品基本的独立包装件的技术和方法称为药品包装基本技术，主要包括药品充填与灌装技术，裹包与袋装技术，装盒与装箱技术，热成型和热收缩包装技术，封口、贴标、捆扎技术等。在此基础上，为进一步提高药品质量、延长其贮存期，又发展出了药品包装专门技术，常用的有无菌包装、真空包装、充气包装、防潮包装、条形包装、喷雾包装、儿童安全包装和危险品包装。

（一）无菌包装技术

无菌包装技术是指无菌的被包装物、包装容器或材料、包装辅助器材在无菌环境中进行的充填和封合的一种包装技术，主要适用于注射剂、输液剂、滴眼液等无菌制剂的包装。按照药品的灭菌工艺不同分为终端灭菌和无菌加工。前者是指将药品充填到容器中，进行严密封口，再进行灭菌处理，后者是在无菌环境下，将灭菌后的药品充填到无菌包装容器中，并进行严格密封。

无菌包装技术要求包装容器或材料必须不附着微生物，同时具有对气体及水蒸气的阻隔性，以确保药品质量的稳定。因此，除需杀灭药品中细菌外，还要求对与药品直接接触的包装容器、材料和空间环境进行灭菌处理。在大生产过程中，这些操作环节是通过无菌包装系统来实现，根据包装容器和材料的不同性质，无菌包装系统又可分为无菌罐装系统、塑料瓶无菌罐装系统、塑料袋无菌包装系统等不同结构类型。

（二）防潮包装技术

防潮包装技术是采用防潮材料隔绝外界湿气，使包装内的空气保持干燥，处于被包装药品的临界相对湿度以下，防止其吸潮而采取的一种包装技术。通过防潮包装，可防止易吸湿药品潮解变质、变色以及吸潮引起的细菌生长繁殖，也可防止含有水分药品因失湿而变质，主要适用于易吸潮或脱水药品的包装。

常用的防潮材料有玻璃、金属、聚乙烯、聚丙烯、聚氯乙烯及复合材料。除去包装内潮气保持干燥的方法有静态干燥法和动态干燥法。前者是用干燥剂吸去包装内部的水分以保持干燥，其防潮能力取决于包装材料的透湿性、干燥剂的性质和数量、包装内空间大小，适用于小型包装和有限期的防潮包装，常用的干燥剂有硅胶、蓝胶。动态法是采用降湿机械，将经过干燥除湿后的空气输入包装内，替换包装内的潮湿空气，以控制包装内的空气湿度，使包装物保持干燥的方法，适用于大型包装和长期贮存包装。

（三）改善和控制气氛包装技术

常用的方法有真空包装、充气包装、改善气氛包装和控制气氛包装，其原理是通过改变包装药品环境条件而延长药品的保质期。真空包装是将药品装入气密性容器中，密闭之前抽真空，使密封后的容器内达到预定真空度的包装方法。真空包装可显著减少包装内氧气的含量，使微生物的生长繁殖失去条件，防止药品的腐败变质，同时也可抑制药品的氧化变质。充气包装是在抽真空后立即充入一定量氮气、二氧化碳等惰性气体，置换出包装内空气，既有效地保全药品质量，又能使内外压力趋于平衡，弥补真空包装的不足。氮气、二氧化碳等气体的加入，可取代、抑制药品本身和微生物的呼吸，有效延缓药品的氧化变质。

（四）其他包装技术

其他的包装技术还有热成型包装技术、喷雾包装技术、儿童安全包装技术、危险品包装技术等。热塑性的塑料薄片加热后可加工成泡罩、空穴、盘盒等包装容器，用于药品包装。该类包装可清楚看到药品外观，便于陈列和使用，也便于运输和销售，常见的为泡罩包装和贴体包装。喷雾包装是将液体或膏状药品装入带有阀门和推进剂的气密性包装容器中，当开启阀门时，药品在推进剂的压力作用下喷射出来。儿童安全包装的结构设计使大部分儿童在一定时间内难以开启或难以取出一定量的药品。危险品包装技术是能控制温度、防潮、防止混杂、防震、防火以及将包装与防爆、灭火等急救措施结合，用于易燃、易爆、有毒、有腐蚀性和辐射性的药品。

总之，药品包装技术的水平高低直接影响着药品包装的质量和效果，影响着药品的贮运和销售。不同药品有不同的特性和包装要求，根据不同特性和要求，采用合理的包装技术方法，设计包装工艺路线，选择机械设备，是确保包装药品质量的关键。目前，中药制剂的剂型十分丰富，相应的内包装技术种类也较多。根据当前包装技术在中药制剂中的应用情况，本章主要介绍泡罩包装、袋形包装、瓶与安瓿包装、软管包装、气雾剂包装等几种常见内包装技术。

第二节　泡罩包装

一、概述

泡罩包装是将聚氯乙烯（PVC）薄膜加热形成独立的凹穴（泡罩），泡罩内装入药品后，上面覆盖一层涂有热熔黏合剂的铝箔，再加热封合的包装技术，可用于包装药片、胶囊、滴丸等固体制剂。

泡罩包装具有如下特点：①独立的泡窝可使药品相互隔离，防止运输过程中药品间的碰撞；②服用前打开药品的最后包装，减少用药时的细菌污染；③工艺简单，占地面积小，污染少，能耗低；④包装板块尺寸小，方便携带和服用；⑤常用的 PVC 片材阻湿性能差，防潮性能较差。

泡罩包装的基本原理为：透明的 PVC 薄膜被加热软化后，在压力作用下成型，再将预定数量药品装填于泡窝，涂有热熔黏合剂的铝箔在加热和加压双重作用下，与 PVC 薄膜实现封合。

二、泡罩包装工艺流程

泡罩包装工艺流程主要包括 4 个环节：①泡罩成型，即透明的 PVC 片材在泡罩包装机的成型系统加热装置作用下软化，在真空负压或压缩空气正压作用下贴合于模具的膜孔中完成泡窝的成型；②药品充填，即将药片、胶囊等制剂通过泡罩包装机的料斗等充填系统定量输送填充于泡窝内；③封合，即将表面涂有热熔黏合剂的铝箔通过泡罩包装机的封合系统，在加热和加压双重作用下，与已经充填好制剂的 PVC 薄膜实现封合；④后续处理，主要对封合好的泡罩包装进行打批号、冲裁等操作，为后续装袋、装盒做好准备。

三、泡罩包装设备的基本结构、类型及技术要点

（一）设备基本结构

常用的泡罩包装设备根据其功能主要由成型系统、加料系统、封合系统、后处理系统等 4 个部分组成，而成型系统由供给、加热、成型装置组成，成型装置有真空负压吸塑成型和压缩空气正压吹塑成型两种；加料系统主要结构为料斗或上料机；封合系统有双辊滚动热封合和平板式热封合两种；后处理系统则主要由打字、冲裁、输送装置组成，见图 9.1。

（二）泡罩包装机的类型

泡罩包装机的常见类型有滚筒式、平板式、滚板式 3 种，不同类型其结构、特点有所不同。

（1）滚筒式泡罩包装机　该类设备的成型装置采用真空负压吸塑成型，封合采用双辊滚动热封合。其具有如下特点：泡罩壁厚不均匀，不适合深泡窝成型；线接触封合，耗能小，封合好，对药品影响小；结构简单、操作维修方便；连续运转，效率高，适用于同一品种大批量包装。

（2）平板式泡罩包装机　该类设备的成型装置采用压缩空气正压吹塑成型，包装封合

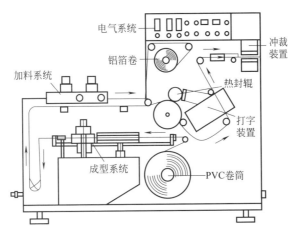

图 9.1 泡罩包装机结构

采用平板式热封合。其具有如下特点：泡窝深度可达 35mm，可包装大蜜丸等大体积药品；平面接触封合，耗能大、耗时长，效果不如滚动式；间歇运转，效率低，用于包装中小批量或特殊形状药品。

（3）滚板式泡罩包装机 该类设备的成型装置采用压缩空气正压吹塑成型，包装封合采用双辊滚动热封合。其具有如下特点：综合滚筒式和平板式的优点，克服其不足之处；泡罩壁厚均匀、坚固，质量好，适于各种药品包装；线接触封合，封合效果好；连续运转，效率高、节省包装材料。

（三）泡罩包装的技术要点

采用 PVC 进行泡罩成型时，成型温度一般控制在 $110\sim120℃$，平板式控制为 $120℃$ 左右，成型压力为 $0.58\sim0.78MPa$；不同类型泡罩包装机药物充填时的泡窝运行速度存在一定差异，一般平板式约为 2m/min，滚筒式为 2.5~3.5m/min，滚板式为 6m/min；最高冲裁速度也有所不同，一般平板式为 30 次/min，滚筒式为 28~40 次/min，滚板式为 120 次/min。因此，滚板式的运行速率明显高于平板式和滚筒式。

四、泡罩包装常见问题及解决措施

1. 泡罩成型异常

常见的原因有：PVC 薄膜不合格；加热装置温度过高或过低；冷却系统工作异常；加热装置表面粘连异物；成型模具孔洞有异物，气孔不通畅；负压成型真空度、排气速率偏低；正压成型压缩空气不洁净、不干燥；正压成型时空气压力、流量偏低；正压成型模具上下不平行导致漏气。

根据产生的原因，相应地可采用如下解决措施：更换 PVC 薄膜；调整至适宜温度；检修冷却系统相关机构；清洁加热装置表面，使平整；清洁孔洞，疏通气孔；检修真空泵及管路使恢复正常；检修空气过滤及干燥装置；检修空压机及管路使恢复正常；夹紧PVC 带。

2. 封合不好

常见的原因有：封合温度过高或过低；封合压力不够；铝箔质量不好；上下板间有异物或纹路不合格；热封模具的冷却系统工作异常；PVC 带或铝箔的运行有异常阻力；模具不平滑，泡罩不能套入孔洞；热封辊（板）和网纹板不平行。

相应地可采用如下解决措施：调整加热装置封合温度；增加封合压力；更换铝箔；清

理板间异物或更换网纹板；检修热封模具冷却系统；去除阻力因素；检修热封模具表面及其相关机构；调整两者位置使保持平行。

3. 铝塑板不平整

主要原因为铝箔导向辊不平行、热压轮与支承轮不平行，相应地可调整其位置，使保持平行。

4. PVC 走带不正

主要原因为 PVC 辊安装不正，上下加热板不平行，根据情况调整其位置。

第三节　袋　包　装

一、概述

袋包装是将粉末状、块状、膏状、液体等药品充填到柔性材料制成的袋形容器中（可根据质量要求进行排气或充气），最后封口、裁切的包装技术，可广泛用于散剂、颗粒剂、片剂、胶囊剂、软膏剂、大输液等常用剂型的包装。

袋包装技术具有如下特点：①适用范围十分广泛，可用于固体、半固体、液体制剂的包装；②材料来源广泛，有良好热封性和印刷性，质地轻柔、价廉；③具有最好紧凑性，占用空间小，运输使用方便，易于回收处理；④包装单位量划分和设定十分灵活，小至几克大至几十千克；⑤纸袋、聚乙烯、单层塑料薄膜等材料包装，阻隔性能差，具明显透气、透光、透水性，药物成分易穿透逸出。

袋包装技术的基本原理为：薄膜材料在制袋成型器中被折叠成如圆筒、双层膜等形状，同步进行纵封合形成袋形容器，通过料斗往袋中充填固体或液体物料后进行横封、切断，即完成袋包装过程。

二、袋包装工艺流程

袋包装工艺流程主要分为 4 个环节：①制袋，即将制袋用包材通过制袋充填包装机的成型系统相关结构的引进，并折叠成型，纵封成袋形容器；②物料的计量与充填，即将药片、胶囊、颗粒等制剂通过制袋充填包装机的料斗等充填系统定量输送填充于包装袋内；③横封合与切断，即通过制袋充填包装机的封合系统对已经充填完成的包装袋进行横向加热封合，并在切刀作用下将每个包装袋进行切割；④检测、计数，即通过制袋充填包装机的辅助系统进行包装的输送、计数和封合检测等操作。

三、袋包装设备的基本结构、类型及技术要点

（一）设备基本结构

袋包装设备的结构元件由成型系统、充填系统、封合系统、辅助系统四个部分组成。其中成型系统由供给装置、制袋成型器构成，供给装置包括薄膜卷筒、薄膜进给滚轮等，主要功能为输送制袋用材料；制袋成型器的功能是将制袋用薄膜材料在其中被折叠成一定形状的袋形容器。充填系统主要为加料斗，有固体和液体两种加料斗，主要完成物料的计量、充填。封合系统由纵封器和横封器两个部分组成，前者是将折叠好的薄膜材料纵向封合成袋形容器，后者是将充填后的包装袋横向封合，实现包装袋的整体封合。辅助系统主要包括打字、切断、输送等辅助装置。

（二）制袋充填包装机的类型

制袋充填包装机根据包装工序的走向分为立式和卧式两种类型，如图 9.2 和图 9.3 所

示。根据制袋成型器、封合器、切断装置等机构的不同又分为多种类型。制袋成型器有翻领型、三角型、U 型、象鼻型等类型。封合器中纵封器可分为多种类型：①直推式，汽缸活塞直接推动纵封板作直线往复运用，结构紧凑，压力均匀；②拉动式，汽缸活塞拉动杠杆活动端，压紧纵封板，压力稍不均匀；③杠杆式，汽缸活塞与一套连杆拉动和压紧纵封板，传动部件增加；④夹合式，摆动式汽缸，适用于对接式纵封，前三种只适于搭接式纵封。横封器又可分为：①脉冲加热式，由汽缸、摇杆机构、夹板、热封扁丝、切割圆丝、冷风喷嘴等构成；②水冷式，除采用水冷却方式外，横封、切断元件与脉冲式横封器相似；③高频加热式，设有两个封合电极，其间通入高频电流实现热封；④立式连续式，横封头被管中电热丝加热，通过两侧加压弹簧、调节套筒、锁紧螺母等调节压力，完成封合。切断装置分为热切式和冷切式：热切式采用电热刀或电热丝，热切元件将材料局部加热熔化，同时加压而使其分离，常与横封器配合使用，同时完成横封和切断操作；冷切式采用滚刀、铡刀、锯齿刀等，以机械切刀直接完成材料的切割。

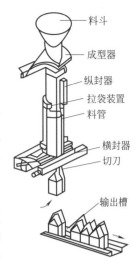

图 9.2　立式制袋充填包装机结构

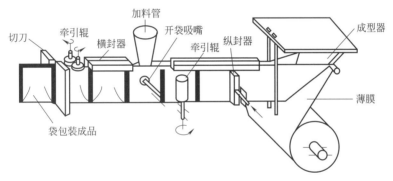

图 9.3　卧式制袋充填包装机结构

（三）袋包装的技术要点

在制袋成型时，不同成型器操作过程中特点略有不同，翻领成型器成型阻力大，易使塑料薄膜变形，对复合膜适应性较好；象鼻成型器成型阻力较小，适用于塑料单膜的成型；三角成型器可通过调节基板的上下位置，以适应不同尺寸制袋的需要。封合处理时，封合质量与封合温度、压力和时间相关，可根据膜材料性能选择其适宜的封合方式和参数；单体薄膜封口宽度一般为 2~3mm，复合薄膜封口宽度一般为 10mm；除高频和超声波等内部热封方式外，其余宜采用双面加热；连续式横封应确保热封件与袋热封瞬时有相同的线速度；脉冲热封器连续工作过长时，密切注意冷却系统的工作状态。进行包装袋切割时，刀回转线速度应高于薄膜前进线速度，否则薄膜切而不断；注意调整切断机构使切断刀与横封器运动同步，确保在横封缝正中切断。

四、袋包装常见问题及解决措施

（1）分切膜卷端面整齐度差　可能的原因有：分切时光电跟踪不准确；收卷张力小；薄膜间因静电而粘连或漂移。相应地可采取如下解决措施：调整光电眼工作状态，增大色差对比；增加收卷张力，必要时加入适量磁粉；接入导静电设备与膜卷背面接触。

（2）分切时出现皱褶　可能的原因有：压辊直径大于膜卷直径，空气卷入膜卷产生纵向皱褶；压辊压力大，致膜卷内松外紧；收卷张力设置不当。相应地可采取如下解决措施：选用直径大的膜卷，减小压辊直径；适当调小压辊压力；适当设置收卷张力，随膜卷直径增大，应逐步减小收卷张力。

（3）薄膜拉伸或收卷时膜间滑动　主要原因为收卷张力过大或太小，相应地可适当调整收卷张力。

（4）膜卷暴筋、卷边、吸附异物、膜面划伤　可能的原因有：薄膜厚度公差大，积累导致；分切时薄膜向内卷曲；薄膜间、薄膜与各辊间摩擦、接触、分离，产生静电积累。相应地可采取如下解决措施：收卷处加入少量滑爽喷粉；增加展平辊弧度，在卷边处加入少量滑爽喷粉；接入导静电设备与膜卷背面接触；清洁设备各导辊、过辊上异物。

（5）物料混入热封合部位（夹料）　主要原因为装袋时间与热封合时间不协调，可调节与转盘齿轮连接的二挡齿轮，改变齿的咬合。

（6）定时装袋调节后，再次失常　可能的原因有：转盘固定不良；键和固定螺钉松动或固定位置不对；转盘内的开闭器开闭不良；颗粒较小或比重差异较大。相应地可采取如下解决措施：固定转盘在正确位置；重新固定键和螺钉；将开闭机构调节到正确位置后将开闭器固定；减慢包装速度。

（7）封口不良　可能的原因有：热封温度过高或过低；热封压力不足或不均匀；热封面不平整。相应地可采取如下解决措施：根据包装材料种类及厚度，选择适宜热封温度；调整各热封辊压力；清理热封辊表面或更换。

（8）不能切断薄膜　可能的原因有：动刀与定刀间隙不当；裁刀刀刃破损；裁刀安装不良，裁刀离合器离合动作不良，定位键脱开。相应地可采取如下解决措施：调节两者间隙；研磨、修复或更换；检查各部分，重新紧固。

（9）袋长不稳　可能的原因有：光电位置不对；纵封压力过小；供纸电机不工作。可针对原因进行相应调整。

（10）包装袋错边　主要原因为制袋器位置不对，可相应地调整制袋器位置。

（11）薄膜不能咬入上部热辊或脱离热辊或两端不齐　可能的原因有：薄膜、薄膜导槽、纵横封热辊中心不一致；薄膜导槽过于靠前或倾斜；横封热辊偏心链轮速度失常。可针对原因进行相应调整。

（12）包装袋破损或跌落试验不合格　主要原因为热封温度或压力不当。可相应地调节适当的热封温度、压力。

第四节　瓶包装与安瓿包装

一、概述

瓶包装是以圆柱形或其他形状的玻璃瓶或塑料瓶为容器，充填定量制剂后，加盖密封的包装技术，主要用于片剂、胶囊剂、丸剂、散剂等固体制剂以及合剂或口服液、糖浆剂、酒剂、酊剂等液体制剂的包装，也可用于粉针剂、大输液、滴眼剂等无菌制剂的包装。安瓿包装是以玻璃安瓿为容器，灌装一定制剂后，立即烧熔封口，以达到绝对密封并保证无菌的包装技术，主要用于小体积注射剂、粉针剂的包装。

瓶包装容量大，且可灵活选择，包装成本较低。可根据需要选择适宜的材料制备药瓶，不同材料包装瓶具有不同特点。玻璃瓶具有稳定、耐酸性腐蚀、不污染药品等优势；易成型，抗拉强度大、不变形；阻隔性好，不透湿、透气、透药，隔热好，可遮光；易洗涤、灭菌、干燥；原料易得，可回收利用、成本低。塑料瓶具有如下优势：可塑性极好，便于造型；良好柔韧性、弹性和抗撕裂性，抗冲击力强；重量轻，携带使用方便；耐水耐油，材料间易于复合，成型工艺成熟。瓶包装也存在一些不足，如玻璃瓶耐冲击性较差、质脆易碎，不耐碱腐蚀，成型能耗大，难以进行截断、粘接等精细加工；塑料瓶阻隔性差，具明显透气、透光和透水性，附加剂易迁移入制剂中造成污染，尤其是液体制剂，也可能吸附药物，引起主药含量降低，易老化、变性、降解，部分降解产物对人体十分有害等。

瓶包装与安瓿包装的关键在于药品的定量充填，根据充填物料的物态不同，有液体制剂灌装和固体制剂充填两类。其中，液体制剂是在管道流入端与流出端间压力差的作用下完成，灌装量可通过调节流速、时间来控制。固体制剂的充填采用质量、容积、数量三种方式。颗粒剂、散剂等粉末或颗粒状物料采用前两种充填方式，而胶囊、药片、药丸等规格化生产的制剂采用计数充填。

二、瓶包装与安瓿包装工艺流程

瓶包装与安瓿包装流程主要分为 4 个环节：①包装用安瓿瓶、西林瓶、玻璃瓶、塑料瓶等的准备，主要为拆除包装、梳理药瓶，并对药瓶内外表面进行清洗、干燥和灭菌等操作；②物料充填，根据待包装药品性质，选择适宜充填方法，将药品定量充填于药瓶中；③封口，根据包装容器的具体情况，安瓿瓶采用加热拉丝封合，玻璃瓶或塑料瓶可先用胶膜纸进行加热封口，再加螺旋外盖密封，西林瓶采用加胶塞和铝盖扎合封口；④后续处理，即对填装封合好的药瓶进行后续灭菌、检测、印字、装盒等操作。

三、瓶包装与安瓿包装设备的基本结构、类型及技术要点

（一）设备的基本结构

根据具体容器不同，瓶包装与安瓿包装用设备结构有所差异，但根据其功能均可分为前处理系统、充填系统、封合系统等三个基本组成部分。前处理系统主要完成理瓶、洗瓶、干燥、灭菌等功能，为后续充填药品作好准备，分别由理瓶机、洗瓶机构、间歇式干燥灭菌箱或连续隧道式灭菌烘箱等完成。理瓶机由于包装容器外形及设计原理不同，其结构差异较大，洗瓶机构主要有毛刷式、超声波清洗两种，洗净的瓶子可采用间歇式干燥灭菌箱或连续隧道式灭菌烘箱进行进一步干燥和灭菌。充填系统根据充填物料，分为液体灌装和固体分装两类。封合系统有安瓿瓶的加热拉丝封合、胶塞铝盖封合、拧盖封合等多种方式。

（二）设备的基本类型

1. 液体灌装设备

液体灌装设备有旋转式和直线式两种类型，其中旋转式可连续运转，效率高，但机械设计复杂；直线式为间歇运转，机械结构较简单，可用于灌装大输液，见图 9.4、图 9.5。液体制剂主要采用胶塞铝盖封合，铝盖用轧盖机封合，有单刀式、多头式、挤压式、滚压式等几种。

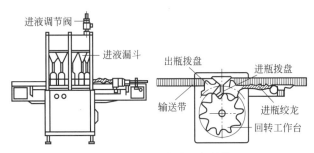

图 9.4　旋转式灌装设备结构

　　小容量注射剂灌装采用安瓿灌封机（图 9.6），灌装机构主要由凸轮-拉杆、注射器、摆杆-电磁阀等核心部件构成。封合机构主要由拉丝机构、加热机构及压瓶机构等组成，拉丝机构有气动和机械两种。

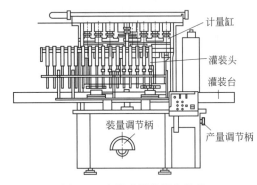

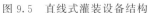

图 9.5　直线式灌装设备结构

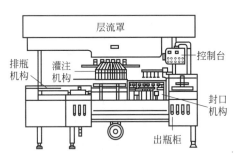

图 9.6　安瓿灌封机结构

2. 固体分装设备

　　规格化制备的剂型如片剂、胶囊剂采用计数充填方式，根据原理有模板式、光电式两种，如图 9.7 和图 9.8 所示。其封合主要采用拧盖封合，主要由三部分机构完成：塞纸机构取纸；加压、加热机构完成胶膜纸封口；拧盖机包括机械手、拧盖头两部分，完成外盖与瓶体的连接。

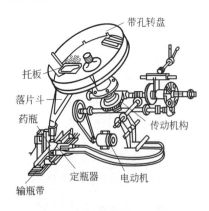

图 9.7　模板式数片机结构

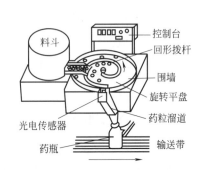

图 9.8　光电式数片机结构

　　粉末状药物如粉针剂按粉体体积进行定量分装，根据结构有螺杆式和气流式两种，如图 9.9 和图 9.10 所示。粉针剂的封合主要采用胶塞铝盖封合。

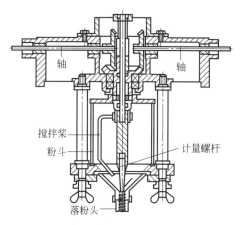

图 9.9　螺杆式粉针剂分装设备结构

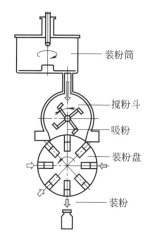

图 9.10　气流式粉针剂分装设备

（三）瓶包装与安瓿包装技术要点

（1）安瓿灌封机　封口火焰是封口好坏的关键，封口温度约 1400℃，由煤气和氧气压力控制，煤气压力＞0.98kPa，氧气压力为 0.02～0.05MPa。火焰头部与安瓿瓶颈的最佳距离为 10mm。

（2）螺杆式分装机　装量调节：选用不同规格螺杆，小、中、大号分别装 0.12～0.4g、0.4～0.8g、0.8～1.4g。根据药粉性质，调节螺杆转速以调整装量。装量准确性：螺杆与漏斗壁间距越小越好，一般每边 0.2mm。螺杆转速控制在 6～8r/次，扇形轮摆幅居中，装量误差最小。适于分装流动性较好的药粉，装量范围大；不适于松散、黏性、粒度不均匀粉末。

（3）气流式分装机　分装时，药粉在给料斗内应时常搅拌保持疏松状态。装量调节：根据药粉特性，为分装头配备不同规格的活塞及过滤器。适用于分装流动性较差的固体，不适用于小剂量药粉。

（4）模板式计数机构　转盘上小孔形状应与待装药粒形状相同，且尺寸略大，转盘厚度要满足小孔内只能容纳一粒药的要求。转盘转速不能过高，为 0.5～2r/min，使药粒在盘上靠自重而滚动，并确保与输瓶带上瓶子的移动频率匹配。

四、瓶包装与安瓿包装常见问题及解决措施

1. 安瓿灌封中常见问题

（1）冲液　产生该问题的可能原因有注液针头出口端设计不当；注液针头进入安瓿位置太浅；注液速度太快。相应地可采取如下解决办法：将注液针头出口端制成三角形开口；调节注液针头进入安瓿的位置；改进灌液设计，加长吸液和注液行程而缩短非注液空行程，降低注液速度。

（2）束液　产生该问题的可能原因有注液速度太快，难束液；注液机构设计缺陷。相应地可采取如下解决办法：降低注液速度；使用毛细孔单向玻璃阀或乳胶导管，靠毛细管倒吸或乳胶管弹性作用控制束液。

（3）焦头　产生该问题的可能原因有灌注太猛，药液溅到安瓿内壁；针头回药慢，针头挂有液滴且针头不正，针头碰安瓿内壁；瓶口粗细不均匀，碰到针头；灌注与针头行程未配合好，针头升降不灵；火焰进入安瓿瓶内。相应地可采取如下措施：降低注液速度；

调换针筒及针头；选用合格的安瓿；调整或修理针头升降机构；调整喷嘴位置或火焰大小。

（4）泡头 可能的原因有预热火头太高或热封火焰太大致药液挥发；钳子太低造成钳去玻璃太多；主火头位置偏高且摆角不当；安瓿压脚未压妥，使瓶子上爬。相应地可采取如下措施：调小火焰；调高钳子位置；调低火头位置，控制火头摆角在 $1°\sim2°$；调紧压脚。

（5）平头或瘪头 原因可能为瓶口有药液，挥发后压力减少，外界压力大，瓶口倒吸形成平头。因此，可调节针头位置和大小，不使药液外冲；调节退火火焰，不使已圆口瓶口重熔。

（6）尖头 原因可能为预热火焰、加热火焰太大，使拉丝时丝头过长；火焰喷嘴离瓶口过远，温度低；压缩空气压力太大，造成火力过急，以致温度低于玻璃软化点。相应地可采取如下措施：调小煤气量；调节中层火头，对准瓶口离瓶 $3\sim4mm$；调小空气量；调整喷嘴位置，使火焰头部与安瓿瓶颈距离为 10mm；调整煤气压力 $>0.98kPa$，氧气压力为 $0.02\sim0.05MPa$，使封口温度为 1400℃左右。

（7）装量不合格 可能原因为推杆螺母及支点拼紧螺母松动，针筒套弹簧不能复位；灌液管路系统中单向玻璃阀及玻璃针筒漏气。相应地可采取如下措施：可旋紧螺母或更换已磨碎的螺母；更换玻璃阀或玻璃针筒或改用蠕动泵输灌药液。

2.粉针剂分装中常见问题

粉针剂分装中常出现装量不合格的问题。其原因可能为：药粉粘满计量螺杆；控制装量的弹簧达到疲劳极限；两螺杆分装头未能同步一致；药粉太细或太粗，流动性差。相应地可采取如下措施：清除计量螺杆上的药粉；更换控制装量的弹簧；调整两个螺杆分装头使装量一致；调整粉末的粒径，改善其流动性。

3.液体制剂灌装常见问题

液体制剂灌装常出现装量不合格的问题。其原因可能为：贮液槽中液位变化导致压力变化，液体流速改变；电压不稳，导致灌液工作台转速不稳定；药液洒漏瓶外。因此可采取如下措施：灌装中保持贮液槽中液位的稳定；稳定电压，保持转速稳定；校正漏斗嘴及调整拨轮。

第五节 软管包装

一、概述

软管包装是将软膏剂、眼膏剂、凝胶剂等半固体制剂定量灌装于内壁涂膜铝管、塑料、复合材料等材料制备的软管中，并对软管进行密封的包装技术。

软管包装因其包装形式、材料，具备如下特点：①适宜于半固体制剂，取用方便，密封性能较好；②铝管强度较好，又容易挤压，不会回吸，无毒、无味，但成本较高；③塑料管价格便宜，耐腐蚀性好，但有透气性，管内软膏水分和芳香族物质不能长期保存，外壁印刷困难，易脱落，挤压后有回吸作用；④复合材料管耐腐蚀、强度较好，透气性很低，可印上色彩鲜艳、不易脱落的商标图案，回吸性小，但成本也较高。

二、软管包装工艺流程

软管包装工艺包括 4 个主要环节：①空管的前处理，如消毒、输送、翻身等；②膏体的灌装，膏体灌装是料斗中膏体在压力作用下，定量进入定量容器，再将定量容器中膏体灌入软管，由空管入管座、管座上升、出膏、吹气等环节构成；③软管的封口，包括对位、封口等，软管封口有加热压纹封尾和折叠式封尾两种，前者与泡罩、袋包装原理相同，主要适用于受热可熔封的塑料、复合材料，后者由封口机构的三种刀站分别对软管尾部平压、折叠、压花而完成，主要用于铝管封口；④后续处理，如打批号、出管、检测、贴签、装盒等。

三、软管包装设备的基本结构及技术要点

（一）软管包装设备的基本结构

软管包装机主要由上管机构、灌装机构、光电对位装置、封口机构、出管机构等5个部分组成。上管机构完成空软膏管输送、插入管座的动作，由空管输送道、进管抬高装置、空管翻身装置、管座、压管装置等部件构成。灌装机构完成膏体灌装，由料斗、升高头、释放环和探管装置，泵阀控制机构、吹气泵等部件构成。光电对位装置完成封尾前软管外壁商标图案的同向排列，以保证封尾后产品外观一致，由步进电机和光电管等部件构成。封口机构完成软膏管尾端的闭合，有加热压纹封尾和折叠式封尾；折叠式由机架、前后折叠装置、平口刀站、折叠刀站、花纹刀站等构成。出管机构完成封尾软管从管座的顶出及输送，由凸轮、出管顶杆、输送带、斜槽等构成。软膏灌装机结构见图9.11。

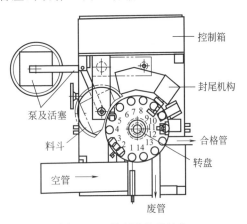

图 9.11　软膏灌装机结构

（二）软管包装设备的技术要点

（1）软管处理　软管在灌装前需进行紫外线灯无菌照射和酒精揩擦杀菌。

（2）软管灌装　根据膏体性质，调节齿轮泵转子的启动与喷头阀门的开启时间：膏体较稠时，灌注需较大压力，应使喷头阀门后开启；膏体黏度小时，应使泵启动迟于或同时与喷头阀门开启，以防膏体灌注时产生喷溅。

（3）软管出管　确保顶杆中心与管座中心对正，使封尾后软管从管座中被顺利顶出。

四、软管包装常见问题分析及解决措施

（1）自动进管装置失灵　可能的原因有：翻管动作调整不当；软管变形；软管表面油漆未干导致粘连。因此，可调整进管装置；剔除变形软管；延长油漆干燥时间。

（2）装量不准，灌装后喷嘴拖丝　可能的原因有：活塞行程调节不当；物料内存在气泡；回吸动作或吹起装置调整不当；物料黏度不适宜。相应地可采取如下解决措施：操作中经常检查装量并及时调整；消除物料中气泡；调整回吸、吹气装置；控制物料温度、黏度。

（3）光电对位不正　可能的原因有：色标颜色与软管底色反差太小；管径太小，对位困难。相应地可采取如下解决措施：改变印刷颜色，增强反差；适当改进装置和色标。

（4）折尾歪斜、不整齐、不贴合，刀印深浅不一　可能的原因有：软管尾部卷曲，长短不一；自动进管装置未将软管压平；折尾高度调节不当；轧尾刀架调整不当；轧尾刀磨损；各连杆孔、销轴磨损严重；灌装时拖丝，使软管外壁粘料。相应地可采取如下解决措

施：软管尾部无卷曲，管长公差±0.5mm内；调整进管装置；根据尾部折叠部位，调节折尾装置高度；调整轧尾刀架；更换轧尾刀片；连杆扩孔加套，更换销轴；消除拖丝现象，擦净轧刀。

（5）出料时顶不出软管或被顶歪　可能的原因有：管座位置不正，顶杆不在中心；软膏盖不正；出管口导向板安装不正。相应地可采取如下解决措施：校正管座与顶杆位置；检查进料软管盖子；重装导向板。

第六节　气雾剂包装

一、概述

气雾剂包装属于压力容器包装，是将药物与抛射剂灌装于密闭容器中，使用时借助抛射剂汽化的压力，迫使药物以雾状微粒形式释放的包装技术，该包装结构是气雾剂使用不可或缺的组成部分。

气雾剂包装具有如下优点：①自备雾化能量，喷出雾粒微小，使用快捷简便；②可实现定量给药，剂量准确；③可提高药物的稳定性，具有防窃启性，较为安全。同时，也存在一些需要注意的问题：①成本较高，有较高内压，受热或受撞击有爆炸的危险；②可因抛射剂的渗漏而失效；③容器不透明，无法直接观察瓶内情况。

二、气雾剂包装工艺流程

气雾剂包装有三种不同灌装工艺，工序各不相同，具体工艺如下。

（1）冷冻灌装工艺　该工艺是先将药料、抛射剂通过制冷设备进行冷冻，再通过灌装设备将药料、抛射剂灌装于容器中，采用阀门安装设备将阀门安装于容器上，并采用轧盖装置进行轧盖密封操作，通过检漏检测后，即完成包装。

（2）经阀门灌装工艺　该工艺是先将容器清洗干净后，通过阀门安装设备将阀门安装于容器上，并采用轧盖装置进行轧盖密封操作，再采用灌药装置将药料经阀门灌装于容器内，采用抛射剂灌装装置将抛射剂压入容器内，经检漏合格后，完成灌装。

（3）盖下灌装工艺　该工艺是采用灌药装置先将药料灌装于容器内，然后采用阀门安装设备将阀门安装于容器上，再采用抛射剂灌装装置将抛射剂经阀门压入容器内，最后采用轧盖装置进行阀门密封，经检漏合格后完成灌装。

三、气雾剂灌装设备的基本结构及技术要点

（一）气雾剂灌装设备的基本结构

气雾剂灌装机主要由气压装置、灌药装置、阀门安装设备、轧盖装置、抛射剂灌装装置等几个部分组成。气压装置的主要功能是以洁净压缩空气或氮气，吹除容器内尘埃；在灌装药液的同时，通入适量氟利昂，其部分挥发时可带走容器内的空气。灌药装置完成定量灌装药液，可在0～100mL或0～30mL范围内调节其装量。阀门安装设备主要将预先组装好的阀门插入容器内。轧盖装置可在真空或常压下轧压阀门完成封盖操作。抛射剂灌装装置主要完成抛射剂的定量灌装，如果采用冷冻灌装还包括制冷设备。气雾剂灌装机结构见图9.12。

（二）气雾剂灌装的技术要点

1.盖下灌装

该灌装工艺需注意的技术要点有：金属容器成型及防腐处理后，需洗净、干燥或气流

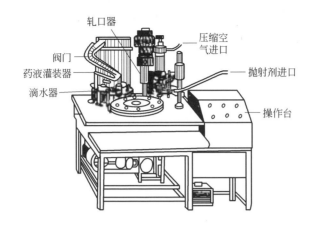

图 9.12　气雾剂灌装机结构

吹净备用。阀门系统的处理：橡胶制品在 75％乙醇中浸泡 24h，脱色、消毒、干燥；塑料、尼龙零件洗净再浸在 95％乙醇中备用；不锈钢弹簧在 1％～3％碱液中煮沸 10～30min 后热水冲净至无油腻，浸于 95％乙醇中备用。液化抛射剂需经砂棒滤过后，在高压（10～103kPa）、密封状态下完成灌装，以确保容器内压力。

2.冷冻灌装

该灌装工艺需注意的技术要点有：药液借助冷灌法装置中热交换器冷却至 −20℃左右；抛射剂冷却至沸点以下至少 5℃；先将冷却药液灌入容器中，再加入已冷却的抛射剂（也可两者同时灌入），立即将阀门装上并轧紧，操作应迅速完成，以减少抛射剂损失；灌装过程注意药液、抛射剂温度，低温操作，加快灌装速度。

参考文献

[1]　杨明.中药制剂工艺技术图表解［M］.北京：人民卫生出版社，2010.
[2]　柯学.药物制剂工程［M］.北京：人民卫生出版社，2014.
[3]　谢秀琼.中药新制剂开发与应用［M］.3 版.北京：人民卫生出版社，2006.
[4]　侯世祥，徐莲英.中药制药工艺技术解析［M］.北京：人民卫生出版社，2003.

习题

1.什么是药品包装？

2.药品包装技术类型有哪些及其适用范围是什么？

3.药品包装的选用原则有哪些？

第十章

中试放大技术

第一节 概 述

中药新药开发中关于工艺研究的一般流程可分为三个阶段：实验室研究阶段（也称小试研究）、中试放大研究阶段和工业化生产阶段。中药新药研究的各个阶段前后连接，相互促进，各阶段的任务和研究的重点不同。其中中药制剂学的研究从小试工艺到工业化大生产，中试放大研究是必不可少的过程，是实验室成果向产业化转移的桥梁。

在小试工艺研究的基础上，通过中试放大研究，进一步优化工艺参数，分析工艺过程中存在的问题，是将小试中确定的工艺条件和参数向大生产过渡的重要环节。中试放大研究是从模拟生产的角度实现药品生产控制的重点研究内容之一，主要以中试设备生产工艺参数为研究对象，分析工艺放大过程中存在的问题以及方法学的研究，并从工程学角度阐述中试放大原理。

在中药新药中试放大研究中应充分发挥研发者主体思想，及时转化中试放大理念，重视中试放大的研究方法，遵循中试放大技术的一般原则，加强早期探索性研究，避免模板化、流程式的中试放大研究方法。应采用科学、严谨、可操作的中试放大研究方法，进行有针对性的研究和验证。

一、中试放大研究与小试研究的区别

中药新药研究进入中试放大研究阶段的基础条件是在制剂工艺条件基本确定的情况下，小试阶段工艺稳定，饮片、中间体及产品中指标成分或有效成分的分析检验方法基本确定。成熟的小试研究是进行中试放大研究的重要基础。中试放大研究考察小试工艺的工业化生产的可行性，核对、校正及补充小试数据，并优化工艺条件。表 10.1 为小试研究工艺和中试放大研究工艺的比较。新药开发过程中，小试研究在目的、规模、设备等方面均与中试放大研究存在量与质的差异。通过中试放大研究可降低向产业化转化的风险，表 10.2 详细列举了药物研发过程中研究成果向产业化转移过程有无中试放大研究的不同，表明中试放大研究在产品产业化转移过程具有不可或缺的作用，是药物开发过程的重要阶段。

表 10.1 小试研究与中试放大研究比较

项目	小试研究	中试放大研究
目的	根据原料性质和产品要求设计制备工艺路线和参数	模拟生产环境,验证小试工艺路线,优化工艺参数,为工艺路线的产业化奠定基础
规模	较小,通常以克计	根据产品特点和生产线规模制定,可以为小试量的 10 倍以上,或者生产设备的最大、中等、最小规模,通常以千克或吨计

续表

项目	小试研究	中试放大研究
原辅料	消耗量少	消耗量介于小试和生产规模之中
设备	实验室设备	设备原理及连接控制与生产设备相同,只是规模稍小,满足中试投料量的需求
物理状态	基本可控	部分可控
制剂条件	除特殊规定外,一般实验条件	符合 GMP 条件

表 10.2　不同开发模式的区别

项目	小试规模—生产规模	小试规模—中试放大—生产规模
放大倍数	放大倍数过大,如果失败,经济损失巨大,放大效应可能强烈,解决问题的难度较大	放大倍数较适中,如果失败,经济损失较小,出现的放大效应比较缓和,解决相对容易,特别是逐级放大时风险小,成功的机会高
投入	无需中试设备与试验费用的投入,但直接进行大生产有很大风险	需要有中试设备与试验费用的投入,通过中试放大对事物有较为深刻的认识,取得较全面的经验而使后面的生产能顺利进行,风险也低;若用社会的中试平台,整个产业化的进程会更为顺利,经费投入也小,风险低
产品规模生产装置的建设	缺少工程与生产工艺参数,设计的难度大,投产后的试生产可能走弯路,试生产周期长,各种设备与生产工艺的适应性差,在试生产期不能排除对一些重要设备进行改造的可能	从中试过程与设备取得工程与生产工艺参数,生产装置的设计比较踏实,将来的试生产期大大缩短,试生产在设备与工艺上出现的问题相对要少
生产人员培训	没有实践产地供生产人员特别是骨干人员实施培训,在大生产装置中探索必然导致试生产期的延长,也容易在试生产过程中出现重大问题	参加中试的人员有部分可以是将来的生产骨干,在中试成功后还可将中试装置场所用作生产人员的岗位培训基地,试生产期将大大缩短,降低出现重大问题的风险
产品生产工艺规程	编写比较脱离生产实际,已有的工程数据、参数少,主要设备的实际性能了解少,经过试生产后要做大量的修改完善,对参加试生产的人员指导性差,在试生产过程中会经常进行修改	以中试放大的成果、经验为基础编写产品生产工艺规程,确定的内容相对较多,工程、生产工艺参数掌握得多,对生产设备的实际性能了解较透,试生产人员可从所进行的中试工作中得到的指导较多,试生产的效率高,出现的问题也少
结论	中试放大研究是小试成果向生产规模转化必不可少的重要阶段	

二、中试放大研究的目的

（1）确定生产所需要的设备结构及车间布局等　设备是整个制剂开发过程中的重要环节,根据中试结果确定工业化生产所需场地环境及设备的布局、管道连接及物料走向。另外还需要考虑设备之间规模的匹配性,以及工艺要求的合理性。

例如,中试投料 200kg,采用水提醇沉的工艺路线,经过完整的 1～2 次中试流程后,即可获得如下信息：主要工艺流程顺序依次为提取、浓缩、醇沉,相应设备之间应该有最合理的位置及管道连接,以保证物料可以通过管道最合理地传递,避免损失和污染。与加工量匹配的提取罐体积为 $3m^3$,浓缩设备需要蒸发 4～5t 水、$1m^3$ 醇沉罐以及相应的调醇罐、乙醇的管道传递、加醇过程的搅拌、静置过程是否控温和醇沉后固液分离的方式等,而工艺中采用酸碱等特殊试剂则需要考虑设备材质的适应性。

（2）确定关键操作单元及其控制点　在中试放大规模上研究收集必要的关键操作单元及其控制点的工艺参数范围。如浸膏粉末直压工艺过程主要的操作单元可以细分为药材提取、浓缩、干燥、浸膏粉碎、物料混合、压片工艺等，每个操作单元均影响到产品最终的质量，在中试放大过程中均应关注，对复杂度高或者对产品质量影响更大的关键操作单元更应重点关注，或者采取逐个单元突破的方式。

（3）编写生产阶段工艺规程　在制剂生产过程中有几种不同的生产工艺过程，但其中有一种在特定条件下最为合理、经济又能保证产品质量的生产工艺过程，把该工艺过程的各项内容写成文件的形式，即生产工艺规程。通常制剂工艺的工艺规程有：①生产工艺过程，包括工艺流程、组成流程的各个工序、工艺原理等；②所用原料、辅料等的名称、化学结构、分子式、理化性质及质量规格等；③各生产工序的岗位操作法、控制参数与生产控制点；④安全与卫生，包括注意事项，可能发生的事故与事故因素、应急处理方法等；⑤各项技术经济指标的计算与分析；⑥产品、副产品的检测方法与质量标准，取样点及取样频率，不合格产品的处理等。

（4）为临床试验提供样品　为供临床试验和作为药品检验及留样观察，中药新药开发过程中需提供一定数量的样品。根据药品剂量大小、疗程长短，若为有效部位制剂通常需要 5～10kg 级的数量；若是中药复方制剂，则通常需要几十至上百千克的制剂原料（浸膏），一般是实验室条件难以完成的。

三、中试放大研究的意义

中试放大研究是药品研发到生产的必经之路，也是降低产业化风险的有效措施。通过中试放大研究提高药物开发过程中的成果转化成功率，为规模化生产提供基础条件。在产品开发上，中试放大研究为解决产品研发的关键技术难题提供了更加有效的解决方案和试验手段，推动了中药制剂生产的发展。在科研成果的转化上，将有效地缓解药物新技术产品开发、成果转化与生产应用的矛盾，缩短成果转化的周期；促进药物开发研究与生产的紧密结合，增强中药开发技术的辐射力度和核心竞争力，更有效地发挥衔接科研院所与生产企业的作用，加快中药制剂开发生产的规范化、专业化、规模化步伐。

（1）对主要操作单元的验证　中试放大研究中操作单元是制剂工艺过程中试放大的基础，对产品工艺的关键操作单元进行中试放大研究具有决定性的意义。与小试实验相比，中试放大后均会出现一定的放大效应。放大效应是指中试放大后出现新的问题、现象、规律等。当中药制剂工艺路线确定后，每个工艺操作不会因小试、中试和放大生产条件而出现明显的变化，但各个工艺单元的最佳工艺条件，随实验规模和设备等条件的不同可能需要调整。因此，需要研究中试放大规模制剂操作单元的最佳工艺条件及变化规律，如浸膏粉末直压过程主要的操作单元中浸提、蒸发干燥、压片工艺等应作为中试放大研究工作的重点。

（2）对工艺过程的中试验证　在对主要操作单元验证后，需制定工艺过程的中试方案，对前后各单元过程进行有机串联，观察在投料后工艺过程是否顺利、最后得到的产品是否符合质量要求。中试产品工艺过程的研究重点在于各操作单元前后工序的相互关系，如工序间物质流量平衡、作业时间的平衡、中间产物的质量标准等。对产品生产全工艺过程的最优参数需考虑方便生产、经济、安全、卫生、环境保护等诸多因素的统一。

（3）对经济、安全、卫生、环境保护等要素的验证　在新药开发小试研究阶段主要是打通整个工艺路线，确定工艺成型及关键质量属性，对生产时的经济、安全、卫生、环境保护等要素整体上考虑不多。在进入中试放大阶段，对上述要素的研究变得十分重要，经济、安全、卫生、环境保护等的数据积累及工程设计在某种程度上决定了大生产的可行性。

第二节　中试放大研究存在的问题

由于在中药新药开发过程缺乏中试放大研究系统深入的研究及充分的设计，因此中试放大研究过程中经常出现各种问题。中药制剂成分与制剂工艺复杂，除少量药材饮片直接打粉入药外，一般需经提取、分离、纯化、浓缩、干燥、成型等工艺过程。剂型不同，工艺过程的关键控制点不同。因此，需要及时总结中试放大研究过程中存在的关键问题，通过预先充分的准备和设计，降低中试放大研究的风险，为申请注册上市提供更加科学、可靠的有效研究数据。同时应通过积极的研究，以期在遵循药物开发研究一般原则的基础上，探讨符合中药特点的中药新药中试放大研究方法。

一、中试放大研究缺乏设计理念

目前中试放大研究尚缺乏设计的理念，片面理解中试规模工艺研究的定义和目的，误认为只要产品的规模达到了一定的数量，如片剂达到了1万片即为中试规模。根据中试工艺研究的定义和目的，判断一个工艺是否达到了中试规模，主要是看该工艺是否真正模拟了大生产的实际情况，如设备、工艺流程、原材料的要求等，而所生产的样品数量仅是一个次要因素，并且样品数量也会随着品种的实际生产规模而变化，并不能将所有的工艺都一概而论。中试放大研究应模拟大生产过程，根据小试研究的结果与已有的中试放大经验，在一定规模上考察并确定在大生产过程中采用的仪器设备、工艺操作规程和操作参数范围、原材料与中间体的质量控制等。

二、提取工艺中试放大研究存在的问题

中药研发在小试阶段，因提取、浓缩容器较小，温度及时间可人为可控，其浸膏得率、有效成分/指标成分含量均能得到较好的控制。在中试放大研究过程，提取热源多采用热蒸汽，热量大，罐体大多以吨计，传热和传质过程与小试有明显的不同。提取中试放大过程更需考虑传质方向和传质限度等问题。因提取过程的热效应及时间效应在中试放大研究过程中显著放大，在提取过程需充分考虑有效成分/指标成分转移率及浸膏得率等问题。

（一）出膏率不稳定

因传质方向和限度发生变化，使固体成分的浸出量及其中所含的化学成分发生变化。例如出膏率指标，小试试验和中试试验往往会有差别。常规情况是随着设备规模的增大，操作精度下降，制备过程中物料损失会有所提高，导致出膏率下降；而对于特殊物料，由于中试或生产规模设备的加热方式不同，可能出现温度不均匀导致局部受热过高，加之生产设备往往更具有较好的密闭性，造成煎煮过程中的微压环境，提取效率会有所提高，出膏率可能高于小试研究结果。

（二）成分稳定性

中试放大研究时由于空间的增大，导致物料的传送空间增大，受时间效应和热效应的影响更显著，传质方向和限度可能发生变化，使各种微观反应的优势得以放大。因中药各成分的化学稳定性有很大的区别，一些化学不稳定的有效成分/指示性成分可能在上述效应作用下发生变化，如热敏性成分有机酸、生物碱及苷类等成分。例如，红花、丹参中的

主要成分具有一定的热敏性，工艺过程温度应控制在 70～75℃以下，且受热时间不宜过长。在中试研究过程中就应该重点关注设备的控温能力和控压能力（直接影响浓缩或干燥的时间）。另外，中试和生产环境中热源供给常为蒸汽加热，与实验室的电加热升温程序不同，可能导致瞬时温度过高，从而导致成分的损失。

（三）提取溢料

溢料产生的原因为加热蒸汽流量太大，使提取液剧烈沸腾；加热蒸汽流量不稳定，提取液止沸后，当蒸汽流量再次增大时，提取液易产生"爆沸"现象而引起溢料。当所提药物含有较多皂苷类、蛋白质类、树胶类高分子化合物时，由于这类成分大多具有一定的表面活性，且在提取过程中被大量浸出，有"起泡剂"作用，使提取液产生持续、大量、稳定的泡沫，造成溢料。

三、分离纯化工艺中试放大研究存在的问题

分离纯化工艺中试放大研究过程主要存在的问题有：各环节的配套性差、自动化程度低，且缺乏各环节质量控制的技术与方法、生产工艺步骤的合理性与可行性等问题。这些问题导致中药质量和疗效不稳定，生产重复性差，甚至导致工艺参数的完全改变，可能推翻小试工艺路线，需重新制定适应中试乃至生产的工艺参数。中药制剂生产过程中特别是进行有效部分分离纯化时，经常有醇沉、萃取及柱色谱等工艺过程。

（一）醇沉

醇沉分离过程中主要影响因素在于醇或水的加入方式、醇沉过程中是否搅拌以及搅拌的速度、醇沉后静置的时间及温度控制、醇沉结束后的固液分离等。其中固液分离小试和中试差别较大，小试可以简单通过离心解决，而中试随着药液量的加大，往往通过抽取上清液的方式来替代。而对于特殊物料，沉淀质轻，固液密度差小、分层不明显时，需要采用较高转速的离心设备才能完成。而设备的离心速度和处理量往往难以兼顾，有时会造成效率低下，固液分离效果差，进而影响下一步工序以及最终的产品质量。

（二）萃取

萃取过程从小试到中试随着处理量的加大，往往在小试阶段不容易出现的问题在中试环节将会变得很复杂。例如有机溶剂使用量的加大，必然会产生劳动防护、生产安全等问题；两相溶剂的混匀、静置后分层效果的观察以及两相溶剂的液液分离工艺都会在中试放大中出现新的问题。萃取过程中的乳化现象、萃取过程易受环境温度的影响，以及萃取后的有机溶剂回收再利用等问题都需要综合考虑。

（三）柱色谱

随着中药现代化的发展以及新型产业化设备的运用，为提高活性成分的含量，最大限度地去除杂质，目前常采用柱色谱纯化工艺。由于柱色谱工艺流程相对复杂、控制精度高且产品质量控制标准严格，这导致柱色谱工艺从小试扩大到中试的难度急速增加，甚至非常成熟的小试工艺到了中试环节也很难在短时间内获得成功。这与柱色谱的工艺特点有关，小试时数升规模的色谱柱与中试时几百升规模的色谱柱，从装柱方式、洗脱方式到收集方式都有很大差别，必然导致工艺参数的改变。

1.装柱过程

小试往往采用玻璃柱，装柱效果可明确观察，中试多采用不锈钢柱或聚乙烯柱，难以了解固定相的填充情况，容易出现填料不均匀，在填料中经常会出现气泡，导致固定相填

料未充分发挥作用。另外，随着填料量的增加，柱压会在一定程度上增大，特别是色谱柱反复利用后，填料紧实度进一步增加，必要时需要通过松动柱床甚至是重新装柱进行处理。同时，还需要考虑到小试和中试采用的色谱柱径高比往往不同，这将会导致工艺参数的改变。

2.洗脱过程

洗脱过程尤为精细和复杂，控制精度要求更高。中试色谱柱由于填料较多，且为便于上样和洗脱，往往流动相采用泵入的方式，一定程度上会造成柱内微压的环境，与小试使用的开放的常压柱会有所区别。中试规模的增大，流动相采用管道传输，必然会造成死体积的增大，这在更换流动相时会对预期的洗脱效果造成影响，同时也影响到洗脱液收集的节点，这需要在中试过程增加监测点以判断洗脱的过程。

3.柱后处理

洗脱获得的收集液往往体积较大，且存在浓度较高的有机溶剂，为便于后续工艺的开展，必须经过浓缩处理，甚至需要干燥至干浸膏。而随着纯度的提高，成分的溶解性能也随之改变，在溶剂脱除过程最容易产生物料析出问题，造成较大的损失，这需要通过适时更换不同规格甚至是不同方式的浓缩设备予以解决。

四、浓缩干燥工艺中试放大研究存在的问题

（一）浓缩

1.起泡

与提取溢料类似，含有皂苷类成分的提取液普遍具有较强的"起泡"现象，这是因为这类成分具有较强的表面活性，能够降低液体的表面张力，所产生的泡沫很稳定。当提取液中含有较多的皂苷类成分时，皂苷就成了起泡剂，使提取液表面产生持续稳定的泡沫，在浓缩过程中易造成药液的损失。

2.爆沸

在中试放大研究中，多采用减压浓缩提取液，含醇类提取液的浓缩过程易出现爆沸，不仅会产生药液的损失，同时也会对乙醇的回收带来困难。

3.成分稳定性

在生产过程中影响中药化学组成稳定性的因素主要有受热温度和受热时间等。因此，在研究工艺的过程中不仅需要考虑指标性成分的提取率，也应关注这些成分在加热过程中的稳定性，即转移率。浓缩干燥工艺过程中往往受热时间较长，一些不耐热的成分可能在浓缩干燥过程中损失。如红花中的羟基红花黄色素 A 和丹酚酸 B 在温度超过 70℃后稳定性明显下降。

（二）干燥

1.喷雾干燥

喷雾干燥是将药液或浸膏通过高速离心或压力，使其雾化成微小的液滴，在高温气流中将这些微小的液滴瞬间干燥的方法。喷雾干燥存在的问题主要是粘壁，被干燥的物料黏附在干燥器的内壁上。粘壁后物料长时间留在内壁上，因受热时间过长而不稳定，影响产品质量；粘壁后的物料，结块掉入产品中，使产品可能达不到规定的湿度和粒度要求；为了清除粘壁不得不中途停机，因而缩短了喷雾干燥有效操作时间；粘壁问题严重时，甚至不能投入生产。

物料粘壁可分为 3 类，有半湿物料粘壁、低熔点物料热熔粘壁和干粉表面吸附。半湿物料粘壁的原因是喷出的液滴未达到表面干燥之前就和器壁接触，从而粘在壁上。半湿物料粘壁主要受喷雾干燥器结构、雾化器结构、安装和操作、热风在器内的运动状态等影响。低熔点物料热熔粘壁主要取决于干燥温度下颗粒的性质，当干燥物料的软化点低于干燥温度，粒子在干燥温度下熔融发黏，导致其黏附在热器壁上。干粉表面吸附由于喷雾干燥粉体粒在有限的空间内运动，会有粒子与容器壁碰撞后附着。这种粘壁现象不影响正常生产。吸附程度取决于壁的几何形状、清洁状况、局部的空气速度及颗粒与壁的静电力作用等。

在中试放大过程中，由于设备条件、操作参数及物料性质的差异，可能会出现一种或几种类型的粘壁现象的发生。多数中药提取液含有糖类、蛋白质、淀粉等黏性较大的物质，或提取液中含有机酸如苹果酸及柠檬酸等易发生粘壁成分。同时部分提取液含有热敏性成分要求相对低温干燥，干燥时间长，都容易造成粘壁现象的发生。

2. 沸腾干燥

沸腾干燥是空气经加热净化后，由引风机从下部导入，穿过料斗的孔网板。在设备内，经气流的作用形成流态化，水分快速蒸发后随着排气带走，物料快速干燥。采用沸腾干燥在中试放大过程中主要容易出现干燥物料磨损和粘壁、外溢和返料等问题。

（1）物料磨损和粘壁问题　在沸腾床干燥过程，由于物料被上升气流带动呈沸腾状，粒子间相互碰撞，出现物料磨损，导致细粉的产生，引起气流夹带及成分间的分层、离析。操作条件及物料性质对粒子的磨损影响较大，如增大空气流速会增加物料磨损，若干燥物料过湿，易于黏附在设备内壁上，导致物料损失。

（2）物料外溢和返料现象　由于在干燥室内的微正压，在进料口处有部分热气流外溢与进料路径交叉，出现物料外溢和返料现象，同时在出料口由于物料在压力下流出而出现飞扬的喷料现象，导致不能正常进、出料和引起大量的粉尘，物料停留时间不均匀，有可能发生未经干燥的物料随产品一起排出床层。

五、制粒中试放大研究过程存在的问题

在中药制剂开发过程中，常用于中试放大制粒设备有摇摆制粒、干法制粒及流化床制粒等。在制粒过程中，颗粒的性质如密度、粒径、流动性、压缩性等对制剂成型工艺具有较大的影响。

（一）摇摆制粒

在摇摆制粒中试放大过程中，因筛网选择不当可能会出现如颗粒过粗、过细或粒度分布不均匀；黏合剂黏性过量或用量过多，产生软材粘筛网，挤出成条，颗粒过硬等，影响溶化性；稠浸膏与辅料混合不均匀、颗粒与筛网摩擦等引起颗粒色泽不均匀；颗粒细粉过多或水分含量过高导致流动性差；中试放大环境湿度太高、物料本身吸湿等产生吸湿液化结块现象严重。

中药颗粒剂的制剂原料多为中药提取物浸膏粉，某些中药浸膏粉具有较强黏性，在制备软材时往往采用一定比例的乙醇作为润湿剂。在摇摆制粒中试放大过程中，由于中试设备比小试设备具有更高的功率，因此与筛网的摩擦后软材的温度更高，乙醇挥发得更快，从而导致软材结块，无法通过筛网。

某些经水提醇沉的中药浸膏粉吸湿性较强，由于中试制粒的时间远远长于小试试验，因此物料吸潮对制粒过程的影响往往表现得更加显著。中药浸膏粉吸潮将导致软材黏度急

剧上升，从而黏结在筛网表面，导致制粒过程中断。

（二）干法制粒

干法制粒中试放大过程中，对于多数中药浸膏粉体，干法制粒一次成型率不高，粉碎后细粉较多，且连续挤压易产生挤压热，冷却效果差，导致粘轮和压制出的条带出现分层等问题；且连续操作，易引起产生滚压的液压系统油泵连续工作而油温升高，导致压力不稳定。

干法制粒对制剂原料的可压性要求较高，一般情况下，只有可压性好的制剂处方才能获得较高的一次成型率。经喷雾干燥得到的中药浸膏粉具有丰富的孔隙，可压性较好，而真空干燥的中药浸膏粉由于受热时间较长，其分子结构成无定形的玻璃态，可压性往往较差，还有一些中药颗粒剂处方中含有一定比例的中药材粉末，也因其富含纤维导致可压性较差。可压性较差的制剂原料在干法制粒中试放大试验过程中，需要更大的压力以保证一次成型率，因此往往会因压力过高引起滚轮卡住，从而导致生产中断。

果实类中药材中富含糖类，经提取后制得的中药浸膏粉往往具有较低的玻璃转化温度。由于中试设备的压力远远大于小试设备，且制备时间也长于小试的制备时间，因此这类中药浸膏粉在干法制粒中试放大的过程中往往出现胚片软化的问题，从而导致粘轮以及胚片无法整粒的现象，造成生产中断。

（三）流化床制粒

流化床制粒中试放大过程中，常见问题包括塌床，颗粒收率、色泽不均匀等。引起塌床的原因主要包括黏合剂喷雾速度过快、雾化压力降低、进风温度过低、湿度过大等；中药粉体制粒过程多使用浸膏提取液为黏合剂制粒，因此不同批次间提取液差异将引起批间颗粒收率、色泽等的差异。

六、压片中试放大研究过程存在的问题

在压片中试放大研究过程中多采用旋转式多冲压片机，且转速快，单位时间内生产能力高，而在小试研究中，较多采用单冲或数冲旋转式压片机，且压片速度较低。因此，在小试和中试放大研究中，压片机差异会导致物料滞留时间及受力情况不一致。这里的滞留时间是指压轮与冲头表面相接触的时间。相比小试阶段，在压片工艺中试放大研究中物料填充及压实阶段受力滞留时间短。在较小的压片机中，滞留时间通常在 $0.08 \sim 0.50s$，而在大生产时，物料滞留时间低至 $0.005s$，滞留时间的降低可能会引起顶裂和粘冲等问题。

（一）裂片

裂片包括顶裂和碎片等，这些问题的出现是由于颗粒物料中截留空气所导致的，加压时有空气留在颗粒内没有及时逸出，解压后空气向外逸出而引起裂片。

（二）粘片

粘片是表面物料脱离并黏附在冲头，易发生于有交织字母或图案的冲模中。同时颗粒过湿也易出现粘片。

（三）片重差异超限

片重差异超限是片剂的重量超出了药典规定片重差异允许范围。规定 $0.30g$ 以下药片的重量差异限度为 $\pm 7.5\%$，$0.30g$ 或 $0.30g$ 以上的药片重量差异限度为 $\pm 5\%$。在中试放大过程中，待压物料流动性较差或粒径差异悬殊、压片设备上下冲运动不灵活等原因均会引起片重差异超限问题。

七、包衣工艺中试放大研究存在的问题

通过包衣工艺可以达到掩盖药物的不良气味、增加患者的顺应性、改善药物的外观、有效控制药物在体内的释放、增加药物的稳定性等功能。在包衣工艺中试放大过程中，素片的质量、设备类型、干燥能力、喷液速度等发生改变将引起边缘破裂、粘片及色斑等问题。

（一）边缘破裂

由于片心本身发生膨胀，同时由于包衣膜的强度不够，因此在最脆弱的边缘部分发生破裂。

（二）粘片

粘片现象主要是由于片心表面潮湿、包衣液的流量大于干燥能力引起的，最后导致相互粘连。当粘连的药片在包衣锅的不断转动过程中被相互分开时，粘连处的包衣膜破裂。

（三）色斑

出现色斑问题是因包衣液搅拌不够均匀，固体物质细度不够或是包衣锅转速慢所引起的。

第三节　中试放大研究的方法学

目前中试放大方研究方法主要包括基于实验研究的相似性放大法、统计模型放大法和基于理论计算的数值模拟放大法。三种中试放大研究方法各有所长，分别适用于不同的条件。如当过程中所有相关物理量已知时，可采用相似性放大方法；当理解影响产品和生产过程性能的基本定律并能够构成预测性统计模型条件时，可采用统计模型放大法；当能够采用合适的数学物理模型进行描述一类问题条件时，可采用数值模拟放大法。在实际生产过程中，由于制剂生产操作单元复杂，剂型种类多样，应根据各剂型及各操作单元自身特点采用适宜的研究方法，采用一种或多种方法联合使用。

本节将从要素、特点、适用范围、应用方案与策略等方面阐述上述三种中试放大研究方法，并列举案例以帮助读者充分理解。力争从多个角度、多个层面向读者介绍规范的、科学的中试放大研究流程及方法，为合理设计中试放大研究内容树立模板，并为解决中试放大过程中的难点问题提供参考依据。

一、相似性放大方法学

（一）相似性放大方法学概述

在工艺放大过程中存在以下几种重要的相似性：几何相似、运动学相似、动力学相似。因为存有偏差，如物料及设备表面粗糙度的不同、设备机械原理的差异等，很多工艺过程只能接近近似于相似过程。若这些差异与理想状态的偏差影响较大时，则需在放大过程中进行校正，确定放大比例的影响。

相似性放大方法通常采用量纲分析方法进行小试到中试放大过程。量纲分析是介于数学方法和经验之间的一种分析方法。量纲分析方法可由物理量相关性将有量纲形式的参数转化为无量纲形式，这种转化将能够大幅压缩物理量，但同样能够全面描述放大过程。量纲分析的实质是一种影响工艺的物理量的代数分析方法，但不产生数学方程式，而且这种方法允许将经验值带入经验方程中，并以实验数据来决定经验方程中的指数和系数，使放

大更容易进行。

（二）相似性放大方法学构成要素

1.几何相似

如果两个物体各点之间存在一一对应，使得对应点之间的距离之比不变（等于同一常数），则称这两个物体是几何相似的。在放大过程中，当小试与中试放大的两个系统的线性量纲比例不变时，可认为两个体系属于几何学相似。

2.运动学相似

如果两个体系在各自对应点上的速度比例相等，则可认为是运动学相似。

3.动力学相似

在几何学与运动学相似的基础上，两个体系在对应点上力的比例相等，则可认为是动力学相似。

（三）相似性放大方法学特点及应用范围

1.相似性放大方法学特点

在中试放大过程中，采用相似性放大方法学研究具有以下的特点。

（1）减少了放大过程描述关键质量属性的工艺参数的数量　能够完整描述物理问题的无量纲数值的数量少于总的有量纲的物理量数量。

（2）从小试模型到生产规模能够达到预期的放大过程　根据相似性放大的方法，在几何相似的条件下，所有无量纲数有相同的数值时，则这两个过程是相似的。维持了小试研究到中试研究制剂工艺过程的相似性，能够较顺利地进行中试放大。

（3）对工艺的物理属性认识更深　数据通过无量纲的形式表现可以清楚地辨识不同的物理状态（如流体的涡流或层流），也能够清楚地分辨单个物理量的范围大小。

（4）参数选择的灵活性　采用相似性放大方法对参数的选择具有一定的灵活性，并能够推广到整个无量纲数群的范围内均可适应。如无量纲参数雷诺数（Re）可以随着速度、长度和运动黏度的变化而改变。当流体的雷诺数已知时，可推导出速度和长度的关系。

$$Re = \frac{\rho v d}{\eta}$$

式中，ρ、η、v 分别为流体的密度、黏性系数和流速；d 为特征长度。

2.相似性放大方法学应用范围

采用基于量纲分析的相似性放大方法很大程度取决于现有的认识程度，对描述问题的相关物理量的认知程度决定能否采用量纲分析的放大方法。相关物理量的认知程度对量纲分析的影响包括以下几类：

① 描述过程的基本物理量未知——不能采用量纲分析；

② 有一定已知的基本物理量及相关性——采用量纲分析是不可靠的；

③ 已知描述过程的所有相关物理量——可采用量纲分析；

④ 可通过数学函数描述过程——可进一步描述量纲间的关系及减少无关的量纲数；

⑤ 可通过数学物理模型描述过程——无需采用量纲分析。

上述可知，对过程能够有较好的理解，且能够描述存在问题的相关物理量或数学函数时，可通过相似性放大的量纲分析得到较为准确的放大过程。若对描述问题的基本物理量未知或部分可知时，量纲分析方法适应性较差。

（四）相似性放大方法应用方案与策略

1. 确定相关参数

实验进行前首先要进行量纲分析，在此基础上给出尽可能的完善的关联参数表，即描述放大过程关键的物理参数。根据具体情况，为了验证有关自变量的影响，需进行一些特定的预实验确定关键工艺参数和关键物料属性。

2. 确定设备尺寸

需确定中试放大设备与小试设备尺寸的关系，即放大因子。当放大因子增大时，会降低放大的精确度和灵敏度，即用于小试试验的设备尺寸应尽可能和中试放大设备尺寸接近。

3. 建立放大规律

通常基于量纲分析的相似性方法在放大过程中，可维持几何、动力和运动相似。由小试试验确定影响关键质量属性的关键工艺参数和关键物料属性，对关键工艺参数和物料属性进行量纲分析，并通过小试数据确定了特征经验方程中的指数和系数，在放大过程中维持方程恒定为常数的放大规律。

如在高速搅拌湿法制粒过程中，通常是根据以下公式进行放大：

$$\frac{\omega_2}{\omega_1} = \left(\frac{D_1}{D_2}\right)^n$$

式中，ω 为叶轮的转速；D 为制粒锅的尺寸。

当 $n=1$ 时，则维持恒定的叶轮叶尖速度；当 $n=0.8$ 时，则维持经验的剪切应力恒定；当 $n=0.5$ 时，则维持恒定的弗劳德数（Fr）进行放大。弗劳德数是惯性与重力的比值，放大过程中采用弗劳德数能够在不同规格内维持动力学相似。

4. 放大结果验证

采用相似性放大方法进行中试放大研究过程中，为了确保工艺的稳健性，通常需要对放大结果进行评价，如在放大过程中关键质量属性与小试工艺接近，波动范围较小，则可认为能够顺利进行放大。需要指出的是在小试到中试放大规模的转化过程中，对于简单工艺操作，维持特征经验方程为常数能够实现工艺的中试放大；而对于复杂的工艺，需通过特征方程的经验加权，使难以处理的变量所产生的不利因素减小到最低。

二、统计模型放大方法学

（一）统计模型放大方法学概述

统计模型是指通过抽象和简化，使用数学语言对实际现象的一个近似的刻画，以便能够更深刻地认识所研究的对象。是通过对现实对象的信息提炼、分析、归纳、翻译的结果，使用数学语言构建科学或工程模型，精确地表达了其内在特征。

基于统计模型的放大方法学是采用统计模型研究中试放大过程，该模型的建立应符合统计学或数学原理。在小试阶段由于对过程理解的匮乏，只能形成初步的模型，即能够确定影响关键质量属性的关键工艺参数和物料属性及其对关键质量属性的影响方向。在中试放大工艺操作过程中可建立精确度更高的统计模型，可在多种条件下，通过统计分析获得关于过程的大量信息，同时统计模型可以构建变量与其他物理属性的相互联系，在此条件下确定符合制剂产品要求预期范围的工艺参数。

通过预测模型，不仅可以实现工艺放大，还能根据模型制定标准，并通过此标准解决放大过程中的相似问题。通过建立的统计模型不仅可以确定设计工艺参数的范围和产品关键质量属性数在不同规模中的变化，还能预测将要建造设备的最佳条件。

（二）统计模型放大方法学构成要素

1.关键参数与属性

关键参数是指关键工艺参数，是对产品质量属性有明显影响的工艺参数。关键属性主要包括关键物料属性和关键产品质量属性。关键物料属性为了达到目标产品质量，物料的物理、化学和生物学性质必须限定和控制在一定范围内，或在一定范围内分布，这些对产品质量属性有明显影响的物料属性即为关键物料属性。关键质量属性是指产品的某种物理、化学、生物学或微生物学性质或特征，也可以包括指标成分的鉴别、含量及均匀度、水分等。

2.统计模型

在某些操作单元，由于过程无法用理论分析方法推导出其物理模型，但可通过实验测定数据，经过数理统计方法求得各变量间的关系，这种通过数理统计方法求算各变量间的函数关系称为统计模型。在中试放大过程中，可对实验数据进行回归分析，建立相应的统计模型，确定各关键工艺参数与物料属性对产品关键质量属性影响的统计模型。

（三）统计模型放大方法学特点及应用范围

1.统计模型放大方法学特点

统计模型放大方法的应用过程从多方面体现了过程分解、过程简化和过程综合。过程分解是指将一个复杂过程分解为两个或多个较简单过程；过程简化是指忽略较复杂过程的次要因素而做的简化处理；过程综合是指在处理分解过程后再将这些过程综合。预测性统计模型的缺乏，在前处理阶段难以明确体现前处理过程阶段中药饮片到中间体的特性；且在制剂成型阶段所选成分对产品特性及生产能力的影响未知；最后，所谓的中试放大规模只是应用大设备。

基于质量源于设计的理念，统计模型放大方法学主要具有以下的特点。

（1）模型的渐进性和稳健性　采用统计模型进行中试放大研究过程中，复杂的工艺操作流程的建模通常需对建模过程进行反复迭代，筛选出关键的工艺参数和物料参数，以获得满意的模型，因此模型具有渐进性。

模型的结构和参数往往是由对象的信息如观测数据确定的，而观测数据存有一定的误差。在建立模型的过程中，需充分考虑误差的存在，当观测数据有微小变化时，模型结构和参数及其对模型的求解结果只有微小变化，即模型具有一定的稳健性。

（2）模型的可行性　对统计模型的建立希望能够尽可能地反映真实的放大过程，但通常建立预测能力强、精度高的统计模型是较为困难的，因此较难达到通过模型对现实放大过程进行精准的分析、预测、决策或控制的目的，且建立高精度的模型需要进行的实验成本较高。在满足一定精度和预测能力的前提下，相应地简化放大过程，采用合理的实验设计，建立可行的统计模型。

（3）模型的局限性　采用统计模型的放大方法得到的结论虽然具有通用性和精确性，但由于在建模过程中对过程进行简化和理想化处理，使模型在实际应用过程中，那些被简化、忽视的因素对结果产生影响，因此结论的通用性和精确性只是相对的近似。且由于认识的局限和科学技术发展水平的限制，一些如机制复杂、影响因素众多、测定手段不够完善等的放大过程，单一的统计模型方法并不能较好地寻求放大规律，可结合数值模拟放大方法和专家系统形成系统的放大方法学。

2. 统计模型放大方法学应用范围

统计模型放大方法学可用于中试放大过程的基础是已知原料本身特性，并且可以预测此特性在生产过程中的表现；了解支配产品和生产过程性能的基本定律，并用于构成预测性统计模型；以模型为基础，对产品或工艺路线设计、优化和控制的方法已经开发并成熟；具有一批熟练应用此方法的人力资源，且能够充分发挥其自身作用。

（四）统计模型放大方法学应用方案与策略

基于统计模型放大方法学一般流程通常包括确定目标产品质量概况及关键质量属性、关键工艺及物料参数，利用统计分析建立统计模型，最终形成具有预测功能、定量的数学表达式。

1. 确定目标产品质量概况及关键质量属性

目标产品概况是指产品质量属性的前瞻性总结，具备这些质量属性，才能确保预期的产品质量，并最终保证药品的有效性和安全性。一个属性是否为关键质量属性取决于当该属性超出可接受范围时，由风险评估获得的该属性对临床有效性和安全性的影响程度和不确定性。从药物开发角度，仅能研究受处方和工艺变量影响的关键质量属性并确定相应的控制策略。只有当这一性质或特征在一个合适的限度、范围或分布内，才能确保预测产品质量，并最终保证药品的有效性和安全性。

2. 确定关键物料和工艺参数

（1）风险评估　统计模型的建立首先需要对制剂过程充分理解，再对过程进行合理的简化，找出影响产品关键质量属性的过程参数，并采用一定的实验设计研究过程参数对产品关键质量属性的影响。通常制药工艺的关键过程一般可通过经验法进行初步的判断，利用一定的方法如鱼骨图（也称因果图）和潜在失效模式与后果分析法初步确定关键工艺参数。

在最初的风险评估阶段，需依赖科学知识和专业经验，找出对产品关键质量属性有潜在重要影响的物料属性和工艺参数。这些物料属性和工艺参数被确定为高风险变量，需要对其做进一步研究。在风险评估阶段，需要了解产品需要达到何种要求、影响产品质量的关键可变因素有哪些。如丹参水提醇沉过程中，图 10.1 和表 10.3 和表 10.4 为醇沉过程初步风险评估结果，最初采用鱼骨图，确定丹参水提液醇沉过程中影响糖类成分的去除率和有效成分的保留率的潜在因素，如醇的加入（醇浓度、用量、加入速率、搅拌速率）、浓缩液性质（密度、温度、pH 值）、环境（温度）、设备（醇加入方式、搅拌桨位置）、冷藏（时间、温度）。通过鱼骨图定性分析了潜在的影响因素，之后采用潜在失效模式与后果分析法定量分析这些因素对糖类成分的去除率和有效成分的保留率的影响。定量的潜在风险分析通过严重性（S）、发生概率（P）和可检测性（D）参数分析。按重要程度分别给风险参数赋值：严重性范围 1~4，发生概率 1~3，可检测性 1~3。最后将各参数值进行相乘，得到风险优先级数（RPN）。选用风险优先级数高于 10 参数作为高风险变量，如浓缩液密度、乙醇用量和冷藏温度等变量均高于10，需进一步进行风险确定。

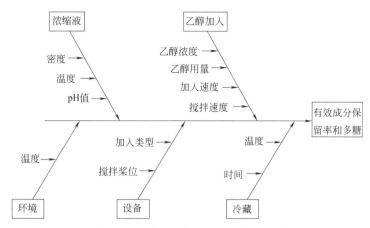

图 10.1　鱼骨图分析醇沉过程影响因素

表 10.3　风险等级的严重性、概率和可检测性参数的量化值

参　　数	分　　值	含　　义
严重性 S	4	高，参数少量的改变对产品质量产生显著性影响
	3	中，参数在大范围波动可能对产品质量产生显著性影响
	2	低，通常不显著
	1	无影响
概率 P	3	高概论发生
	2	有时发生
	1	基本不发生
可检测性 D	3	可能未检测到
	2	偶尔未检测到
	1	每次都能检测到

表 10.4　醇沉过程的风险评估结果

因　　素		严重性	概率	可检测性	RPN
环境	温度	1	2	2	4
浓缩液属性	密度	4	3	1	12
	温度	3	1	1	3
	pH 值	4	2	1	8
设备	加入方式	1	1	1	1
	搅拌桨位置	1	1	1	1
乙醇加入	乙醇浓度	3	1	1	3
	乙醇用量	4	2	1	16
	乙醇加入速度	3	1	2	6
	搅拌桨转速	3	1	2	6
冷藏	温度	4	3	1	12
	时间	3	1	1	3

（2）实验设计　在风险评估阶段仅是通过科学知识和专业经验确定潜在影响产品关键质量属性的物料属性和工艺参数，但并不清楚这些因素是怎样影响关键质量的，且亦不确

定因素之间是否有某种相互作用等。因此需通过一定的实验设计过程，确定关键的物料属性和工艺参数，常见的实验设计方法包括正交试验设计和响应曲面实验设计等。

（3）建立统计模型　对实验设计得到的数据进行相应的分析，确定各变量的变化对产品质量的影响，构建统计模型。目前对统计模型的建立可采用线性模型、非线性模型、神经网络模型等。模型建立过程中，可考察不同模型对数据拟合精度及预测能力，筛选拟合效果好、预测能力强的模型做进一步分析。如有两个及以上关键工艺参数，可通过相应的统计模型建立设计空间，在该空间参数范围，能够维持较稳定的产品质量。

通过统计模型放大，不仅可以实现工艺放大，还能制定一个定量标准，进而通过此标准解决放大过程中的相似问题。通过模型既可以确定设计范围和目标函数在不同规模的变化情况，且模型还应具有一定的预测能力。对所建立的模型可进行关联性分析，建立专家体系和人工智能网络来辅助处方和工艺设计工作。

（4）建立控制策略　通过适当的处方和工艺设计获得的认识可用于控制策略的建立。控制策略可分为3级（图10.2）：第一级为控制依赖于大量的成品检测和严格限制的物料属性和工艺参数范围；第二级控制减少了对成品的检测，并在建立的工艺设计空间内给予物料属性和工艺参数一定的灵活性；第三级控制策略的建立是采用在线分析技术和自动化工程控制来实现监控灵活可调的生产工艺。

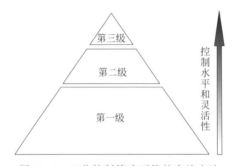

图 10.2　工艺控制策略可能的实施方法

第一级：成品测试＋收到严格限制的物料属性和工艺参数；
第二级：减少成品测试＋在工艺设计空间内灵活控制关键质量属性和关键工艺参数；
第三级：实时自动控制＋基于物料属性变化的灵活的工艺参数设定，以应对物料属性的变化

事实上，目前可用于药物开发的控制策略较多的是第二级和第三级的混合控制方法。一个合理的控制策略应该包括但不限于以下内容：控制对产品关键质量属性有关的原辅料的性质；控制影响后续操作和产品关键质量属性的操作单元；在线或实时的检测方法代替终产品检测方法；一个控制规程，如定时对产品进行全检用来校验模型。

三、数值模拟放大方法学

（一）数值模拟放大方法学概述

数学模拟放大方法也称计算机控制下的工艺学研究，是采用各种数学物理模型，利用计算机在给定边界条件下求解控制方程的数学问题实现中试放大的方法。药物生产过程是以质量、动量和能量的传递为特征，这些工程学问题都可以转化为相应控制方程的求解。数值模拟放大方法可作为今后中试放大研究技术的发展方向。

在药物开发放大过程中，常用的数值模拟放大方法有离散元放大方法、基于有限元的计算流体力学放大方法等。离散元法是把整个介质看为是由一系列离散的独立运动的粒子（单元）所组成，单元本身具有一定的几何（大小、性状、排列等）和物理、化学特征。

其运动状态受经典力学方程控制，整个介质的变形和演化可通过各单元的运动和相互位置描述。计算流体力学的理论基础是理论流体力学和计算数学，通过数值方法求解流体力学控制方程，得到流场离散的定量描述，并与此预测流体运动规律的学科。

如包衣过程可采用离散元放大方法压片过程，采用有限元放大方法等进行相应的模拟。近年来，随着对各种物理模型的深入研究及对药物开发工艺过程的深入理解，已出现将不同模型耦合，利用各模型的优势模拟工艺过程的相关报道，如利用离散元模型与计算流体力学模型研究流化床制粒粉体聚集过程。

（二）数值模拟方法学构成要素

1. 几何结构

模拟问题的几何结构，应明确要解决的问题中几何性状、条件和对于数值模拟的要求。几何结构通常源于对已有的几何结构的测量或者新产品和工程的设计结果。

2. 变量

变量包括初始条件和边界条件、不同的求解模型、求解参数等部分。有时候可以选择经过简化的统计模型，但采用简化后的模型仍能体现所研究过程现象的物理本质，满足对数值模拟的精度要求。

（三）数值模拟放大方法学特点及应用范围

数值模拟放大方法可以提供传统实验手段难以获得的大量信息，如工艺过程中内部参数的空间分布和动态分布，通过这些信息可以深入理解工艺过程内部的机理，在发生异常时也能帮助分析原因。因此，数值模拟放大过程是一种低成本的手段，当设备形式或几何结构参数发生变化后，工艺过程内部随工艺参数和操作条件变化而变化的过程，可以通过计算机方便地进行模拟，模拟结果可直接用于参数优化和设备改造。且数值模拟的计算过程并非经验性推测，因此模拟结果通常具有较高的可靠性。

（1）工程放大 由于数值模拟方法采用机理性模型，原则上不限制结构形式、结构尺寸、工艺参数、操作参数。因此，可对小试、中试放大及生产规模的单元操作进行模拟。数值模拟方法放大作为一种工程放大手段，可以大量节约资金和时间，且由于通过模拟掌握了大量数据，放大的可靠性较高。

（2）技术创新，优化设计 在传统的开发环境中，大量的创新思路或创新设想无法或难以验证，而在数值模拟辅助的开发过程中，新设想的验证变得简单容易，因此，有助于技术创新。此外，由于极低的重复成本，数值模拟技术使包含大量设计循环的优化设计成为可能。

（3）诊断及设备改造 通过数值模拟过程不仅可以获得对过程机理的深入理解，而且可以判断过程故障原因、关键工艺参数及设备优化潜力，进一步验证各种设备改造方案的优劣。

（4）生产优化及控制 用数值模拟方法建立核心单元仿真模型，用于操作优化验证或用于控制系统数据采集，可有效地降低运行风险，提高中试放大的效能。

但数值模拟过程同样也有缺陷，数值模拟过程是基于大量的数学物理模型，通过计算机解析出蕴含在数学公式中的结果。因此，所用的数学物理模型的适用性限制了数值模拟所能达到的效能。

（5）数值模拟放大方法学应用范围 为了便于讨论数值模拟的应用范围，将所有的实际问题分为 A 和 B 两类。

A 类：能够用合适的数学物理模型进行描述的一类问题，如热传导等。

B类：迄今无法用合适的数学公式描述的一类问题。

对于A类问题的大部分，理论计算不会有什么缺点，在这种情况下，用计算机求解的优越性远远大于实验研究。对于B类问题由于未能用合适的数学公式描述，因此，暂时无法得到准确的数值模拟过程。但可通过对其机理的研究，不断地把B类问题转化为A类问题，这种研究过程需要先提出一个数学公式，然后用计算机分析求解该数学公式所蕴含的全部物理内容，并将这些模拟结果与实验数据进行比较确认及验证。

（四）数值模拟放大方法学应用方案与策略

1.关键质量属性的确定

进行数值模拟放大过程时，需要确定关键质量属性，根据需要模拟的实际过程，选择合适的模型去描述单元操作过程。制剂工艺的各工程问题所侧重的研究内容不相同，如对压片过程问题着重研究轴向和径向力场特征及与此相关的应力分布等。

2.模拟过程的建立

（1）单元操作模型的建立   数值模拟过程是指在计算机上"再现"实际的生产过程，因此，建立数值模拟的第一步是在计算机上建立所需要模拟的单元操作模型。在这个过程中，需根据模拟的实际过程进行合理的抽象、简化和概况，选择合适的模型去描述单元操作过程的各模块，根据实际生产操作过程，将操作单元的各模块连接起来，形成完整的模拟所需的工艺单元。

（2）变量的设置   单元操作模型建立后，应选择所需要进行过程模拟的类型。根据模拟的需要完成必须和可选的变量输入。这其中包括模拟的名称、所用单位等变量的输入，也包括设计物料组成的定义、模型的选择、物料属性相关变量的输入及选择，还包括设备的尺寸及操作参数的确定。

（3）程序设计和调试   可根据需要采用合适的方式运行数值模拟，在单元操作模型及变量的设置完成的基础上，编制、调试数值求解的计算机程序或软件。编制大型的软件要遵循软件工程的方法、原则以及相关的行业标准；即使是编制小型的专用或实验程序，也要养成良好的程序设计习惯，采用良好的程序调试工具和调试方法，可以提高程序的效率。

（4）模拟结果的验证   通常对数值模拟结果，需采用实验结果进行相应的验证。因在数值模拟过程中，任何程序都是基于特定的数学物理模型、数值方法等，采用的数学物理模型所做出的参数假设等，程序的准确性、可靠性必然依赖这些因素，具有一定的局限性。所以，在应用计算机数值模拟解决中试放大过程中的实际问题时，须将模拟结果与实验数据进行对比，以确定程序的准确度、预测能力和适用范围。

3.模拟过程理解

通过前期模拟过程的建立，可对计算结果进行可视化、定性和定量分析。探讨工艺参数及物料属性对产品关键质量属性的影响及微观分析，如针对包衣过程可分析包衣工艺参数温度、包衣液的加入速度等对包衣增重等的影响。

第四节　案例分析

一、相似性放大方法学——高速搅拌制粒放大中试放大研究

制粒是指把粉末聚集成具有一定形状与大小的颗粒的操作。制粒工艺主要用于防止各成分离析，减少粉尘飞扬及器壁上的黏附，调节松密度，改善流动性和片剂生产中压力传递的均匀性，使药物便于服用、携带方便等。制成的颗粒可以是终产品也可以是中间体，

如颗粒剂、微丸等通过制粒成型；片剂、胶囊剂等需借助制粒改善流动性和可压性，以便于填充、分剂量和压片；供直接压片的辅料也常需要制成颗粒等。常用的制粒技术有干法制粒、流化床制粒和高速搅拌制粒等技术。

高速搅拌制粒技术能把混合与制粒工艺结合一起，并在近全封闭的容器内进行，具有混合效果好、生产效率高、颗粒球形度佳、流动性好、能耗低等特点，广泛用于颗粒的制备过程。其工作原理为物料被搅拌成半流动的翻滚状态，达到充分混合，随着黏合剂的注入，粉体逐渐润湿，物料性状发生变化，搅拌桨的旋转运动产生涡流，使物料翻动及碰撞引起粒子的聚集和破碎，同时物料在三维运动中经过挤压、碰撞、摩擦、剪切和捏合，使粒子更均匀、细致，最终形成稳定的球状颗粒物。

本案例采用相似性放大方法研究高速搅拌制粒放大过程，其中小试制粒在 1L 的制粒锅内完成，而中试放大在 10L 的制粒锅内完成。通过采用相似性放大方法，制粒过程维持恒定的弗劳德数（Fr）进行放大。弗劳德数为惯性与重力的比值，被广泛运用在流体力学中，是流体力学中基本的无量纲数。放大过程中通过维持恒定的弗劳德数，能够在不同规格的包衣锅内维持不同体系的动力学相似。本案例研究首先确定了影响高速搅拌制粒过程的相关参数，然后建立不同尺寸制粒锅的放大规律，并评价了放大过程中颗粒与压片后药片溶出行为。本案例将结合高速搅拌制粒技术，分析相似性放大方法学应用于 1L 制粒锅放大到 10L 制粒锅的制粒工艺放大过程。颗粒剂的处方见表 10.5。

表 10.5　颗粒剂的处方

成分	含量/%	功能
微晶纤维素	63.0	填充剂
乳糖	29.0	填充剂
羟丙基纤维素	3.0	黏合剂
交联羧甲基纤维素钠	1.0	崩解剂
主药	2.5	药物成分
交联羧甲基纤维素钠	1.0	崩解剂
硬脂酸镁	0.5	润滑剂
总量	100	

（一）确定相关参数

在高速搅拌制粒中，与颗粒关键质量属性的设备参数主要有叶轮的直径 D 及叶轮的转速 ω。

（二）确定设备尺寸

本案例采用高速搅拌制备颗粒，分别采用了 1L 和 10L 制粒锅，其中 1L 制粒锅通常为小试试验研究所采用，而 10L 制粒锅较多用于中试放大产品的生产过程中。相关设备尺寸见表 10.6，其中小试规格的叶轮直径为 0.146m，中试规格的叶轮直径为 0.300m。

表 10.6　不同规格制粒锅的尺寸

规格	设备	叶轮直径/m
1L	Diosna	0.146
10L	PMA	0.300

（三）建立放大规律

在高速搅拌制粒放大研究过程中，小试试验 1L 的制粒锅放大到 10L 的制粒锅中，采用维持恒定的弗劳德数（Fr）进行放大，相关公式如下：

$$\frac{\omega_1}{\omega_1} = \left(\frac{D_1}{D_2}\right)^{0.5}$$

式中，ω_1 和 ω_2 分别为不同规格制粒机的叶轮转速；D_1 和 D_2 为不同规格制粒机的叶轮直径。

通过小试优化后的工艺参数得到小试 1L 规格的叶轮转速为 628r/min，按上述公式相应的放大规律，得到了在 10L 规格的制粒机内相关的叶轮转速关系，为 438r/min，相关参数见表 10.7。

表 10.7　不同规格制粒锅的转速

规格	叶轮转速/(r/min)	叶轮边缘速度/(m/s)
1L	628	4.8
10L	438.1	6.8

为维持不同规格等效的填充体积，颗粒制备批量分别为 1L 制粒机内 200g/批，10L 制粒机内 2kg/批。按处方比例加入物料混合均匀后，分别按照上述表格设定叶轮转速。不同规格的制粒机均在 3min 内通过蠕动泵加入定量纯水为制粒用水，加入纯水量为处方的 40%（质量分数），加水结束后继续运行 30s。制粒结束后，将湿颗粒置于鼓风干燥箱内 50℃ 干燥至含水量在 2.5%～3.0% 之间。干颗粒整粒后加入规定量的润滑剂和崩解剂压片后，将药片进行溶出结果的测定。

（四）放大结果验证

对采用维持恒定的弗劳德数进行放大，通过实验方法在 1L 和 10L 规格的制粒锅内得到了颗粒，测定相关颗粒关键质量属性平均直径和孔隙率，并将颗粒进行压片，测定药片在 10min、30min、45min 内的溶出情况，结果见表 10.8。在小试颗粒的平均粒径和颗粒孔隙分别为 194μm 和 0.27mL/g，中试放大制备颗粒的平均粒径为 168μm，颗粒孔隙为 0.29mL/g。颗粒压片后测定的溶出，不同规模试验条件下值得的片剂在 10～30min 有效成分的溶出率分别为 66%～99% 与 74%～97%。

表 10.8　颗粒性质与片剂的溶出行为

项　目		小　试	放　大
规格/L		1	10
批量/g		200	2000
平均颗粒直径/μm		194	168
颗粒孔隙/(mL/g)		0.27	0.29
片剂溶出率/%	10min	66	74
	30min	90	94
	45min	99	97

二、基于统计模型放大方法——六一散混合中试放大研究

混合通常是指将两种或两种以上不同成分或成分相同而粒度不同的粉末达到均匀分布的操作，是制备散剂、颗粒剂、片剂、胶囊剂等中药固体制剂的常见操作。混合的主要目的是使药物各组分在制剂中均匀一致，混合操作对制剂的外观质量和内在质量都具有重要意义。合理的混合操作是保证混合均匀度及制剂质量的重要措施之一。混合均匀度是指混合物中各成分均匀分布的程度，即混合物中单位体积内含某种组分的浓度与其平均含量的接近程度。

本案例以六一散的混合过程为基础，研究混合过程关键工艺参数对混合均匀度的影响，并建立基于统计模型的混合放大方法。其中小试研究阶段，能够确定产品的关键质量属性，并由小试试验结果得到影响关键质量属性的关键工艺参数等信息。通过中试放大研究能够建立这些关键工艺参数对关键质量属性影响的定量统计模型，并基于这些模型能够建立维持关键质量属性相对恒定的控制策略，从而达到有效控制药品的质量。

（一）确定目标产品质量概况及关键质量属性

六一散主要是由甘草和滑石粉按质量比 6∶1 构成的混合粉（表 10.9），影响六一散混合粉的关键质量属性为混合过程的混合均匀度。六一散中混合均匀度是以甘草中甘草酸在不同取样点的含量的相对标准偏差（RSD）进行表征。

表 10.9　六一散处方

成分	含量/%
甘草细粉	85.7
滑石粉	14.3

（二）确定关键物料和工艺参数

1. 风险评估

在六一散的混合过程中，影响混合效果的因素主要有混合设备型号及混合物料性质。其中，混合设备相关参数包括混合机的类型、旋转周期数、填料系数、混料时间等；影响混合过程的物料性质包括粒度、密度、流动性等。在六一散混合过程中，根据小试试验结果及经验判断，影响物料混合均匀性潜在的关键工艺参数分别为填料系数 A 和料桶旋转周期数 B。

2. 实验设计

放大试验研究采用均匀实验设计方案，考察填料系数和料桶旋转周期数。表 10.10 为各因素的水平表，根据 $U_5(5)^3$ 均匀设计表进行实验设计。将甘草细粉和滑石粉按质量比 1∶6 置于 100L 三维运动混合机中，按表 10.10 参数设定进行投料混合。混合结束后，按图 10.3 进行取样后进行甘草酸含量测定，并计算各取样点间甘草酸含量相对标准偏差，相关测定结果见表 10.11。

表 10.10　因素水平表

工艺参数	下限	上限
A/%	50	90
B/R（旋转周期数）	130	310

表 10.11　试验设计表

试验次数	填料系数（代码）	填料系数/%	旋转周期数（代码）	旋转周期数/(r/min)	RSD/%
1	1	50	2	175	2.45
2	2	60	4	265	3.35
3	3	70	1	130	10.17
4	4	80	3	220	11.60
5	5	90	5	310	14.13

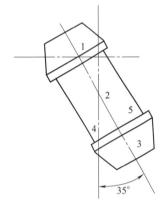

图 10.3　取样分布点
1—表层点；2—中心点；
3—出口处点；4,5—拐点

（三）建立统计模型

以甘草酸含量的相对标准偏差为代表混合均匀度的响应值，对响应值和两个关键工艺参数进行拟合，建立相应的统计模型。采用线性方程能够较好地拟合实验结果，拟合方程的标准偏差为 0.58，相关系数为 0.9543，表明回归方程拟合结果较好，可利用此统计模型预测六一散的混合均匀性情况，建立的统计模型如下：

$$Y = -12.49348 + 0.36267A - 0.020696B$$

对所建立的模型进行方差分析，六一散混合均匀度所建模型的 P 值小于 0.05（表 10.12），表明模型可靠，因此各因素与响应值间的关系可用此模型函数表示。填料系数 A、主轴旋转周期数 B 的 P 值均小于 0.05，表明 A 和 B 因素对响应值具有显著影响，且 A 的影响程度大于 B。

表 10.12　方差分析结果

变异源	平方和	自由度	均方根	F 值	P 值
模型	106.42	2	53.21	159.26	0.0062
A	96.85	1	98.65	295.25	0.0034
B	6.51	1	6.51	19.47	0.0477
残差	0.67	2	0.33		
纯误差	107.09	4			

绘制各取样点甘草酸含量的相对标准偏差随填料系数和主轴旋转周期数变化的响应曲面图。由图 10.4 可知，填料系数对混合均匀度的影响相比于主轴旋转周期数更大，结果与方差分析一致。在一定范围内，填料系数越低，主轴旋转周期数越多，混合完成时物料分布更均匀，这也符合粉体混合过程的一般规律。

（四）建立控制策略

在设定的参数范围建立满足混合均匀度要求的所有因素的组合，构成六一散混合过程的控制策略。根据制剂生产的要求，设定六一散混合过程中，混合均匀性 RSD<3.0% 即可符合生产条件。在图 10.5 中，灰色区域为满足要求的区域范围，是六一散混合过程的设计空间，在这个区域范围内的各参数组合均能够使混合均匀性 RSD<3.0%。

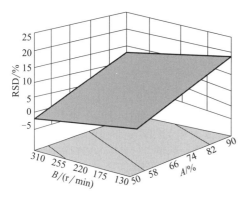
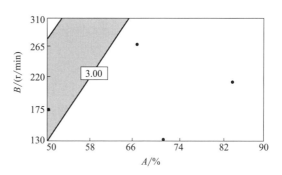

图 10.4　参数对相应值的影响曲面图　　　　图 10.5　六一散混合过程设计空间

三、基于数值模拟放大方法——片剂包衣中试放大研究

片剂包衣主要用于掩盖药物的不良嗅味和苦味、防潮、避光、隔离空气以增加片剂的稳定性等，其工作原理为在高温负压的环境下将包衣材料均匀地黏附在片心上。由于包衣过程中涉及复杂的流变、相变以及能量的转化过程，在中试放大时难以凭借经验对实验结果进行预测。同时，由于影响因素众多，且各影响因素与包衣质量指标之间存在着较强的非线性和耦合性，目前采用相似性放大或统计模型的方法建立的质量控制模型存在一定误差。相比之下，数值模拟放大法在计算机软件中集成了众多经典的数学、物理方程，可在计算机虚拟空间中构建真实尺寸的设备、工艺环境和物料，并赋予其相应的物理属性，可用于仿真模拟相对复杂的工艺过程，计算工艺过程中所产生的质量、动量和能量传递。该方法可满足建立片剂包衣中试放大模型的基本要求。

常用的数值模拟放大方法主要包含离散元放大法、计算流体力学放大法、有限元放大法等，本案例采用离散元放大法完成片剂包衣过程放大研究。

本案例中，首先明确了片剂包衣的关键质量属性为包衣增重。其次在软件中建立了真实尺寸的片剂和包衣锅几何体，以软件中自带的 Hertz-Mindlin 无滑动的接触模型赋予几何体密度、弹性、摩擦力等基本物理属性，构建了片剂包衣过程的单元操作模型。最后，设定模型变量，完成程序调试，并在 3 个尺度上完成了片剂包衣过程的仿真模拟。

（一）关键质量属性的确定

本案例中包衣过程的关键质量属性为包衣增重，并以包衣差异（CV）表示，由以下公式计算得到。

包衣差异：
$$CV = \frac{\sigma_{mc}}{\mu_{mc}} = \frac{\sqrt{\dfrac{1}{N}\sum_{i=1}^{N}(m_{c,i} - \overline{m}_c)^2}}{\overline{m}_c}$$

其中平均片重：
$$\overline{m}_c = \frac{1}{N}\sum_{i=1}^{N}m_{c,i}$$

式中，N 为片心数；$m_{c,i}$ 为片心 i 的包衣质量；$\overline{m}_c$ 为平均包衣质量。

（二）模拟过程的建立

1. 单元操作模型的建立

在建立相关单元操作模型前，首先需通过测绘的方式在计算机虚拟空间中建立各独立几何体。对于包衣过程来说，独立单元主要包括片心和包衣锅。接下来，可借助软件中的经典物理模型构建单元操作模型，在本案例中，单元操作模型可理解为包衣锅与片心的运动轨迹模型，片心与片心、片心与包衣锅壁之间的摩擦、碰撞模型，以及片心与包衣材料的接触模型等。

2.几何体的构建

由于软件本身内置几何体结构为球形或长方体等标准几何结构，因此本案例采用 8 个相同直径的球形组合构成一个标准的双曲面片心几何体，相关图形见图 10.6。

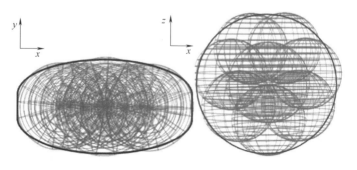

图 10.6 片心模型

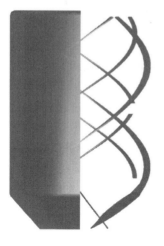

图 10.7 包衣锅的几何形状

本案例所使用的包衣锅由挡板及包衣锅壁构成，挡板的作用是为了让包衣锅表面变得粗糙，使片心达到理想的滚动要求，从而利于与雾化液滴充分均匀地接触。包衣锅相关的几何结构见图 10.7，不同规格的包衣锅维持几何相似性，随着包衣锅规格的增大，仅增加了挡板的数量。

3.单元操作模型的确定

片心在包衣锅中的运动轨迹可以理解为，随着包衣锅的轴向转动，片心由挡板从包衣锅底部带到较高位置，并在自身重力的作用下从片心堆积体的顶端重新翻滚至包衣锅底端。在整个包衣过程中，片心除受重力之外，主要还受到其他片心、包衣锅壁以及挡板的碰撞力，以及片心之间的摩擦力。

采用离散元模拟过程中，物料间相互作用力通常有 Hertz-Mindlin 无滑动接触模型、Hertz-Mindlin 无滑动的滚动摩擦模型、Hertz-Mindlin JKR 模型等。根据片心间受力情况可以判断，绝大多数时间内片心与片心之间、片心与包衣锅之间属于无滑动接触，因此可选择 Hertz-Mindlin 无滑动接触模型构建单元操作模型。

本案例建模的难点在于如何体现包衣液雾滴黏附于片心表面并固化的过程。由于包衣液雾化液滴的数量巨大，如将每一个雾化液滴作为一个离散元，建立一个具有相关物理属性的球状几何体，将使模拟过程的运算量呈指数级别增大，这不仅对计算机的硬件功能提出了更高要求，同时也大大增加了模拟时间。此外，由于包衣液雾化液滴在于片剂碰撞之后可能产生形变甚至相变，期间存在着非常复杂的动量和能量转化，这对离散元物理属性的设置造成了极大困难。然而，上述因素并非是影响包衣效果的决定性因素，可将该过程进行适量简化，以减少计算量，提升计算效率。本案例中，将雾化液体形成的圆锥体简化为光束，将雾化液滴与片剂的接触转化为光束对片心的照射频次，即当光束照射到片心表面时，则可认为该片心表面完成了一次包衣过程。因此，通过计算不同模拟时间点片心与光束相接触的总次数即可得到相应的包衣增重和包衣均匀性。

4. 变量的设定

在构建相关单元操作接触模型后，需赋予模型中各变量数值，本案例中的变量可分为与接触模型直接相关的变量和其他变量两部分。其中与接触模型直接相关的变量包括片心参数（如片心的密度与弹簧系数等）、片心与片心间相互作用力、片心与容器壁的相互作用力（如恢复系数、静摩擦系数和滚动摩擦系数等）；其他变量包括片心的其他性质（如片重等）、包衣锅的几何参数及运动的转速等。

（1）与接触模型直接相关的变量　与接触模型直接相关的变量的设定见表10.13。

表 10.13　与接触模型直接相关的变量值

参数	大小	参数	大小
片心性质		片心间相互作用	
弹簧系数/(N/m)	2500	恢复系数	0.78
密度/(kg/m³)	1150	静摩擦系数	0.39
片心与器壁相互作用		滚动摩擦系数	0.01
恢复系数	0.78	模拟参数	
静摩擦系数	0.45	时间步长	4×10^{-5}
滚动摩擦系数	0.01	单元尺寸(X,Y,Z)/m	(0.0061,0.0058,0.0061)

（2）其他变量

① 片心的其他性质：本案例所用片心为双曲面片，片重为282mg，直径为9mm，高度为5mm，片心模型与实际生产片心体积和尺寸保持一致。对于不同包衣锅规格采用相同的填充率，因此，在小试、中试、生产规格的包衣锅内分别加入3.5kg（12411片）、31kg（110496片）和354kg（1258085片）片心进行模拟包衣工艺。

② 包衣锅规格性质：本案例采用了3个不同型号的包衣锅分别为BFC5、BFC50和BFC400。其中小试、中试和生产规格包衣锅的半径分别为0.158m、0.349m和0.713m，长度分别为0.45m、0.82m和2.24m，不同规格包衣锅的具体参数见表10.14。

表 10.14　包衣锅参数

规格	包衣锅	半径/m	长度/m	体积/m³
小试	BFC5	0.158	0.45	0.035
中试	BFC50	0.349	0.82	0.31
生产	BFC400	0.713	2.24	3.58

③ 包衣锅转速：设定小试规格的包衣锅转速为18r/min，根据不同包衣锅的规格，采用恒定的弗劳德数（Fr）数进行不同规格的包衣锅转速的设定。

$$\frac{\omega_2}{\omega_1}=\left(\frac{D_1}{D_2}\right)^{0.5}$$

式中，ω_1和ω_2分别为不同规格包衣锅的转速；D_1和D_2同规格包衣锅的直径，因此可以得到中试和生产规格的包衣锅转速分别为12r/min和8r/min。

5.程序设计和调试

模拟程序设定6s的初始期，使片心达到准静态过程，之后模拟时间设定为90s。为了便于后续分析片心在包衣锅内的运动及受力情况，在模拟过程中每隔0.02s记录片心的速度和位置等信息。在包衣过程中，软件将自动收集每个片心包衣过程相关参数，获得每个片心的位置与运动状态，从而能够得到片心经过包衣区域的相关参数，计算片心包衣差异。

（三）模拟结果

在90s的模拟时间内的包衣差异性结果见图10.8。随着包衣时间的延长，不同规格的包衣差异均呈现线性递减的趋势。不同型号的包衣锅BFC5、BFC50和BFC400的包衣差异率分别约为50%、55%和140%。

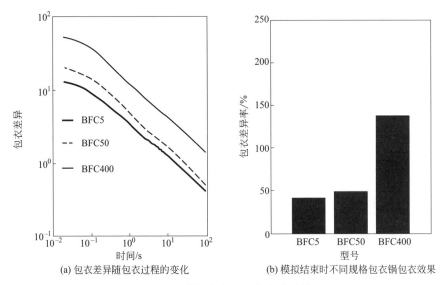

(a) 包衣差异随包衣过程的变化   (b) 模拟结束时不同规格包衣锅包衣效果

图10.8　模拟包衣过程包衣差异性

（四）模拟过程的理解

1.片心在包衣区域速度分布

图10.9为片心在包衣区域的速度分布，在小试规格BFC5、中试规格BFC50和生产规格BFC400的平均速度分别为0.34m/s、0.62m/s和0.99m/s，滞留时间随包衣规格的增大而增大。

2.片心在喷雾区域滞留时间

片心在喷雾区域的滞留时间与片心的运动速度有关，片心在喷雾区域的滞留时间主要影响片心与雾化液滴的接触，滞留时间越长，片心越可能与雾化液滴相接触。图10.10为不同规格包衣锅内片心在雾化区域的滞留时间，其中小试规格BFC5、中试规格BFC50和生产规格BFC400的滞留时间分别为0.1s、0.062s和0.058s，滞留时间随包衣规格的增大而减小。

3.片心运行的距离

在包衣过程中，不同片心的运动距离越均匀越好，说明片心在包衣锅轴向和径向的运动轨迹较为一致，得到包衣差异较小，形成的包衣膜较均匀。由于模拟过程中能够得到每个包衣片的速度与位置，因此可通过模拟时间得到片心的运动距离。表10.15为不同规格

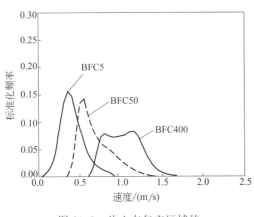

图 10.9　片心在包衣区域的
速度分布

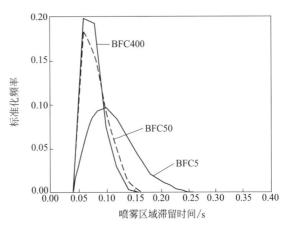

图 10.10　不同规格包衣锅内片心在
雾化区域滞留时间

的包衣锅片心的运动距离，其中占总数量 5％的片心在小试、中试和生产规格的运动距离
分别为 13.42m、20.48m、33.48m，占总数量 95％的片心在小试、中试和生产规格的运
动距离分别 16.07m、25.17m、44.01m。随着包衣锅规格的增大，粒子运动距离越大。
在小试、中试和生产规格包衣锅内片心运动的距离平均分别为 14.74m、23.05m
和 39.20m。

表 10.15　包衣锅片心运动距离

规格	5％片心/m	95％片心/m	平均值/m	比例
BFC5	13.42	16.07	14.74	1.20
BFC50	20.48	25.17	23.05	1.23
BFC400	33.48	44.01	39.20	1.31

　　本案例采用数值模拟的方式，通过离散元模拟了片剂在小试、中试、放大生产的包衣
过程，提供了传统实验手段难以获得的大量信息，如工艺过程中内部参数的空间分布和时
间分布等。但数值模拟放大方法作为一种新型的中试放大方法，在今后的放大方法研究
中，需积累较翔实的实验数据，完善理论模型，同时模拟放大结果需与实验数据相结合，
提高模拟结果的准确性和预测能力。

参考文献

[1]　曹光明.中药浸提物生产工艺学［M］.北京：化学工业出版社，2009.

[2]　张素萍.中药制药生产技术［M］.北京：化学工业出版社，2015.

[3]　徐莲英，侯世祥.中药制药工艺技术解析［M］.北京：人民卫生出版社，2005.

[4]　李范珠.药物制粒技术［M］.北京：化学工业出版社，2007.

[5]　崔福德.药剂学［M］.北京：人民卫生出版社，2011.

[6]　拉赫曼.工业药剂学的理论与实践［M］.北京：化学工业出版社，1984.

[7]　赵临襄.化学制药工艺学［M］.北京：中国医药科技出版社 2003.

[8]　张建文，杨振亚，张政.流体流动与传热过程的数值模拟基础与应用［M］.北京：化学工业出版
　　　社，2009.

[9]　曹光明.中药制药工程学［M］.北京：化学工业出版社，2004.

［10］　邓修.中药制药工程与技术［M］.上海：华东理工大学出版社，2008.

［11］　于文国，程桂花.制药单元操作技术［M］.北京：化学工业出版社，2010.

［12］　刘落宪.中药制药工程原理与设备［M］.北京：中国中医药出版社，2005.

［13］　李凤生.药物粉体技术［M］.北京：化学工业出版社，2007.

［14］　金利泰.天然药物提取分离工艺学［M］.杭州：浙江大学出版社，2011.

［15］　贾文彦，张江林，艾立新.浅论数学模型与数学建模［M］.北京：北京师范大学出版社，2014.

［16］　屈一新.化工过程数值模拟及软件［M］.北京：化学工业出版社，2011.

［17］　张建文，杨振亚，张政.流体流动与传热过程的数值模拟基础与应用［M］.北京：化学工业出版社，2009.

［18］　Levin M. Pharmaceutical process scale-up［M］. New York：Marcel Dekker，2001.

［19］　《中药、天然药物中试研究的技术指导原则》课题组.中药、天然药物中试研究的技术指导原则［M］.2005.

［20］　曹韩韩.中药干法制粒处方与工艺设计专家系统研究［D］.上海：上海中医药大学，2015.

［21］　王优杰.中药喷雾干燥粘壁机理及抗粘壁技术研究［D］.上海：上海中医药大学，2013.

［22］　刘倩.中药粉末混合过程分析和中试放大效应研究［D］.北京：北京中医药大学，2014.

［23］　徐冰，史新元，乔延江，等.中药制剂生产工艺设计空间的建立［J］.中国中药杂志，2013，38（6）：924-929.

［24］　冯怡，洪燕龙，鲜洁晨，等.基于QbD理念的中药新药成型工艺研发模式的探讨［J］.中国中药杂志，2014，39（17）：3404-3408.

［25］　冯怡，张继全，王优杰，等.关于中药复方新药工艺研究的思考［J］.中国医药工业杂志，2016，47（9）：1125-1129.

［26］　王瀛峰，冯怡，阮克锋，等.以三七益肾颗粒中热敏性成分指示浓缩工艺可靠性的研究［J］.中国新药杂志，2015（19）：2266-2270.

［27］　曹韩韩，杜若飞，冯怡，等.干法制粒技术在中药研究中的应用进展［J］.中草药，2013，44（19）：2772-2776.

［28］　李碧云，龚琼，张雄飞，等.中药口服液澄明度问题分析［J］.中成药，2014，36（11）：2384-2387.

［29］　刘明言，张慧慧.中药生产工艺、单元操作、传递及过程工程学［J］.中草药，2011，42（4）：625-630.

［30］　周学永，高建保.喷雾干燥粘壁的原因与解决途径［J］.应用化工，2007，36（6）：599-602.

［31］　曾亚仑，程永红，邓乔华.薄膜包衣过程中易出现的问题及解决方法［J］.中国药师，2001，4（2）：285-286.

［32］　蔡治纲，刘永祥，任平远.薄膜包衣放大生产过程中关键因素的考量［J］.中国新药杂志，2009，18（19）：1902-1904.

［33］　杨洋，唐寿高等.颗粒流的离散元法模拟及其进展［J］.中国粉体技术，2006，12（5）：38-43.

［34］　Landin M. Artificial intelligence tools for scaling up of high shear wet granulation process［J］. Journal of Pharmaceutical Sciences，2016，106（1）：273-277.

［35］　Boehling P，Toschkoff G，Just S，et al. Simulation of a tablet coating process at different scales using DEM［J］. European Journal of Pharmaceutical Sciences，2016，93：74-83.

［36］　Hibare S，Acharya K. Scale-up of detergent granules in a high shear mixer［J］. Powder Technology，2014，254（3）：265-273.

［37］　Fahmy R，Kona R，Dandu R，et al. Quality by design I：Application of failure mode effect analysis（fmea）and plackett-burman design of experiments in the identification of "main factors" in the formulation and process design space for roller-compacted ciprofloxacin hydrochloride immediate-release tablets［J］. AAPS PharmSciTech，2012，13（4）：1243-1254.

［38］　Agrawal A M，Pandey P. Scale up of pan coating process using quality by design principles［J］.

Journal of Pharmaceutical Sciences，2015，104（11）：3589-611.

[39] Gong X，Chen H，Chen T，et al. Unit operation optimization for the manufacturing of botanical injections using a design space approach：a case study of water precipitation.［J］. Plos One，2014，9（8）：e104493.

[40] Boehling P，Toschkoff G，Just S，et al. Simulation of a tablet coating process at different scales using DEM［J］. European Journal of Pharmaceutical Sciences，2016，93：74-83.

[41] Diarra H，Mazel V，Busignies V，et al. Investigating the effect of tablet thickness and punch curvature on density distribution using finite elements method［J］. International Journal of Pharmaceutics，2015，493（1-2）：121-128.

[42] Coetzee C J. Calibration of the discrete element method and the effect of particle shape［J］. Powder Technology，2016，297：50-70.

[43] Fries L，Antonyuk S，Heinrich S，et al. DEM-CFD modeling of a fluidized bed spray granulator［J］. Chemical Engineering Science，2011，66（11）：2340-2355.

[44] Boehling P，Toschkoff G，Just S，et al. Simulation of a tablet coating process at different scales using DEM［J］. European Journal of Pharmaceutical Sciences，2016，93：74-83.

[45] Wang B，Prucnal P R，Glesk I. Analysis of large-scale tablet coating：Modeling，simulation and experiments［J］. European Journal of Pharmaceutical Sciences，2016，90：14-24.

[46] Diarra H，Mazel V，Busignies V，et al. Investigating the effect of tablet thickness and punch curvature on density distribution using finite elements method［J］. International Journal of Pharmaceutics，2015，493（1-2）：121-128.

[47] Ban S V D，Goodwin D J. Development of a two stage batch fluid bed drying process to minimise impact of entrainment on product quality and drying endpoint determination［J］. Powder Technology，2016，295：43-46.

[48] Zhang L，Yan B，Gong X，et al. Application of quality by design to the process development of botanical drug products：a case study.［J］. Aaps Pharmscitech，2013，14（1）：277-286.

[49] Tao J，Pandey P，Bindra D S，et al. Evaluating scale-up rules of a high-shear wet granulation process［J］. Journal of Pharmaceutical Sciences，2015，104（7）：2323.

[50] Pandey P，Badawy S. A quality by design approach to scale-up of high-shear wet granulation process［J］. Drug Development and Industrial Pharmacy，2015，42（2）：175-189.

[51] Toschkoff G，Just S，Funke A，et al. Spray models for discrete element simulations of particle coating processes［J］. Chemical Engineering Science，2013，101（14）：603-614.

习题

1.小试研究与中试放大研究有哪些方面的区别？

2.中试放大研究主要实现哪些验证？

3.简述中药提取液喷雾干燥物料粘壁的分类、危害及引起粘壁的成分。

4.目前可应用于中试放大研究的方法有哪些？

5.简述相似性放大法的特点。

6.以《中国药典》一部收载的"丹参总酚酸提取物"为例，如果该工艺是刚刚完成小试研究，试预判中试过程中可能存在的问题。